THEORETICAL BASIS
AND PRACTICE OF PROSTATE ENUCLEATION

前列腺剜除术
理论基础与实践

主审　姜　辉

主编　李　虎　李云龙

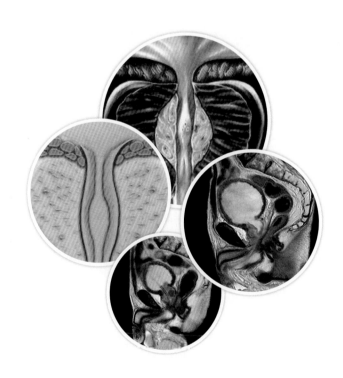

山东科学技术出版社

图书在版编目（CIP）数据

前列腺剜除术理论基础与实践 / 李虎，李云龙主编 . — 济南：山东科学技术出版社，2020.8
ISBN 978-7-5723-0144-5

Ⅰ . ①前… Ⅱ . ①李… ②李… Ⅲ . ①前列腺切除术 Ⅳ . ① R699.8

中国版本图书馆 CIP 数据核字 (2020) 第 158687 号

前列腺剜除术理论基础与实践
QIANLIEXIAN WANCHUSHU LILUN JICHU
YU SHIJIAN

责任编辑：徐日强
装帧设计：孙小杰

主管单位：山东出版传媒股份有限公司
出 版 者：山东科学技术出版社
　　　　　地址：济南市市中区英雄山路 189 号
　　　　　邮编：250002　电话：（0531）82098088
　　　　　网址：www.lkj.com.cn
　　　　　电子邮件：sdkj@sdcbcm.com
发 行 者：山东科学技术出版社
　　　　　地址：济南市市中区英雄山路 189 号
　　　　　邮编：250002　电话：（0531）82098071
印 刷 者：济南新先锋彩印有限公司
　　　　　地址：济南市工业北路 188–6 号
　　　　　邮编：250101　电话：（0531）88615699

规格：16 开（170mm×240mm）
印张：21.5　字数：220 千　印数：1~1500
版次：2020 年 8 月第 1 版　2020 年 8 月第 1 次印刷
定价：178.00 元

主编简介

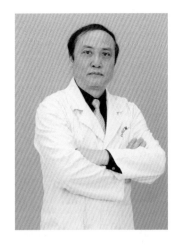

李虎，广州市白云区妇幼保健院、白云区妇女儿童医院泌尿男科中心主任。2017 年获得美国得克萨斯大学麦戈文医学院及 MD 安德森癌症中心培训证书，2017 年北京大学首届中国男科领军人才培训班学员，中华医学会男科学分会 2016 年中国男性生殖健康奖年度人物，入选 2019、2020 年度《岭南名医录》。

主要学术任职：中国性学会常务理事、中国男科（基层）优秀品牌科室主任、中国性学会基层泌尿男科分会主任委员、中华医学会中国男科基层实践基地主任、《中华男科学杂志》与《中国性科学》编委、中华医学会男科分会《包皮环切术中国男科专家共识》编委、国家卫生健康委员会男性生殖健康专家工作委员会委员、中国性学会商环包皮环切培训中心常务副主任、"中国男性不育遗传基因筛查大数据研究"华南地区（3）主任、中国性学会华南地区 NPT 中心会诊联盟副主任委员、广东省泌尿生殖协会基层泌尿学分会主任委员、RigiScan 技术中国基层培训中心主任、广东省健康管理学会基层医疗及健康教育专业委员会副主任委员。

专业擅长：外生殖器畸形、损伤诊治（如先天性尿道下裂、尿道狭窄、阴茎弯曲、蹼状阴茎、隐匿型阴茎、包皮过长等），男科疾病（如勃起功能障碍、难治性前列腺炎、精索静脉曲张、梗阻性无精子症、少弱精症），以及复杂性泌尿系结石、良性前列腺增生、泌尿系肿瘤、女性泌尿外科病（各种阴道瘘）等。

专业特色：显微男科技术，如显微镜下尿道下裂修复术、显微镜下输精管吻合复通术、显微镜下输精管附睾吻合术、显微镜下阴茎背侧神经阻断术。

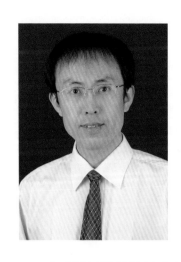

李云龙，泌尿外科学博士、男科学博士后、硕士研究生导师，泌尿外科副主任医师、副教授。2019年赴美国南佛罗里达大学附属坦帕总院访学，师从国际著名男科学教授Dr. Carrion。中华医学会男科学分会男科手术学组委员、中国性学会基层泌尿男科分会常委、苏州市男科学会委员等。2016年入选"131"人才培养工程学术带头人，纳入重点人才的培养计划，同年入选江苏省第五期"333高层次人才培养工程"培养对象，2018年入选昆山市高层次医学人才。

主攻泌尿男科微创手术技术创新、男科性功能障碍综合治疗、女性压力性尿失禁的微创手术及康复治疗，注重理论指导实践，实践创新理论。对于男科前列腺炎的病因及治疗、良性前列腺增生的微创手术治疗、尿失禁的防治、阴茎包皮疾病的防治有独到见解。包皮缝合器"单人荷包法"发明人。历时9年，不断总结各种包皮环切手术的优缺点，标准化手术过程，在接触了包皮环切缝合器后，将多种包皮环切手术各项优点创造性地应用到缝合器上，不断创新包皮环切缝合器操作方法，积累了丰富的临床经验，攻克了术后出血、系带过短、切割过长或过短等难题，取得了良好的手术效果及社会效果。于2014年出版专著《实用包皮环切缝合器手术技巧》，为包皮环切器在中国的发展做出了巨大贡献。

现已成功申请省市级课题9项，主编论著3部，参编论著6部，以第一作者发表SCI文章5篇，发表论文10余篇。现为*Chin J Med*、《中华男科学杂志》等特约审稿专家。

编著者名单

主　　审　姜　辉

主　　编　李　虎　李云龙

编　　者（以姓氏笔画为序）

马德青　河南省滑县中心医院

王建青　南京医科大学附属苏州医院

尹弘青　昆山市第一人民医院

尹海龙　上海长征医院

朱　进　苏州大学附属第二医院

乔庐东　首都医科大学附属北京同仁医院

杨晨迪　苏州市中医医院

杨登科　解放军联勤保障部队第 990 医院

李　虎　广州市白云区妇幼保健院

李云龙　昆山市第一人民医院

汪东亚　复旦大学附属华东医院

陈玢屾　南方医科大学珠江医院

赵　勇　柳州市柳铁中心医院

徐　松　昆山市第一人民医院

黄邦高　浙江省人民医院

曾颖科　广州市白云区妇幼保健院

樊彩斌　南京医科大学附属苏州医院

瞿创予　长海医院、上海长征医院

编写秘书　赵　勇

前　言

随着人民生活水平的不断提高及平均寿命的延长，良性前列腺增生症（benign prostatic hyperplasia, BPH）发病人数日益增多，已逐渐成为我国老年男性的常见疾病之一。对良性前列腺增生患者而言，储尿期症状、排尿期症状和排尿后症状均有可能发生，严重地影响了患者的健康及其生活质量。良性前列腺增生早期，药物治疗有一定效果，但需要长期坚持用药，治疗时除了要考虑医疗费用和患者的依从性之外，还要充分考虑到药物的不良反应等。疾病进展时需要采用手术治疗。以往大家认为传统的开放性前列腺摘除术的手术效果是最好的，但是其存在对患者机体损伤大、出血多、并发症发生率高等缺点，使很多患者望而却步，并且随着病例的积累，开放性手术后复发的病例也屡见不鲜。

近年来，随着微创技术的发展，各种能量平台广泛应用在临床手术中，良性前列腺增生腔内微创治疗已逐渐取代传统的开放性摘除术。腔内微创治疗包括经尿道前列腺电切术（TURP）、前列腺汽化术（TVP）、前列腺切开术（TUIP）、前列腺扩开术、前列腺剜除术及保留部分增生腺体前列腺剜切术等。迄今为止，TURP仍被称为BPH手术治疗的"金标准"。但越来越多的研究显示，前列腺剜除术具有解剖清晰、止血彻底、增生腺体祛除充分等独特优势，有望成为新的"金标准"。腔内前列腺剜除术主要具有以下优点：①直接在前列腺外科包膜创面止血，止血更为可靠，并且在手术开始就切断前列腺的血供，出血量更少。②由于增生腺体被整块剥离切除，腺体残留少，手术创面光滑平整，所以患者恢复快，留置导尿管时间更短，一般在术后第2天即可下床活动。③无论是剜除后采取"收获性切割"，还是使用组织粉碎器，均可较快地将剜除后的前列腺切割成小块取出。既往曾把前列腺增生质量大于50 g作为TURP的禁忌证，但剜除术对前列腺体积没有明确限制。④腔内前列腺剜除术可达到开放性前列腺摘除术完全相同的解剖学切除效果，甚至还能同期处理开放手术时由于视角受限残留在前列腺窝内的独立增生结节，故切除更为彻底。⑤常用的双极等离子剜除，由于只在局部形成回路，闭孔神经反射发生较少，而激光剜除更能有效避免闭孔反射的发生。但前列腺剜除术学习曲线长，如果不经过系统培训，掌握相应的手术技巧，则手术效果难以保证，手术并发症也难以避免。这在一定程度上阻碍了前列腺剜除术的临床推广应用。

当前，国内外尚没有系统阐述前列腺剜除术理论基础及手术技巧的参考书。本书主要介绍腔内剜除术治疗良性前列腺增生的手术操作技巧、围手术期处理及术后常见并发症的处理，试图把最新的理论介绍给读者，希望能给读者带来帮助。本书的作者均是临床一线使用各种能量平台实施前列腺剜除术治疗的专家，有着丰富的临床经验和过硬的理论基础，熟知前列腺剜除术的发展以及各项手术技巧，他们均已经使用腔内前列腺剜除术治疗前列腺增生 1 000 例以上，积累了丰富的临床经验。作者们在撰写本书时，除查阅大量国内外文献，还总结了各自多年的实际工作经验和体会，对新理论、新发现及新方法加以阐述。相信本书对准备开展或早期开展经尿道前列腺剜除术的基层泌尿男科临床医师、医学生以及患者有所帮助。

李 虎 李云龙

2020 年春于江苏昆山

目　录

第五篇　良性前列腺增生护理特点

第一篇

前列腺剜除术理论基础

第一章 前列腺的解剖和组织学

李云龙

第一节 前列腺的胚胎发生

胚胎第 4~7 周时，泄殖腔被尿道直肠隔分隔为背侧的直肠和腹侧的尿生殖窦。泄殖腔膜同时被分割成背侧的肛膜和腹侧的尿生殖窦膜。尿生殖窦可分为上、中、下 3 段。尿生殖窦顶端与尿囊相连，其上段较宽大，发育为膀胱，其顶点与脐尿管相连，出生前后闭锁，演化为脐正中韧带。随着膀胱扩大，中肾管下段并入膀胱形成膀胱三角区。尿生殖窦中段狭窄，保持管样，发育成尿道的前列腺部和膜部。中肾管开口于此段，其后发育为输精管、精囊和射精管。

胚胎第 10 周前后，在胚胎睾丸分泌的睾酮刺激下，前列腺开始生长发育。12 周时，前列腺发育成实质性上皮芽，伸长、分支，最后形成前列腺的导管系统。一组小管称为叶，在胎儿早期，各叶互相分开，随着胎儿的生长而互相靠拢。出生时，除后叶外各叶界限不清。Timms 等对鼠胚胎前列腺组织和两例人胚胎前列腺标本进行连续切片和计算机辅助三维图像重建，结果显示前列腺导管主要沿尿道的近端向远端、腹侧向背侧、头侧向尾侧发生和生长。结缔组织和平滑肌来自邻近的脏层间充质。Popek 等发现胚胎早期前列腺间充质呈完全疏松的状态，其间分布有少量腺细胞团，尿道周围无平滑肌细胞的出现。随着腺管发育，其周围开始出现规则排列的平滑肌束，且前列腺囊、射精管周围的平滑肌束与精囊壁平滑肌相延续。

前列腺小管腔内上皮与前列腺部尿道上皮相似，由 2~4 层低柱状、方形或多角细胞组成。前列腺部尿道从射精管开口到膀胱颈这一段上皮来自尿生殖窦的膀胱尿道管的内胚层。前列腺部尿道其余部分和尿道膜部上皮则来自尿生殖窦骨盆部的内胚层。前列腺部尿道颅侧的黏膜，与膀胱三角区相似，起初来源于中胚层，但很快为内胚层上皮所替换。

各种生长因子、激素和细胞外基质成分通过间质—上皮相互作用影响着前列腺的发生、发育、生长和分化。前列腺上皮细胞与间质细胞分离后失去生长能力。Cuha等在其一系列研究中发现，间质在前列腺的发生中起重要作用。男性泌尿生殖窦嵴间质可促使泌尿生殖窦上皮分化为前列腺结构。将成年鼠膀胱或阴道上皮与胚胎尿生殖窦间质混合培养，发现上皮可迁移进入间质形成功能性前列腺。前列腺上皮细胞在活体时对雄激素高度敏感。体外试验，上皮与间质分离后上皮失去对雄激素的敏感性，间质可分泌分子量为56kD和59kD的物质，刺激上皮细胞转铁蛋白和雄激素结合蛋白的合成，并抑制尿促卵泡素所诱导的芳香化酶活性，从而促进上皮的生长。近年来的研究表明，前列腺间质中含有丰富的 5α - 还原酶，间质中的睾酮在 5α - 还原酶作用下，转化为双氢睾酮而作用于上皮细胞；另外，上皮也可分泌一些因子影响间质的生长。

妊娠第 3 个月，尿生殖窦周围的间充质开始发育和分化成前列腺。首先，在双氢睾酮的作用下，尿生殖窦后方的间充质在双侧精阜部位向内折入，形成上皮芽。在上皮芽长出的同时，wolffian 芽发育成精囊、附睾、输精管和射精管。在妊娠的第 4 个月，前列腺的基本结构形成。在胎儿期，实性细胞芽中出现小腔，并衬以立方或柱状上皮，形成腺性芽。出生前后，在母体雌激素作用下，前列腺的外周部分开始具有活性分泌功能，并伴有尿道上皮和前列腺中央部分的鳞状化生，出生数月后消失。婴儿期和儿童期的前列腺腺泡的形状与增生的基底细胞很相似，故也有人称基底细胞增生或前列腺的胎儿剩件。这些腺体是没有分支的简单的管状腺，衬以复层不成熟细胞，细胞核圆形，胞浆稀少。

出生时的前列腺具有包被于构成前列腺大部分的间质内的小管系统。前列腺小囊表现为小管上的小端芽（end bud）。在出生前，前列小管、精阜和前列腺囊的上皮出现增生和鳞状化生，这可能是由于胎儿血液内母体雌激素的作用。在出生后这一过程逐渐减弱，接下来则是一段持续12~14年的静止期。

在青春期（14~18 岁期间），前列腺进入成熟期，其体积倍增。前列腺的生长几乎完全由前列腺小囊的发育而来，其部分来自小管的端芽，部分则来自小管分支的变形。上皮索的发生和分化始于上皮原基的正中部并向尿道和前列腺的包膜下部延伸，在 17~18 岁时到达后者。腺上皮起初为多层的鳞状或立方上皮，随后转化为由基底细胞、外分泌细胞和神经分泌细胞构成的假复层上皮。黏液细胞只暂时存在，在腺体成熟过程中逐消失。参与的外分泌细胞产生多种细胞产物，包括酸性磷酸酶、前列腺特异性抗原和 β - 微精浆蛋白。分泌部的生长伴随着间质的重叠增厚，间质成分相对腺体组织而减少。这些变化可能是对睾丸分泌睾酮的反应。

到 30 岁，腺上皮通过上皮内折的不规则倍增生长入前列腺小囊腔内。30岁以后，直到 45~50 岁前列腺的大小实际上是保持不变的。50 岁后，上皮内折趋于消失，前列腺小囊的轮廓变得愈发不规则，淀粉样体数量增多，这是前列腺萎缩的征象。45~50 岁以后，前列腺趋于发生 BPH，这是一种与年龄相关性的病证。如果一个男性的寿命足够长，其 BPH 的发生将不可避免，但并不总会产成临床症状。

前列腺的结构与年龄有密切关系，其大小、重量也随年龄增长而变化。10 岁以前，前列腺体积很小，腺组织不发达，主要由肌组织和结缔组织构成，无真正的腺管，仅有胚芽。10 岁以后，在胚芽的基础上，上皮细胞开始增生，形成腺管。至青春期，随着性腺的发育，腺管迅速发育成腺泡，同时肌肉纤维支架组织也增多，24 岁达最高峰。至 30 岁时，腺泡内上皮组织细胞向腺泡内折叠，使腺泡复杂化。从 45~50 岁开始，折叠于腺泡内的上皮组织开始消失，前列腺开始退化，但位于移行区及尿道周围之腺体开始增生，外周区被压迫而萎缩，形成所谓的"外科包膜"。国内王美顺等对 88 例 6 个月至80 岁前列腺标本按年龄分组，测其重量、体积，并通过光学纤维镜观察组织结构的变化，发现前列腺重量与体积呈正相关，前列腺比重接近于 1，结缔组织随年龄增加而增多。

第二节　前列腺的形态与毗邻

前列腺是男性泌尿生殖系统最大的附属腺体，为单个的实质性器官，由腺组织和平滑肌组织构成。

一、前列腺的形态

前列腺是一个管状腺体，呈稍扁的栗子形，上端为宽大的前列腺底，与膀胱颈相接；下端较尖，为前列腺尖部，位于尿生殖膈的位置；底部与尖部之间的部分为前列腺体。前列腺体的前部隆凸，后部平坦，后部中间有一纵行的浅沟，称为前列腺沟或中央沟，直肠指诊时可触及此沟。前列腺增生患者的前列腺沟可消失。

男性尿道从前列腺底部靠近前缘的位置穿入，经腺体实质前部下行至前列腺尖穿出，此段为尿道的前列腺部。在尿道前列腺部后壁的中线上有一纵行隆起称为尿道嵴，尿道嵴的中部凸起称为精阜，精阜中央的凹陷处称前列腺小囊。在前列腺底部的后缘附近，有一对射精管穿入前列腺，斜行向前下方。射精管的开口位于精阜中央的前列腺小囊两侧。

前列腺从形态上分为五叶，分别为前、中、后及两侧叶。前叶位于尿道前方，体积较小；中叶呈楔形，位于尿道与射精管之间；后叶位于射精管的后方；两侧叶位于尿道的外侧，左右各一，为前列腺各叶中体积最大者。前列腺组织增生，多发生在中叶及两侧叶，其向内压迫尿道，可产生排尿困难甚至尿潴留等排尿症状；前列腺癌相对多发于后叶。前列腺从胚胎起源上可分为移行带、中央带与外周带。移行带包绕尿道近端到射精管，中央带包绕射精管并延伸至膀胱基底部，外周带构成前列腺尖部、后面及侧面。前列腺癌及前列腺炎大多发生于外周带，而前列腺增生主要由移行带增生引起。

二、前列腺的毗邻

前列腺位于膀胱与尿生殖膈之间，前列腺底部与膀胱颈部、精囊和输精管壶腹相邻，前列腺尖部的前下方与尿生殖膈上筋膜相延续。前列腺前方为耻骨联合，二者之间分布有前列腺静脉丛浅表支及疏松结缔组织；前列腺两侧为肛提肌，其周围有前列腺静脉丛包绕；前列腺后方为直肠，直肠指诊可触及前列腺后面。前列腺与直肠之间有直肠膀胱筋膜相隔，直肠膀胱筋膜分为两层，前层是尿生殖膈深层筋膜的延续，筋膜的后层位于直肠前，二层之间为一潜在的无血管区。

前列腺的表面由平滑肌及结缔组织构成的被膜包裹，称为前列腺囊。在前列腺囊的外面还包绕着由盆筋膜脏层组成的一层筋膜，称前列腺筋膜。前列腺静脉丛位于前列腺囊与前列腺筋膜之间。前列腺筋膜向前由耻骨前列腺韧带与耻骨联合相连，两侧与膀胱韧带相延续，下方与尿生殖膈上的筋膜相交汇，筋膜的后壁即为直肠膀胱筋膜。

第三节 前列腺的组织学结构

正常前列腺主要由腺体和间质两部分组成。腺体通常包含 30~50 个管泡状腺叶，每个腺叶又是由众多的腺泡和小导管构成的。周围区的小导管逐渐汇合成 15~30 条中央区大导管，开口于精阜两侧的前列腺窦内。在腺叶内的腺泡和腺泡之间以及腺叶和腺叶之间为丰富的间质组织，主要是纤维平滑肌组织。在镜下，腺泡和导管内的组织结构相似，腺泡周围有基底膜围绕，上皮呈双层结构，外层为基底细胞，内层为分泌细胞。分泌细胞层分泌前列腺液，向腺腔内突起，形成乳头状皱襞，使腺腔呈梅花状，其形态和功能状态与雄激素水平有关，通常为低柱状或立方状，在腺泡扩张时也可呈扁平状；前列腺基底细胞为多向分化潜能细胞，但正常情况下其无肌上皮细胞分化特征，另外，上皮内还包含少量的神经内分泌细胞。分泌细胞、基底细胞和神经内分泌细胞有不同的免疫组化特点，可供鉴别。分泌细胞胞质可表达前列腺特异性抗原、前列腺酸性磷酸酶、广谱细胞角蛋白、低相对分子质量细胞角蛋白，胞膜可表达上皮膜抗原、前列腺特异性膜抗原；基底细胞胞质表达高分子量细胞角蛋白；神经内分泌细胞胞质可表达突触素等。导管上皮在向开口移行的过程中逐渐由单层柱状上皮演变成复层上皮，邻近开口处演变为尿路上皮，即移行上皮。前列腺腺泡腔内常可见嗜酸性同心圆结构的淀粉样小体，主要是由前列腺分泌物凝集而成的，偶尔还会有钙盐沉积，形成嗜碱性前列腺结石，淀粉样小体和前列腺结石的数量通常会随着年龄增长而增加。

正常前列腺各带间的组织学形态差异并不明显，但仍存在一些细微差异。中央带腺泡和导管的休积比周围带、移行带要大。此外，中央带的腺泡呈分支状，外形不规则，腺上皮胞质内含较多嗜酸性颗粒，核较大，位于距基底膜的不同水平上。而周围带、移行带的腺泡较小，外形较规则，呈圆形，腺上皮胞质透亮，核较小，均匀地排在靠近基底膜的细胞底部。

前列腺外周有一层包膜包绕，但该层包膜并不完整，在左右射精管、双侧神经血管丛进入前列腺处和前列腺尖部伸入尿生殖膈处部分缺损，是前列腺癌细胞最常见的浸润途径。

综上所述，正常前列腺的组织有四大结构特点：（1）分叶结构，腺泡和腺叶由纤维平滑肌分隔形成小叶；（2）大腺泡结构，腺泡体积大，上皮向腔内乳头突起，腺腔呈梅花状；（3）腺泡上皮由分泌细胞和基底细胞构成；（4）腔内淀粉样小体和前列腺石。

第四节　前列腺相关平滑肌、横纹肌的括约机制

男性尿道括约肌是一个包括膀胱底、膀胱尿道连接部（膀胱颈）和膀胱下尿道（近段尿道）等排列复杂的肌肉形成的平滑肌括约机制。

有学者利用宏观解剖和镜下观察相结合并辅以组织化学研究的方法，对成年人盆腔和不同胚龄的胚胎盆腔标本进行矢状和多重横断面切片，来研究男性前列腺、后尿道及其周围结构。他们发现，在胚胎发育过程中，后尿道从膀胱颈向下一直至会阴膜都有横纹肌分布，中间没有间断；只是随着前列腺的发生和发育，尿道后面的一部分横纹肌纤维会发生萎缩甚或消失；在成年人，自膀胱前列腺结合部至前列腺尖部均有横纹肌纤维分布，在前列腺尖部与尿生殖膈之间横纹肌纤维由前向后斜行分布包绕尿道，最终于尿道后面正中线融入会阴中心腱。

一、平滑肌括约机制

平滑肌性括约肌（smooth muscle sphincter）包括前列腺前括约肌（preprostatic sphincter, PPS）及前列腺括约肌（prostaticsphincter, PS）。

（一）前列腺前括约肌（PPS）

PPS 又称为非自主性括约肌、膀胱颈括约肌、内括约肌。与膀胱的中层环形肌相连形成基底环，但它们无论在胚胎起源、形态学还是功能上都完全不同。PPS 是位于尿道黏膜下、前列腺移行带之中的环状平滑肌纤维，包绕一段长 1.0~1.5 cm 的尿道，止于精阜水平。PPS 的近段环绕膀胱颈并伸向前列腺底部，与前列腺平滑肌相连。PPS 与其附近的逼尿肌的肌纤维完全不同，

它通常混有弹性纤维和胶原纤维，肌纤维也较小。此外，PPS 是由非肾上腺素能交感神经支配，而不同于逼尿肌是由副交感神经支配的。PPS 这些复杂的机制有助于维持膀胱颈的抗失禁及防止逆行射精功能。

（二）前列腺括约肌（PS）

前列腺括约肌又称为被动前列腺括约肌（passive prostatic sphincter），由位于前列腺段及膜部尿道黏膜下的半环形平滑肌纤维，混有弹性纤维组织及一些环形横纹肌纤维构成，与前列腺及膜部尿道周围的横纹肌性括约肌紧密相连。此外，位于精阜近段，其内层还有一薄层纵向肌纤维与 PS 相连。PS 的功能主要是辅助前列腺及膜部尿道的横纹肌括约肌，起到对前列腺及膜部远段尿道的抗失禁作用。

二、横纹肌括约机制

横纹肌性外括约肌包括前列腺膜部横纹肌性括约肌（prostate membranousstriated sphincter, PMS）和尿道周围横纹肌性括约肌（periurethral striated musclesphincter, PUSS）。

（一）前列腺膜部横纹肌性括约肌（PMS）

PMS 实际上又可分为前列腺横纹肌性括约肌（prostatic striated sphincter, PSS）和膜部尿道横纹肌性括约肌（membrano usurethral striated sphincter，MUS）。在前列腺近段的前面和两侧有横纹肌覆盖构成 PSS，在前列腺前面增厚而在其两侧及背侧逐渐变薄，与前列腺的纤维肌组织相连。近膀胱颈处，PSS 主要位于前列腺的后外侧并与膀胱颈的纤维组织相连接；膀胱颈远侧，PSS 于前列腺两侧面斜向前下方；至前列腺中部，PSS 主要分布于前列腺的前面；在前列腺尖部，除后面留有一小间隙外，PSS 几乎包绕前列腺尖构成一肌环。前列腺远段 PSS 两侧与纵行的耻骨前列腺肌相贴，后者在结构上虽然不同于 PSS，但在功能上与 PSS 有协同作用。

（二）膜部尿道横纹肌性括约肌（MUS）

MUS 位于膜部尿道周围，长约 2 cm，厚度约 0.6 cm。PMS（PSS 及 MUS）的肌纤维与一般横纹肌的纤维不同，其直径仅为后者的 1/3，但具有对刺激重复反应并持久维持一定张力的特点，这一点有助于尿道的抗失禁功能。PSS 及 MUS 主要由 S3 及部分 S2 的腹侧神经根的躯体神经支配，其分支与盆腔神经相连并穿行至腹腔下神经节。它的感觉神经冲动主要由来自 S2 和少部分 S3 神经根的分支（阴部神经）来传导。

（三）尿道周围横纹肌性括约肌（PUSS）

PUSS 由耻骨尾骨肌的中间部分组成。它与 PMS 无论在解剖上还是在神经支配方面都不相同。PUSS 由快反应和慢反应肌纤维组成。快反应肌纤维在急尿、咳嗽等情况下可帮助 PMS 快速、有力地关闭尿道；慢反应肌纤维则有协同耻骨尾骨肌及其他肛提肌维持提升前列腺、膀胱颈及直肠的基础张力的功能。PUSS 作为耻骨尾骨肌的一部分，主要受腹侧神经根分出的阴部神经支配。

三、尿道括约肌的神经支配

支配 PPS 和 PS（平滑肌性括约肌）的神经主要来自 L2、L3 背部神经的交感神经纤维，穿过交感神经链的神经节至下腹神经丛，这些节前神经纤维通过突触连接节后神经纤维（L-肾上腺素能神经），后者分布于前列腺、膀胱、精囊及直肠等器官。

支配 PMS（前列腺膜部横纹肌性括约肌）的神经主要来源于 S2、S3 背部神经的分支，穿行盆腔神经丛至 PMS。支配 PUSS 的神经则来源于 S2 神经根的分支，沿阴部神经而行。

四、膀胱颈及尿道的抗失禁机制

膀胱尿液的容纳依靠非肾上腺素能神经控制的膀胱颈内括约肌及与其相连的膀胱颈控制；实际上，膀胱颈内括约肌是功能上的概念，它包括平滑肌及一些弹性纤维；它与 PPS 的张力随着膀胱的不断充盈而反射性地逐渐增高，起到抗失禁的作用。PPS 的另一功能是防止射精过程中精液向膀胱反流（逆行射精）。在前列腺切除之后，膀胱颈平滑肌被切除，尿道的环形平滑肌（也受非肾上腺素能神经支配）可作为被动括约肌起到抗失禁作用。前列腺切除后，PSS 被破坏，则可能发生逆行射精。前列腺膜部的横纹肌性括约肌包含快反应肌纤维及慢反应肌纤维，其中受躯体神经支配的慢反应肌纤维具备被动括约肌的功能，而受躯体神经支配的尿道周围横纹肌性括约肌则对排尿停止起到自主控制的作用。

前列腺前外侧的 PMS，在盆底肛提肌活动激发的 PUSS 收缩协同下，对膜部尿道的括约功能起重要作用。盆底肌群的收缩，不但抬高膀胱底部，延长尿道，而且还起到使膜部尿道收缩的作用；此外，它还可通过盆壁内短反射抑制逼尿肌的收缩，自主地松弛盆底则可激发逼尿肌收缩。

Burnett 通过原位解剖研究，提出男性尿道外括约复合体的概念。他指出，男性尿道括约肌复合体包括尿道前列腺膜部、所有的尿道周围横纹肌、尿道旁固有肌肉和盆腔的结缔组织结构，并界定出其范围，近侧是前列腺尖部，远侧是球海绵体，腹侧是背侧静脉丛，背侧是直肠，两侧是肛提肌肌肉。

男性尿道括约肌复合体是由肌肉和结缔组织精细构建而成的。肌肉筋膜和骨骼结构给男性尿道括约肌复合体以重要的框架。横纹肌是围绕前列腺尿道膜部的同中心的肌肉结构，此肌肉的前后侧厚度相同，两外侧较厚。与前列腺尿道膜部相近的肌纤维，在腹侧由膀胱底延伸到会阴膜，在背侧由前列腺延伸到会阴膜。横纹肌具有筋膜框架，筋膜具有具体的连接部位。在腹侧，筋膜是腹膜外的结缔组织，其向尾侧延伸。与覆盖在前列腺和膀胱上的筋膜融合时进入尿生殖裂（孔）。在耻骨水平，此筋膜聚集明显成对的耻骨前列腺韧带。二者均在背深静脉丛的两侧，构成括约肌横纹肌外侧部与耻骨联合软骨外侧的骨膜的附着点。

在尿道括约肌复合体的背侧中间，有一肉眼清晰可见的纤维组织隔，其将尿道括约肌复合体与会阴膜融合起来。这一结构代表着括约肌肌纤维在后面的插入点，其由在前列腺尖部的 denovilliers 筋膜向尾侧延伸到会阴中心腱。在前列腺尖部的范围，盆外侧筋膜沿前列腺的背外侧走行，背侧与denovilliers 筋膜和直肠外筋膜融合。

第五节　前列腺的血管、淋巴管及神经

一、血管

（一）动脉

前列腺的血液供应是由膀胱下动脉、直肠下动脉以及阴部内动脉提供的。

其中，膀胱下动脉是前列腺最主要的血液供应来源。膀胱下动脉在进入前列腺前又分为两组，即前列腺尿道组和前列腺包膜组。尿道组血管于膀胱颈部后外侧与前列腺底部相接处进入前列腺，主要供应膀胱颈部和尿道周围的大部分前列腺腺体。包膜组血管位于盆侧筋膜深面沿盆壁下行，经前列腺的背外侧下行，发出分支供应前列腺外周部分腺体。

（二）静脉

前列腺静脉的主要构成为前列腺静脉丛。阴茎背深静脉在穿过尿生殖膈后分为三个主要分支：浅表支及左、右静脉丛。浅表支走行于耻骨与前列腺之间的耻骨后间隙中。其汇入来自前列腺及膀胱颈中部的血液。左、右静脉丛分别走行于两侧前列腺的背外侧，与阴部静脉、闭孔静脉和膀胱静脉丛有广泛的交通，因此任何静脉分支的破裂都有可能造成盆腔大出血。

二、淋巴管

前列腺的淋巴管于前列腺周围形成前列腺淋巴丛，其淋巴引流分若干组。一组通过膀胱前及膀胱旁淋巴结引流至髂内淋巴结。另一组汇入骶淋巴结，最终注入髂总淋巴结。还有一组为淋巴管沿髂血管走行并加入髂外淋巴结，这组淋巴结又包括三个淋巴链：外侧链位于髂外动脉的外侧，中链位于髂外静脉的前方，内侧链位于髂外静脉的下方。内侧链中有一附属淋巴结，位于闭孔神经周围，即所谓的闭孔淋巴结，一般认为此组淋巴结是前列腺癌淋巴结转移的第一站。

三、神经

前列腺的神经主要来自盆腔神经丛，神经的分支在前列腺周围组成前列腺神经丛，含有交感与副交感成分。这些来源于盆腔神经丛的支配盆腔内器官和外生殖器的自主神经与前列腺包膜组的动静脉伴行，这些神经支配前列腺、尿道、阴茎海绵体等，不仅与阴茎勃起功能有关，还参与排尿控制。这些血管、神经共同组成了神经血管束。多数神经纤维于前列腺底部附近离开神经血管束，向内展开进入前列腺筋膜，其中一部分神经纤维继续向内越过前列腺底部进入前列腺中央区，其余神经纤维则前行进入前列腺囊，另外有少部分神经纤维下行至尖部。

第六节　前列腺邻近结构的解剖学和组织学

前列腺位于真骨盆内，位置相对固定，手术时由于空间的限制，对于前列腺周围邻近结构的解剖学和组织学的了解，可有效避免并发症的出现。

前列腺底上接膀胱颈，二者界限并不明显，手术时需要仔细辨认：二者交界处的后上方有精囊和输精管壶腹，是前列腺根治术时需要一并切除的组织。前列腺尖部与膜部尿道及覆盖其表面的尿道外括约肌相延续，分离前列腺尖部时极易损伤尿道外括约肌，这是患者术后发生尿失禁的主要原因。前列腺前方与耻骨联合相邻，位于耻骨弓后方，二者之间为丰富的结缔组织，其间有前列腺静脉和阴茎背深静脉丛通过，是前列腺手术时容易出血的部位。前列腺的后表面借膀胱表面直肠陷窝与直肠相邻，前列腺体两侧有肛提肌的耻骨尾骨肌绕过。

第七节　内镜下前列腺解剖特点

内镜下可见尿道前列腺部，为管腔最宽的尿道部分，长 2.5~3 cm，被覆移行上皮，尿道前列腺部的口径以中部最大，下端最窄并与膜部相接。尿道前列腺部的后壁一狭窄的纵行隆起称为尿道嵴，尿道嵴的中部有一纺锤形隆起称为精阜，精阜长约 1.5 cm，宽及高为 0.3 cm~0.5 cm。正常情况下，从精阜到膀胱颈的距离为 2~3 cm。精阜表面光滑，老年人可有不平表现。精阜中央有一凹陷，其内为盲囊，称为前列腺小囊。前列腺小囊为副中肾管末端的残留物，无生理功能，其胚胎发育来源类似女性的阴道和子宫，故也称"男性阴道"。前列腺小囊开口的两侧有射精管的开口。精阜及其附近的尿道黏膜上有散在的小孔，为前列腺排泄管的开口。在前列腺增生时，前列腺尿道可被延长或挤压变形。

尿道前列腺部的血管分布较前尿道密集，在进行内镜操作时出血的可能性也增加，如果插管时方向不正确或过于用力，可造成尿道前列腺部的出血甚至膀胱挛缩，导致视野不清楚，影响检查的效果。

第二章　前列腺生理学

李云龙　樊彩斌　王建青

第一节　前列腺细胞类型

目前的解剖和生理学研究已经对人类前列腺细胞的类型和特征进行了较为系统的研究。人类前列腺上皮主要由上皮细胞和基质细胞组成（表2-1）。前列腺上皮细胞主要由基底上皮细胞、中间上皮细胞、神经内分泌细胞和分泌性上皮细胞构成。前列腺的间质成分作为结构支持，主要由结缔组织、平滑肌细胞和成纤维细胞构成。不同的细胞来源不同。干细胞位于基底细胞层，并最终分化成为几乎所有其他类型的上皮细胞，主要包括排布在腺腔表面的终末分化的分泌细胞、分泌生物活性肽的神经内分泌细胞，以及显示基底细胞和分泌细胞之间的表型特征的中间细胞。本节就以上几种类型的细胞特征进行逐一讲解。

表2-1　前列腺细胞类型总结

名　称		特　征
上皮细胞	基底细胞	小的扁平未分化的，无分泌功能的细胞，其增殖率低（＜1%），表达角蛋白5、14、18
	中间细胞	特征介于基底细胞和分泌上皮细胞的增殖细胞类型
	柱状分泌细胞	不分裂的终末分化细胞，富含酸性磷酸酶和PSA，其高20μm，是数量最多的细胞，表达角蛋白5和18
	神经内分泌细胞	不分裂的终末分化细胞，表达5-羟色胺、嗜铬蛋白A、神经元特异性烯醇酶和突触蛋白

（续表）

名　称		特　征
基质细胞	平滑肌	富含肌动蛋白、肌球蛋白和结合蛋白
	成纤维细胞	富含波形蛋白，与纤维结合素有关
	内皮细胞	碱性磷酸酶阳性，与纤维结合素有关

一、基底细胞

在前列腺的上皮细胞中，基底细胞是体积最小的细胞，它们的分裂指数较低并且数目很少，不足总细胞数目的10%。基底细胞表达特异的角蛋白亚型5和14，而柱状上皮细胞则表达角蛋白亚型8和18。这些细胞通常表现为细胞质成分较少和染色质浓聚的金字塔形柱状细胞。基地细胞坐落于邻接的高柱状上皮细胞的基部之间的基底膜上。了解基底细胞的生物特性具有重要意义，因为基底细胞长期被认为是前列腺上皮干细胞的可能来源，相对而言，它们是相对低分化，并且几乎没有如PSA或者前列腺酸性磷酸酶等的分泌产物。

二、前列腺上皮干细胞

干细胞是一类能够自我复制、分化为其他不同细胞的多潜能细胞，处于细胞发育的原始阶段，在一定条件下，其可以分化成为多种功能细胞。前列腺上皮干细胞存在于基底层，生成中间细胞，最终成为高度分化的腔上皮分泌细胞。其不依赖雄激素，雄激素剥夺并不影响干细胞的分化，但因为失去雄激素后完全分化的上皮细胞开始大量凋亡，这反而有助于干细胞的生长。去势后，补充雄激素的替代治疗可以通过刺激干细胞增殖来恢复前列腺的生长。研究发现，对植入人类前列腺移植瘤后的雄性小鼠行去势手术后再补充雄激素治疗，将使基底细胞大量增殖，而这与人类基底细胞层同样包含前列腺上皮干细胞的结论一致。

动物实验证实，前列腺上皮干细胞主要位于前列腺基底层接近前列腺导管的部分，其关键特征包括无限增殖能力以及多分化潜能的表型。后期的研究在人体中证实了同样的结果：前列腺上皮细胞有长期增殖的潜能，这些细胞更多地分布于靠近成年男性前列腺导管的区域。进一步的研究将近端导管细胞的干细胞特性做了更加详细的描述，包括表达小鼠干细胞抗原 Sca1，基底细胞整合素 α6（Itga6 或 CD49f），肿瘤相关钙信号转导因子 Tacstd2（也称为 Trop2），以及干细胞因子受体 c-kit。

三、中间细胞

在具有自我更新能力的细胞群的大多数腺体中，存在一组状态相对稳定的细胞，它们介于处于静止状态的干细胞和增殖更快的一过性增殖细胞之间，这些增殖细胞具有代谢活跃的分泌上皮细胞的特征，其最终将达到终末分化，中间细胞的命名便来自它的以上特征。由于这些细胞与前列腺癌细胞具有一定的相似性，因此学界将它们视为肿瘤细胞的一种可能的来源进行研究，但目前它们对于前列腺癌的发生是否起到促进作用仍是未知的。中间细胞具有瞬时扩增功能，为基底干细胞的长期增殖能力提供短期扩增功能，因此又称为一过性增殖细胞。中间细胞可以表达基底细胞高分子的角蛋白 5 和 14，以及角蛋白 8 和 18。

四、上皮细胞

上皮细胞是一种高柱状分泌上皮细胞，其高 10~20 μm，是一种终末分化细胞，具有较低的增殖指数。上皮细胞的主要工作是维持上皮屏障的完整性和产生前列腺分泌物，也是整个前列腺中工作量最大的细胞类型。上皮细胞构成了大部分的前列腺上皮。在显微镜下，通过它们的形态学特征和丰富的分泌颗粒和酶可以轻易区分这些细胞。进一步的研究发现，这些分泌细胞可以产生多种特异标记前列腺的蛋白，包括 PSA、前列腺酸性磷酸酶、雄激素受体（AR）、亮氨酸氨基肽酶及 15- 脂氧化酶 -2，并且富含角蛋白 8 和 18。形态学上，这些高柱状分泌上皮细胞往往像栅栏一样排列整齐，在细胞与相邻细胞之间通过细胞黏附分子紧密相连，以此保证上皮屏障的完整性。这些细胞的顶端统一朝向腺腔内，而基底部则通过整合素受体与基底膜相连。细胞核位于这些细胞的基底部，在一个 2~8 μm 富含高尔基体的亮区的正下方，而这个亮区上部的细胞区域富含分泌颗粒和酶。细胞顶端的胞膜面向腺腔内，其具有微绒毛，细胞内的分泌物由此向腺泡聚集区域移动。这些上皮细胞环绕在腺泡的周围，产生分泌物并排向腺腔，并且最终排入与尿道相通的管道系统。

五、神经内分泌细胞

神经内分泌细胞是一类接受神经刺激后释放激素的细胞。在正常的前列腺和前列腺尿道上皮内，神经内分泌细胞位于数量庞大的分泌上皮细胞之间。神经内分泌细胞散在于整个腺体，但最常见于尿道旁腺管和精阜。神经内分泌细胞分两种：第一种是开放性细胞，其具有特殊的微绒毛结构，突入腺腔内；另一种则为闭合性细胞，其具有长的树突样突起，与上皮细胞、基底细胞及传入和传出神经相连。神经内分泌细胞是一种终末分化细胞，其不具备增殖能力，同时不表达雄激素受体、PSA 及 Bcl-2。对于前列腺中神经内分泌细胞的起源已经有了新的认识，神经内分泌、基底细胞和分泌上皮细胞可以从一个共同的表达 Trop2 的多能前列腺上皮干细胞前体分化而来，而到人类前列腺发育之前，男性和女性的泌尿生殖窦上皮中的神经内分泌细胞与其他细胞存在显著差异，说明这些细胞与前列腺上皮细胞在这个发育阶段已经出现了很大不同，分化成为各自独立的细胞。

就功能而言，目前的研究证实神经内分泌细胞可以通过旁分泌和自身分泌机制影响前列腺上皮的生长、分化和分泌活动。神经内分泌细胞通过分泌激素多肽或生物胺（例如 5- 羟色胺）进而发挥它们的调控活性。高压液相色谱分析结果提示正常的前列腺组织每克大约含 1 400 ng 的 5- 羟色胺，这更加凸显了这些细胞的重要性。神经内分泌细胞所释放肽类激素或者激素源主要通过细胞的胞吞胞吐作用进行释放，进而发挥生物学作用。目前，除了 5- 羟色胺，这些细胞还会产生其他多种生物活性大分子，包括铃蟾肽、神经元特异性烯醇化酶、降钙素基因家族成员、促甲状腺激素样肽、生长抑素、突触素和甲状旁腺激素样肽等，而这些神经内分泌分子似乎在正常或者癌变状态下都可以影响前列腺的生长、分化和分泌。

正常人类前列腺的结构和神经分布证实在前列腺的外周带和中央带都有含乙酰胆碱酯酶的神经与平滑肌相伴的现象。此外，在外周带和中央带的大部分腺泡有丰富的自主神经丛，并且血管活性肠肽阳性的神经纤维被发现与腺泡上皮的排列有关。Lepor 和 Kuhar 在 1984 年描述了胆碱能受体（M- 受体）在人类前列腺组织的分布和特征，发现这些受体定位于上皮细胞，而这与 M- 胆碱拮抗剂可以显著增加前列腺分泌功能的神经药理学结果相一致。然而，α1- 肾上腺素能受体主要位于前列腺间质成分，这在临床上有极其重要的价值，因为选择性 α1- 受体拮抗剂可以缓解由于前列腺增生引起的膀胱出口梗阻。目前的研究共发现了三种 α1- 肾上腺素能受体的亚型（包括 α1A、α1B 和 α1D）。其中，α1A 受体与前列腺平滑肌的收缩关系密切相关。

第二节　内分泌对前列腺生长的调控

前列腺属于人类男性性腺附属组织，其正常的生长、维持和分泌功能是通过特定激素和生长因子的持续作用而得以完成的。对于前列腺来说，最重要的激素当属雄激素，男性体内主要的雄激素是睾酮，而睾酮在进入前列腺后将转化为更活跃的雄激素双氢睾酮（DHT），其对于前列腺完成功能发挥了重要作用。除此之外，肾上腺也会产生少量的雄激素，这在生理状态下对前列腺的生长并无重要意义，但在病理情况下却可能对前列腺发挥作用。此外，男性体内的雌激素也可以对前列腺产生调控作用。本节我们将分别就这几种激素的作用进行阐述。

一、睾丸产生的雄激素

人体的内分泌系统是一个复杂的激素调控网络，其中，下丘脑—垂体—性腺轴是与前列腺密切相关的最主要激素网络。正常生理情况下，下丘脑释放促黄体激素释放激素（LHRH），也称为促性腺激素释放激素（GnRH），而后 LHRH 刺激垂体释放黄体生成素，黄体生成素被转运至睾丸并直接作用于 Leydig 细胞，以刺激类固醇合成并释放睾酮。在正常男性，主要的循环雄激素是睾酮，而 >95% 的睾酮来源于睾丸。在正常生理状态下，睾丸的 Leydig 细胞是睾丸雄激素的主要来源。正常成年男性体内每天产生睾酮的量为 6~7 mg，血浆中平均睾酮浓度为（611 ± 186）ng/100 mL，半衰期为 10~20 分钟，在 25~70 岁血清睾酮的水平和年龄没有明显相关性，而 70 岁以后血清睾酮水平逐步降至约 500 ng/100 mL。

血清中的睾酮与白蛋白和类固醇以结合蛋白的形式在血液中运输，当到达前列腺时，睾酮与之脱离形成游离睾酮，并通过扩散的方法进入前列腺细胞。随血运进入前列腺后，90% 的睾酮将在还原型烟酰胺—腺嘌呤二核苷酸磷酸（NADP）和位于内质网上的5α–还原酶的作用下，减少A环中的双键，进而不可逆地转化为DHT。5α–还原酶至少存在两种亚型（Ⅰ型和Ⅱ型）。Ⅰ型主要存在于皮肤和成人头皮，被认为与毛发的形成相关，只有少量存在于肌纤维为主的前列腺间质成分中。Ⅱ型主要存在于人体附属性腺组织，是前列腺5α–还原酶的主要亚型，主要存在于前列腺上皮的基底细胞及间质细胞，不存在于上皮分泌细胞中。双氢睾酮在前列腺内相当重要，是在前列腺组织中发挥作用的主要雄激素［5 ng/（g·组织湿重）］，其浓度是睾酮的5倍，是调节前列腺细胞生长、分化和功能的主要雄激素。

在前列腺，DHT和部分睾酮可直接与胞浆内的雄激素受体（AR）结合，雄激素受体是核受体家族中的一员，是一组配体介导的转录因子，包含三个不同的调节区域：氨基酸末端区域、DNA结合区域和羧基末端配体结合区域。AR的配体结合区域与DHT等雄激素结合后，将启动AR的磷酸化等后续的一系列转化过程，激活AR，最终完成AR的二聚体化和活化。活化的AR进一步转入细胞核，通过DNA结合区域特异性识别其下游靶基因与雄激素反应的特定DNA序列，通过与共同调节分子的相互作用完成染色质重塑，在这个过程中，AR及与之共同作用的蛋白分子完成结构调整，可以特异性识别其下游靶基因，进而完成对于下游靶基因的调控作用，对前列腺的功能发挥调控作用。因此，雄激素剥夺或雄激素治疗对于前列腺相关疾病具有重要的临床价值。

二、肾上腺产生的雄激素

除睾丸产生的睾酮以外，肾上腺还可以分泌较弱的雄激素。主要包含肾上腺类固醇脱氢表雄酮和硫酸盐结合的脱氢表雄酮以及雄烯二醇。雄烯二醇是由肾上腺利用醋酸盐和胆固醇合成，并且由正常肾上腺分泌的类固醇激素。然而，这并不是体内雄激素产生的主要途径。在正常情况下，来自肾上腺的微弱雄激素对前列腺的生理作用微弱，无法刺激前列腺的生长。研究证实，在非去势的患者和正常的雄性大鼠，正常水平的肾上腺雄激素对前列腺没有明显的作用，肾上腺切除对前列腺的体积、DNA或性腺附属组织的形态学特征几乎没有影响。然而，在某些病理情况下，如先天性肾上腺增生，可导致雄烯二酮的过度分泌，仍然可能刺激前列腺的生长，例如在肾上腺皮质功能亢进的未成年男性可以观察到异常的男性化表现。此外，在动物去势后，尽管肾上腺完整，前列腺最终仍将萎缩到非常小的体积，其内双氢睾酮的水平约是正常大鼠的 20%，进一步的肾上腺切除则能够降低双氢睾酮至不能够检测的水平，但是并未出现前列腺的进一步萎缩。去势后男性的前列腺不能再激发自身的生长功能，肾上腺来源雄激素亦将难以补充去势引起的睾丸功能低下。人类前列腺的定量图谱分析也证实肾上腺对正常前列腺上皮细胞形态没有明显的影响作用。然而，肾上腺来源的雄激素对前列腺癌的疾病进展具有促进作用，因此针对肾上腺来源雄激素的治疗药物（如醋酸阿比特龙）对去势后产生的去势抵抗前列腺癌（CRPC）具有积极作用，延长了这部分患者的生存时间。

三、男性雌激素

除了雄激素外，雄性体内的另一种重要性激素便是雌激素。男性体内由睾丸直接产生的雌激素量很少，血浆中 75%~90% 的雌激素是通过芳香酶的作用由雄烯二酮和睾酮外周转化而来的。男性每天产生的睾酮中仅有 0.35% 直接转化为雌二醇，雄烯二酮中仅有 1.7% 转化为雌酮。雌二醇和雌酮的外周相互转化，每天产生约 40 μg 的雌二醇。50 岁以后的男性血浆中雌二醇的水平可以增加 50%，但是游离雌二醇的血浆水平变化不大，因为血浆性激素结合球蛋白水平的升高导致其与雌二醇的结合增加。除此之外，外源性雌激素，如己烯雌酚，可以对黄体激素释放激素产生负反馈调节，继而抑制其释放，达到阻断垂体功能，产生降低睾丸产生睾酮的信号，进而完成对前列腺功能的间接抑制作用。因此，通过外源增加体内雌激素含量是一种有效的"化学阉割"方法，这在前列腺癌的治疗中已经发挥了重要的临床作用。

第三节　生长因子等对前列腺生长的调控

与其他组织类似，前列腺组织的生长离不开各种生长因子在分子水平的相互作用，主要的生长因子包括激活生长因子和抑制生长因子，正常前列腺的生长和维持是二者相互作用的平衡。

前列腺的基质和上皮细胞本身都可以合成生长因子，并对生长因子有相互的或交互的反应。许多生长因子在激素调控下（特别是对雄激素、雌激素）与其他内分泌因子发生反应。雄激素和生长因子也可以刺激细胞外基质成分的合成与降解，改变细胞对类固醇激素和生长因子的反应。因此，类固醇、生长因子和细胞外基质的相互作用是交互的和动态的，可以对细胞生长调控产生正面的或负面的影响。

一、生长因子的作用机制

生长因子是最常见的肽类激素，主要功能为调控细胞的增殖。在人体内，生长因子大致经历合成、翻译后修饰、转运、呈递和与特异靶细胞结合等复杂的过程，最终发挥不同的生物学作用。整个过程中，细胞—细胞、细胞—细胞外基质的信号传导以及激素水平的变化都会激活细胞对于某个生长因子的合成。当细胞接收到相关信号后，生长因子的基因转录活动被激活，产生相关的 mRNA，随后 mRNA 经过剪接后成为成熟的翻译模板，进而翻译成为生长因子的前体。细胞内合成的生长因子前体经过各种剪辑、修饰及磷酸化后，可以直接作用于细胞本身，或者通过胞吐等分泌到细胞外作用于其他细胞或细胞基质。

接下来，生长因子会结合到其特异性结合受体——膜蛋白，这些受体的胞内部分有酶活性，生长因子与受体结合将激活这些酶活性，进而构成二聚体或单聚体或其他拓扑结构，继续激活细胞内的第二信使等信号，这样的信号转导包括蛋白激酶的激活（A、B、C 型）、膜磷酸化（A、B、C 型）和 G 蛋白通路（如 Ras、Rho、Rac）。生长因子诱导的激酶激活和第二信使可以产生一系列特殊靶调节蛋白的磷酸化反应，从线粒体和内质网释放钙离子。这一过程将最终信号带入细胞核以启动特异生长因子激活基因的表达，诱导或激活细胞核内 Jun/Myc、Fos 或 AP-1 导致 DNA 和细胞复制，进而影响细胞增殖。细胞和组织的生长便是细胞复制和细胞死亡速度的净平衡，生长因子可以通过这种机制刺激或抑制生长，进而影响这一平衡模式。

二、表皮生长因子

表皮生长因子（EGF）在前列腺正常和异常生长中发挥作用。EGF 位于分泌上皮，雄激素可以刺激 EGF 的分泌。EGF 受体（EGFR）位于基底神经内分泌细胞，是雄激素非依赖的表达受体，说明 EGFR 在雄激素刺激的前列腺细胞的生长中不起作用。在人类前列腺中，EGF 的表达水平较低，其作用仍有争议，但在人类前列腺癌组织中 EGF 和 EGFR 的水平最高，提示 EGF 在癌中的潜在重要性。

EGFR 穿过细胞膜，受体是酪氨酸激酶，能够自体磷酸化，激活时与 Src 同源性（SH-2）蛋白构成二聚体，特别是磷酸肌醇 3- 激酶和磷脂酶 C（γ）对于细胞内第二信使的生成很重要。这些 SH-2 蛋白与 G 蛋白信号通路中 Ras 和 Raf-1 的参与有关，导致 MAP 激酶的一系列磷酸化反应，最终激活核内的转录因子。c-erb-B2/neu 癌蛋白是一个 185kD 的跨膜糖蛋白，与 EGFR 密切相关，已证实 EGFR 和 neu 癌蛋白能以异二聚体的形式产生活性受体复合物，与人类前列腺癌进展有关。

三、成纤维细胞生长因子

成纤维细胞生长因子（FGF）存在于多种组织中，在很多肿瘤和培养细胞中也发现了它们。1979 年，Jacobs 及其同事发现在人类前列腺提取物中有一种有丝分裂刺激素，并称之为前列腺生长因子，现也已归入 FGF 家族范畴。

目前至少已经发现了 22 种 FGF 家族成员。其中，FGF-1（aFGF）、FGF-2（bFGF）、FGF-3（int）、FGF-5 和 FGF-7（角质细胞生长因子）在前列腺中有表达。FGF-1 是酸性 FGF（aFGF），在培养时可轻度刺激前列腺上皮生长，对基质细胞有较强刺激作用，这个生长因子主要在中枢神经系统中表达。FGF-2 是碱性成纤维细胞生长因子（bFGF），对前列腺非常重要，是前列腺基质细胞的强有丝分裂刺激素，产生于基质细胞，而对上皮细胞有丝分裂刺激作用较弱，与血管形成和细胞趋化现象有关。FGF-7 是角质细胞生长因子，是前列腺上皮细胞的强有丝分裂刺激素，其由基质细胞分泌，但对基质细胞无刺激作用。FGF-3、FGF-4 和 FGF-5 并未在正常成年鼠前列腺中发现，但在肿瘤上皮细胞中发现有这些生长因子的表达。

FGF 生长因子可以结合高亲和性的细胞受体，即成纤维细胞生长因子受体（FGFRs），主要包含 4 种类型：FGFR-1（flg）、FGFR-2（bek）、FGFR-3 和 FGFR-4。它们是高度保守的跨膜受体，都是细胞内酪氨酸激酶，能够自体磷酸化。这些受体间有高度的交叉活性，FGFR-1 和 FGFR-2 结合酸性 FGF-1 和碱性 FGF-2 有相似的亲和性。

四、转化生长因子 α

转化生长因子 α（TGF-α）是接近 EGF 的姐妹分子，分子量为 5 600 KD，约含 50 个氨基酸的多肽，由激素前体加工合成而来。TGF-α 的结构与 EGF 相似，它的绝大部分效应是通过与 EGFR 相互作用而发挥的。EGF 和 TGF-α 是跨膜蛋白，其自由形式和膜结构均可结合 EGFR。TGF-α 可刺激人前列腺癌细胞生长，是雄激素非依赖生长的自分泌因子。TGF-α 在乳腺癌中存在，可能是雌激素治疗刺激的自分泌生长因子。转基因过表达 TGF-α 的雄性小鼠可以出现前列腺上皮增生。

五、转化生长因子 β

转化生长因子 β（TGF-β）含有 5 个异构体，与 TGF-α 无关，有两个基因剪切形式，分别命名为 1 和 2，它们有大约 70% 的同源性。当在体内形成二聚体时，这两种剪切形式生成的蛋白体可以形成三种结合形式，分别生成 TGF-β1、TGF-β2 和 TGF-β3。TGF-β 由 391 个氨基酸的巨大前体构成，该前体并无活性，当受到上游通路影响时，它可以被蛋白水解激活，生成一个含有 112 个氨基酸，分子量约为 25 000 kD 的生长因子单体。TGF-β1 和 TGF-β2 在前列腺组织都表达，而 TGF-β2 在 BPH 的表达比在前列腺正常组织中显著提高。

TGF-β 在前列腺组织中有较为重要的作用，其可以作为正常前列腺上皮细胞生长的负性调节系统，是刺激正常基质细胞生长的正性因子。在正常前列腺上皮细胞，TGF-β1 通过阻断细胞进入 S 期（细胞周期的 DNA 合成期）抑制上皮细胞生长。雄激素减退时，在鼠的正常腹侧前列腺 TGF-β1 和 TGF-β 受体表达上调。TGF-β 在癌或 BPH 组织中可能有重要意义，在肿瘤或者良性增生组织形成过程中，上皮细胞对 TGF-β 的反应发生了变异，进而刺激它们出现不受控的异常生长而失去了抑制作用。在前列腺癌中，雄激素似乎失去了调控 TGF-β 的能力。TGF-β2 和 TGF-β3 在人类前列腺癌高表达，TGF-β1过表达且有抑制免疫系统的能力，启动细胞外基质血管形成，提高细胞的活动性，对前列腺癌细胞的进展非常重要。因此，TGF-β对正常前列腺上皮和腺癌的相反作用很重要，而TGF-β受体的功能变化可能介导了这个作用。目前已经发现TGF-β的3个受体，它们通过G蛋白激活cAMP途径作用，这些受体的下调可能使上皮停止生长。

六、其他重要的生长因子

骨形成蛋白（BMP）在前列腺癌细胞骨转移过程中发挥了重要作用，其可与TGF-β1和TGF-β3等生长因子一起诱导骨形成。BMP2、3、4和6是在前列腺组织中发现的主要亚型，BMP被发现可以诱导LNCaP细胞构成成纤维细胞样的外观，可以与TGF-β刺激成纤维细胞的增殖，抑制破骨细胞，进而促进成骨转移灶骨形成。BMP-6已经确认与人类前列腺癌及前列腺细胞骨转移相关。

胰岛素样生长因子（IGFs）是两个蛋白生长因子，IGF-1和IGF-2，与胰岛素序列有关，这些生长因子与两种不同类型受体相互作用——1型和2型。此外，该系统与含6个胰岛素样生长因子结合蛋白（IGFBPs）的复合物有关，前列腺基质和上皮细胞都分泌IGFBPs。前列腺上皮细胞包含Ⅰ型IGF受体，前列腺基质细胞合成和分泌IGF-2。IGF-2转录增加、IGF受体Ⅰ型水平提高等失常与BPH相关。在前列腺癌中，IGFBP-2升高而IGFBP-3降低。

第四节　附属性腺的分泌物——精液

精液中的主要成分主要来自附属性腺，包括附睾、精囊、输精管壶腹、前列腺、Cowper腺和Littre腺体。人类平均每次射精精液量为3 mL（2~6 mL），包括两种成分：精子和精浆。精子占总射精量的不到1%，平均1 mL中有1亿精子。精浆（平均3 mL）主要由精囊的精囊液（1.5~2 mL）、前列腺液（约0.5 mL）、Cowper腺和Littre腺体液（0.1~0.2 mL）组成。精液和其他体液有很大差异，主要表现在精液中含高浓度的钾、锌、枸橼酸、果糖、磷酸胆碱、精胺、自由氨基酸、前列腺素和酶类（主要为脱氢酶、α-淀粉酶、PSA和精液蛋白水解酶)。在射精过程中,这些液体的排出有一定的顺序:精子和前列腺液主要在前半程射出,精囊分泌的枸橼酸和果糖在后半程射出。

一、枸橼酸

人类精液中主要的阴离子之一为枸橼酸根离子,其浓度和氯离子的浓度差不多。枸橼酸根离子可以和金属离子相结合。前列腺中产生的枸橼酸比其他软组织生成的量高100倍(前列腺组织中枸橼酸的浓度为30 000 nmol/g;其他组织多在150~450 nmol/g)。前列腺分泌上皮利用天冬氨酸和葡萄糖合成枸橼酸,而线粒体不能立即分解枸橼酸,枸橼酸的合成速度远远超过了其分解速度,因此精液中枸橼酸的浓度较高,是血浆中的500~1 000倍。二胺氧化酶是存在于前列腺中一种可以分解多胺的酶,与枸橼酸的浓度有关系,并且和精子的活力间接相关。

二、多胺

多胺是一类含有两个或更多氨基的化合物,它们在组织中有很高的浓度,并且在细胞的增殖与生长中参与了多种的生理过程。多胺在精液中的浓度很高,是一种重要的生理复合物,其可以影响到膜通道的开放和转运。前列腺中多胺合成的第一步限速酶是鸟氨酸脱羧酶(ODC),现已证实在BPH组织中ODC基因的表达有增加。ODC的酶活性可以被DMFO所抑制,同时多胺的合成也受到了抑制。此外,已有研究发现多胺(包括精胺和亚精胺)可以作为对前列腺癌施行雄激素剥夺治疗的一个研究指标。多胺被联胺氧化酶氧化成高活性的乙醛复合体,它对精子和细菌都有毒性。这些乙醛产物和精液的特征性气味有关,同时乙醛复合物和多胺也可保护泌尿道免受细菌感染。

精胺[NH-(CH)-NH-(CH)-(CH$_2$)-NH-(CH)-NH$_2$]是一种基本的脂肪族多胺,可以和磷酸根、核酸和磷脂等紧密结合。正常人精液中精胺的水平为50~350 mg/dL,主要来源于人体最富含精胺的部位——前列腺。室温条件下,精液中的磷酸胆碱被酸性磷酸酶水解成无机的磷酸根,其与带正电荷的精胺反应生成透明的精胺磷酸盐。多胺也可以形成酰胺,与蛋白的羧基共价结合,这种改变可能影响功能的调节。精胺的浓度在多种细胞内能有快速、显著的改变，并且能诱导细胞生长。精液中精胺水平的高低和精子的计数、活力具有相关性。

三、磷酸胆碱

其他胺类，包括磷酸胆碱和胆碱（它们经常作为脂类的复合物），在精液中也有较高的表达。哺乳动物的精液中富含胆碱，人类精液中以磷酸胆碱为主，在精液中的浓度经常超过 1 g/dL。磷酸胆碱是前列腺酸性磷酸酶的高特异性底物，这种酶在精液中也有活性，可增加精液中自由胆碱的生成。相反，α-糖磷酸胆碱主要在附睾中生成，它不容易被酸性磷酸酶水解，因而可以作为评估附睾功能的一个指标。

四、前列腺素

人体中有超过 90 种不同的前列腺素，而精液内含有的 15 种前列腺素，均为 20 个碳羟基脂肪酸，有一个环戊烷并且有两个侧链，来自前列腺烷酸。这 15 种不同的前列腺素可以分成 4 类，根据环戊烷中 5 个原子的结构分别命名为 A、B、E 和 F。又根据侧链中双键数量和位置的不同继续细分，例如 PGE3 表明这是 E 类前列腺素，并且在侧链中有 3 个双键。人体的前列腺素主要产自精囊，前列腺素在精液中的总浓度是 100~300 μg/mL。最初，研究人员认为它来源于前列腺，因此将这种在精囊里有活性的物质命名为前列腺素。但随后的研究确定这种物质来源于精囊而不是前列腺，但是我们仍然沿用最初的名字。前列腺素在哺乳动物组织中分布很广泛，在精囊中的浓度反而比其他组织低。男性生殖系统中以 E 类前列腺素为主，而女性以 F 类为主。这些复合物具有潜在的药理作用，可影响男性各种生理活动，比如勃起、射精、精子活力和运输，也包括睾丸和阴茎的收缩。另外，精液中的前列腺素对子宫上皮黏膜，阴道分泌和精子在性生殖道的运动也有一定的影响。

五、果糖

人类精液中的果糖来自精囊，缺乏精囊患者的精液中也同时缺乏果糖。精囊分泌物还原性果糖的浓度约为 300 mg/dL，其在精液中的浓度为 200 mg/dL。果糖水平受雄激素调节，但是与其他的一些因素，比如精液的储存、射精的频繁程度、血糖水平和营养状况有关，因此同一个患者不同时期精液中的果糖浓度会有很大变化。精囊中的果糖主要来源于山梨（糖）醇，在醛醣还原酶和酮体还原酶作用下最终生成。其可以给精子提供一个有氧和厌氧的环境，与精子的活度和精液的黏度有间接关系。

除此之外，精液中还含有胆固醇、脂类及锌。精液中胆固醇和磷脂酸的比例可能与精子对抗温度和环境的改变有关。锌可以和很多蛋白结合，并且参与了很多重要酶的组成，可以通过结合精液凝固蛋白Ⅰ和Ⅱ来调节PSA活性。

第五节 细胞分裂和细胞凋亡的平衡

前列腺是一个附属性腺，其自出生后便受到内分泌信号的调控，以便完成生长、青春期快速发育及维持正常的体积。到生育期后进入老年期，大部分个体的前列腺随着身体机能老化，会出现异常生长，并最终导致良性或恶性疾病的发生。细胞生长率和死亡率的净平衡起到维持前列腺体积稳定的作用。整个前列腺的这一生长过程具有年龄依赖性，其受激素和生长因子的调控，与生长促进因子和抑制因子之间的相互动态作用密切相关。正是这些因子调节了 DNA 合成和有丝分裂的细胞周期，才使细胞的复制和死亡或凋亡达到平衡或者失衡，这对于前列腺癌的发生和进展产生了重要作用。探讨调控前列腺正常生长平衡的机制至关重要。

一、DNA 合成和细胞周期的调控

前列腺的生长需要细胞增殖，而细胞的增殖首先必须完成 DNA 合成。为了研究前列腺 DNA 合成以及细胞周期的调控机制，研究人员利用前列腺的激素依赖的特性，先对动物去势，发现去势可引起 90% 前列腺上皮细胞的丧失，而间质细胞的减少相对较慢且较少，约为 40%。而后给予雄激素补充治疗，观察细胞的增殖情况。首先，癌基因 c-fos 最早出现短暂的升高，其在 1 小时内增加了 3 倍，随后在 2 小时内癌基因 ras 升高，在 6~8 小时内 myc 和 myb 出现一过性转录的增加。这一结果与其他大多数组织在受到刺激后生长的过程一致，即在 DNA 合成启动前癌基因有短暂的升高。随后，在

补充雄激素的持续刺激下，1 天后，前列腺细胞开始启动 DNA 的合成。随后 DNA 的合成在 2~3 天时达到顶峰，之后回落到正常水平。在前列腺腺体恢复到正常体积后，DNA 的高速合成就停止。在前列腺的发展过程中，具有生长能力的上皮细胞能够进入间质，分化形成立体的腺管，出芽并分支，最终形成前列腺的腺体结构。这一过程中的允许和限制因素包括支持腺体的血管新生和基质—上皮间的相互作用，受到多方面因素的调控，包括雄激素、生长因子及其受体、启动细胞复制和调节细胞死亡周期的细胞内信号，甚至有可能包括同源异形基因。

二、染色质结构和调节

细胞核含有的块状浓聚的染色质，被称为异染色质；而淡染固缩的染色质被称为常染色质。异染色质通常排列于核被膜，多见于静息的细胞，不具有转录活性。常染色质为线团样，染色较淡，在转录活跃的细胞中多见。核小体由组蛋白八聚体构成，其中的 DNA 高度浓缩（在间期细胞核中 DNA 折叠，长度缩短 10 000 倍）。核小体负责参与 DNA 的包装，基因表达的调节，以及 DNA 合成、复制和有丝分裂的调节。在进一步展开的 DNA 和蛋白质中，可以发现 4 nm 的 DNA 链被 10 nm 的核小体包绕，继续缠绕形成 30 nm 的纤维。每一个染色体包含一个由高度聚集的 DNA 和基本组蛋白核小体结构形成的 DNA 分子，并负责细胞增殖周期中 DNA 的复制。在细胞间期的细胞核中，染色体占据的空间位置对其在子代细胞中的位置具有决定性意义。细胞分裂时染色质结构的维护对维持稳态极其重要：染色体平衡性的破坏可能导致非整倍体的产生（染色体复制异常），这一现象可以在肿瘤细胞中发现。

真核细胞或哺乳动物细胞的细胞周期是由一系列既定的分子过程组成的，最终出现细胞的生长并分裂为两个子细胞（有丝分裂）。在细胞分裂之前，细胞必须增大体积，复制染色体并分离染色体和胞浆到两个子细胞中。这些不同的过程有序地存在于细胞周期之中。细胞周期的阶段包括细胞间期，处于第一间期（G_1）的细胞正常生长；当细胞生长到适当大小时，进入 DNA 合成期（S），DNA 被复制。然后是第二间期（G_2），细胞准备分裂或有丝分裂（M）。在有丝分裂期，染色体分离并分布于特定的空间位置，然后细胞分裂为两个子细胞。有丝分裂期（M 期）就是发生细胞核分裂及细胞质分裂（原浆移动）的时期。有丝分裂期可进一步细分为 4 个阶段，包括前期（染色体被复制）、中期（染色体排列于细胞的中轴或中央平面上）、后期（复制的染色体对发生分离）和末期（细胞核和细胞质完全分离）。

细胞周期的调节需要数百个基因的参与（称为细胞周期依赖性基因），这些基因在细胞周期的调节中发挥着重要的作用。这些调节机制中比较重要的当属细胞周期检测点机制，该机制充分保证了细胞周期正常地进行。检测点的主要作用包括:（1）确认只有在DNA复制完成和任何DNA损伤被修复后，细胞才进入有丝分裂；（2）染色体的分离沿有丝分裂纺锤体进行，且纺锤体保持完整；（3）在细胞周期的各个时期（G_1，S，G_2，M），细胞的新陈代谢和内部平衡的关键步骤能协同进行。

细胞周期中的这些限制性检测点由一组管家基因调节，这些管家基因被称为周期蛋白，根据其在细胞周期中监控的位点表示为 A、B、C、D 或 E。周期蛋白 A 和 B 在 DNA 合成期（S 期）和复制后期（G_2 期）升高。这一变化导致有丝分裂的开始，因此这些周期蛋白被称为有丝分裂周期蛋白。周期蛋白 C、D 和 E 作用于 DNA 合成开始前（G_1 期），因此被称为 G_1 周期调节蛋白。周期蛋白在周期蛋白依赖性激酶的协同下与其他重要基因和通路一起调控细胞周期的进行，并调控 DNA 的复制。这些重要基因和通路包括延长（转录）因子（E2F）/einoblastona（pRb）通路、p53 通路以及 DNA 复制的调节。细胞周期的通路由多种周期蛋白、周期蛋白依赖性激酶以及其他关键通路因子组成，涉及细胞周期中 G_1、S、G_2 和 M 各期。Rb 基因是多种正常细胞的细胞周期常见调控因子，在多种肿瘤细胞中可发生基因突变。Rb 基因被亚磷酸化后与核基质结合，作用于 G/S 检测点抑制细胞的增殖。当 Rb 蛋白被磷酸化后，制动机制被解除，细胞移出静息期。

周期蛋白与细胞中持续存在的激酶家族直接结合形成复合体。这些周期蛋白复合体激活持续存在的激酶，并导致特异调节蛋白磷酸化。这些激酶被称为周期蛋白依赖性激酶（CDKs），按 1~7 数字编号。细胞周期依赖性蛋白激酶属于丝氨酸/苏氨酸蛋白激酶，是一类高度保守的蛋白，有 50%~70% 的同源蛋白。例如，周期蛋白 D 可以与 CDK4 或 CDK6 形成复合体，激活蛋白激酶并通过磷酸化 Rb 蛋白以解除 G/S 期限制点的制动作用，启动 DNA 的合成。有丝分裂原激活剂，类似于生长因子，可以提高周期蛋白 D 的水平并使之与周期蛋白依赖性蛋白激酶形成复合物。反之，若 Rb 蛋白没有磷酸化，它将抑制细胞增殖并促进细胞分化。除磷酸化作用外，Rb 蛋白一旦与病毒蛋白结合则会失去活性，例如小鼠原发肿瘤病毒大 T 抗原或乳头瘤病毒 E7 蛋白等。可以通过与这些病毒蛋白完全结合以移除 Rb 蛋白的限制作用从而促进细胞分裂。事实上，将 SV40-T 抗原激活物转入前列腺细胞，可以激发细胞的异常增殖，当其过量表达并与 Rb 蛋白结合移除其限制作用即可以导致前列腺肿瘤的发生。这就是转基因前列腺癌 TRAMP 模型的构建原理，即通过大鼠 probasin 启动子（一类前列腺特异基因）使大 T 抗原在前列腺细胞中得到特异表达。

通过与周期蛋白的结合，周期蛋白依赖性蛋白激酶被激活并产生复合物，该复合物可以磷酸化调节核蛋白。相反，周期蛋白依赖性蛋白激酶可以通过与周期蛋白依赖性蛋白激酶抑制因子家族如 p15、p16、p18、p21 和 p27 的结合受到抑制。在 S 期复制 DNA 的过程中，细胞首先停止在 G1/S 检测点并检测其 DNA 是否损伤。如果 DNA 已经损伤，由于 p53 的作用，细胞周期将停止在这个检测点转而激活细胞周期蛋白依赖性蛋白激酶抑制蛋白 p16 和 p21 的作用。周期蛋白依赖性蛋白激酶抑制因子 p21 又被称为 WAF-1 或 CIP1。这些 p53 激活的周期依赖性蛋白激酶是一类抑制蛋白，可以阻止细胞分裂。因此，p53、p16 的失调将会使具有损伤 DNA 的细胞进入细胞周期，开始细胞复制，进而导致肿瘤细胞的遗传学不稳定。人体中存在多种周期蛋白依赖性蛋白激酶抑制蛋白的激活物的潜在激活途径，包括 TGF-β、cAMP、接触抑制因子以及细胞与细胞外基后成分的相互作用。

总之，细胞周期的启动和进程中的分子生物学事件与 DNA 复制通过检测点的过程中的 DNA 损伤的控制和之后的细胞周期阶段相协调，后者亦需要适合的周期蛋白，周期蛋白依赖性蛋白激酶和其他途径的效应物，最后形成两个正常的子细胞。

三、凋亡和细胞死亡

凋亡是指细胞正常的程序性细胞死亡。在前列腺中，凋亡与细胞复制形成平衡，构成一个动态的系统，维持前列腺正常的生长和大小。这也是研究前列腺疾病中细胞增殖及死亡之间的相互平衡关系时的一种关键定量工具。了解控制前列腺细胞水平和细胞的生长率及死亡率的关键环节对于研究 BPH 和前列腺癌具有重要作用。

自 1973 年科学家发现在去势后大鼠的前列腺在组织学水平上出现了细胞凋亡后，关于前列腺细胞的凋亡研究多采用动物去势模型。该凋亡过程是由一系列生物化学过程诱导产生的。

首先，去势后动物体内的激素水平会发生明显改变：大鼠去势后血清睾酮水平在 2 小时内降低了 90%，在 6 小时内降低了 98%，而前列腺细胞中的活性 DHT 则在 12~24 小时内增加了 95%。去势后的 12 小时在细胞核内没有发现雄激素受体，在 24 小时后前列腺细胞中几乎没有雄激素受体存在。

其次，去势后前列腺细胞中的代谢也发生变化：所有核糖体和 mRNA 都显著降低，在蛋白水平也有同样的现象，一系列的变化最终导致 90% 的上皮细胞退化甚至死亡，而基底细胞、间质及细胞外基质则持续存活。在这个凋亡过程的分子和信号通路水平，研究发现雄激素减少后，分泌蛋白、周期蛋白、CDK2 及脱羧酶也随之减少，而 TGF-β 及其受体、TRPM-2、钙调蛋白和钙离子依赖性核酸酶上调。此外，多肽水平也有所降低，并且染色质组装也有改变。而后，细胞周期进入不可逆性循环，细胞发生了不可逆的损伤，并开始出现 DNA 片段，DNA 片段首先被切割为 50~300 kb 大小，而后又被降解至 1 kb 以下。在整个细胞核碎裂，核内的层粘连蛋白被降解并且核溶解形成凋亡小体后，组织转谷氨酰胺酶被激活，随后产生吞噬凋亡小体的巨噬细胞，同时磷脂膜也发生改变。

最后，在凋亡通路方面的研究对于前列腺细胞的凋亡过程给出了具体的机制。其中，Bcl-2 是一种可以有力阻止细胞死亡的存活因子，Bcl-2 的过表达可以阻止细胞死亡并促进细胞的增殖。Bcl-2 可以与 c-myc 相互作用，并且 Bcl-2 可以与一系列相关蛋白如 Bax 结合形成活性或非活性二聚体的过程。Bax 的过表达可以促进凋亡的发生，Bcl-2/Bax 异源二聚体可以使细胞存活并阻止凋亡，Bax 同源二聚体则又可导致细胞死亡。由此可见，Bcl-2 和 Bax 是前列腺细胞凋亡的非常关键的因素。

此外，细胞死亡的过程中产生了一系列的蛋白酶，其中有一些属于白介素转换酶家族（ICE），该家族是一类含有与白介素 -1β 转换酶同源的503- 氨基酸残基的蛋白。这类半胱氨酸蛋白酶与 CED-3 相关，后者在促进细胞凋亡过程中起关键作用。Fas 通路对凋亡的起始、调节和抑制过程也起到重要的调控作用。然而，细胞凋亡与死亡是一个复杂的细胞过程，许多通路和蛋白的作用尚未完全研究清楚，如 CED-3/ICE，CED-9/Bcl-2 和

CED-4 类似蛋白等，这些蛋白在凋亡及细胞死亡过程中也起着一定作用，但仍待更多研究。

四、细胞老化、衰老和永生化

细胞复制、修复 DNA、分化、衰老或启动凋亡都是受细胞周期调控的，在这个过程中，一系列细胞周期蛋白激酶的激活物和抑制物均发挥了重要作用。人体内的二倍体细胞分裂的次数是有限的，由于 DNA 的复制存在不均匀性，导致 DNA 合成不能完全复制到 DNA 的末端（端粒），因此 DNA 所包含的信息随着每次复制而逐渐丢失。目前，端粒动力学是体内和体外细胞衰老和癌症的发生等研究的一项重要的研究内容。端粒是染色体末端的核蛋白复合体，随着 DNA 的不断复制而导致端粒长度连续缩短，最终，当端粒长度缩短至一定长度后，细胞将不再复制而走向死亡，因此，端粒的长度也同时标示了细胞的寿命。而干细胞和一部分肿瘤细胞可以克服这种细胞寿命的限制而达到所谓"永生化"，研究发现其主要通过端粒酶（一类具有反转录酶活性的核蛋白）而克服端粒缺失引起的细胞衰老。端粒酶可以将端粒末端不断缺失的 TTAGGG 重复序列重新结合到端粒上，阻止端粒的截短。现已发现，端粒酶在胚胎细胞、干细胞、转染扩增细胞和大多效癌细胞中均有表达。除了端粒截短外，环境导致的 DNA 损伤的积累也可以导致细胞衰老，减少细胞分裂的次数。细胞衰老和永生化是细胞进行有丝分裂的必然过程，细胞能够更新、修复并在某些情况下再生，这对于细胞发挥正常作用以及异常状态下肿瘤等疾病的发生具有重要意义。当细胞反复处于环境遗传毒性作用的危险中，将诱发 DNA 的突变、缺失、染色体迁移或表观遗传学改变，进而将导致细胞的过度增殖，甚至癌症的发生。

第六节　前列腺的外分泌功能

前列腺是男性最大的附属性腺，是一个外分泌腺。它分泌的前列腺液是精液的重要组成成分，参与精液的凝固和液化过程，并提供精子生存的营养物质。前列腺的分泌物占正常男性精液量的 25%~33%，前列腺液主要由上皮细胞分泌。前列腺液中的蛋白含量约为 2%，由多种蛋白构成，主要包括前列腺特异抗原、酸性磷酸酶、乳酸脱氢酶等。

一、前列腺特异抗原

前列腺特异抗原（PSA）是一种具有丝氨酸蛋白酶活性的糖蛋白，分子量为 33 000，含 7% 的碳水化合物，只存在于前列腺的上皮细胞内。PSA 由一条包含 240 个氨基酸的多肽链和一条碳水化合物侧链组成，侧链通过 –O–基与丝氨酸残基相连，前列腺内 PSA 的 mRNA 大约长 1.5 kb。PSA 是在1970 年通过免疫沉淀反应的方法首次在精液和前列腺液中发现的。1971 年日本的研究者在精液浆中分离出一种对精子有抗基因特性的蛋白，并描述了该蛋白的化学和物理学特性，将其命名为 γ–精液蛋白。至 1979 年，人们将从精液浆中提纯出的 γ–精液蛋白作为法医学上精液鉴定的标志物。现已证实，这种精液蛋白的氨基酸序与 PSA 相同，这些蛋白具有相同的蛋白水解活性和糖基化位点、相同的蛋白分子量和基因序列，以及相同的免疫组织化学特性和血清学特性。PSA 具有丝氨酸蛋白酶和精氨酸酯酶的生理活性，并且具有糜蛋白酶样和胰蛋白酶样活性，其蛋白序列与其他和前列腺细胞调节相关的激肽缓释酶类似。溶解精液中的凝块可能是 PSA 的一项重要生物学功能。PSA 对前列腺组织有特异性，但对前列腺癌无特异性，血清 PSA浓度升高并非总是提示前列腺癌，有些前列腺的良性疾病如前列腺增生、细菌性前列腺炎等均可引起血清 PSA 升高，而非细菌性前列腺炎一般不会引起 PSA 升高。

PSA 在精液中的浓度比血清中的浓度高出上百万倍。PSA 在精液浆中的浓度范围为 0.5~5.0 mg/mL，而在无前列腺疾病的 50~80 岁男性血清中的浓度为 1.0~4.0 ng/mL。PSA 在血液循环系统中存在不同的分子形式（游离 PSA和结合 PSA）。在血清中 PSA 与 α1–抗糜蛋白酶（ACT）发生不可逆的共价结合形成结合 PSA。ACT 是一种内源性的丝氨酸蛋白酶抑制物。这种复合型 PSA（PSA–ACT）不具有酶活性，但是有免疫反应性。此外，还有未知数量的 PSA 与 α2–巨球蛋白（A2M）结合。游离 PSA 的浓度比结合 PSA（PSA–ACT）低，也不具有酶活性，但是有免疫反应性，而 PSA–A2M 与此相反。通过应用单克隆抗体检测血清 PSA，各种游离和复合型 PSA 被发现参与了总（可测量的）PSA 数值的组成。新研究的单克隆抗体可以特异性检测游离和复合型 PSA，从而使准确地检测血清中各种不同分子形式的 PSA 的浓度和其所占比例成为可能，这使 PSA 诊断前列腺癌的敏感性和特异性得到提高。

二、前列腺酸性磷酸酶

人类前列腺酸性磷酸酶（PAP）是一种糖蛋白聚体，分子量为 102 000，碳水化合物占总分子量的 7%，可分为两个分子量为 50 000 的亚单位。以 α-磷酸萘酯作为底物时，提纯的人类 PAP 活性为 723 U/mg，在精液中的含量为 0.3~1 g/L 或 177~760 U/mL。前列腺组织中的酸性磷酸酶活性是其他组织中的 200 倍以上，它是精液中高浓度酸性磷酸酶的主要组成成分。磷酸酶可水解多种类型的有机磷酸酯，产生无机磷酸盐和乙醇。大部分磷酸酶在酸性（pH 4~6）或碱性（pH 8~10）体内环境中具有最佳的酶活性，因此可以将其大致分为酸性或碱性磷酸酶。PAP 的天然底物可能是磷酸胆碱磷酸盐，它在精液中可快速被水解。PAP 能水解蛋白质酪氨酸磷酸酯，它是许多肿瘤基因蛋白降氨酸激酶的产物。通过磁共振分光技术测算前列腺细胞内胆碱与枸橼酸盐的比值可区分正常前列腺和前列腺癌组织，此外，破骨细胞也是酸性磷酸酶的主要来源。

三、人类激肽缓释酶 2

人类激肽缓释酶 2［hK2（蛋白）或 KLK2（基因）］是一种前列腺特异性丝氨酸蛋白酶，其氨基酸序列与 PSA 有 80% 的同源性，提示二者之间具有紧密的生理学关系。hK2 表现为胰蛋白酶样结构，其精氨酸残基被选择性剪切，蛋白酶活性是 PSA 的 20 000 倍。免疫组织化研究证实，hK2 定位于前列腺内，与正常前列腺上皮相比，在转移性、低分化的前列腺上皮细胞中表达明显增加，前列腺癌患者血清中 hK2 的初步研究提示 hK2 在前列腺癌的早期检测方面具有临床应用价值。

四、前列腺特异性谷氨酰胺转移酶

人类前列腺特异性谷氨酰胺转移酶 4，基因组 DNA 长度为 35 kb，具有 13 个外显子和 12 个内含子，转录所得蛋白质的分子量为 77 kD，属于一个通过与赖氨酸或主要氨基酸（如多胺）反应的酶家族，与肽链上的谷酰胺残基形成不可逆的共价结合。其主要转录起始位点是位于翻译起始编码上游的 52 个碱基对。精液中的主要胶质形成蛋白——精液凝固蛋白 I 和精液凝固蛋白 II，都是谷氨酰胺转移酶 4 的底物。谷氨酰胺转移酶 4 具有前列腺特异性，与正常前列腺和前列腺炎相比，其在前列腺癌患者的蛋白表达显著降低，且在高 Gleason 分级和转移性肿瘤的组织中有显著下调。

五、精液凝固蛋白 I 和 II

精液凝固蛋白 I 和精液凝固蛋白 II 是精液凝块中的主要蛋白，被 PSA 降解后形成多种生物活性肽，与纤维结合素共同作用使射出的新鲜精液形成凝块。编码精液凝固蛋白 I 和 II 的基因位于 20 号染色体上相隔 11.5 kb 的两个区域。这两种蛋白产生于精囊腺上皮，具有较高的浓度；但附睾只表达精液凝固蛋白 I。其他细胞类型，包括输精管、前列腺和气管细胞中，均有精液凝固蛋白 I 和 II 的高表达。精液凝固蛋白的主要生物学功能与精子获能有关。精子获能是指精子在女性生殖道内，顶体表面的糖蛋白被生殖道分泌物中的 α、β 淀粉酶降解，同时顶体膜结构中胆固醇与卵磷脂比率和膜电位发生变化，顶体膜稳定性降低，去能因子解除，精子获得穿透卵子透明带能力的生理过程。这是精子在受精前必须经历的一个重要阶段。精液凝固蛋白 I 和 II 水解产生的生物活性肽可清除过氧化阴离子，并可能影响精子氧化酶而作为精子获能的天然调节物。

六、前列腺特异性膜抗原

编码前列腺特异性膜抗原（PSMA）的基因位于 11 号染色体的 p11–12，翻译得到的蛋白质由 750 个氨基酸构成，分子量为 84 kD（不包括碳水化合物）。PSMA 为同型二聚体，与转铁蛋白受体的结构相似。与 PSA 相似，PSMA 受到类固醇激素的调控。PSMA 二聚体与转铁蛋白受体结构相似，可能以内化潜在的配体的方式来发挥受体作用。PSMA 酶的活性与其在营养摄取中的作用具有一致性。PSMA 肽酶与前列腺上皮的信号转导有关，通过激活这一过程在细胞存活、细胞增殖及细胞转移中发挥作用。这一多功能的分子不仅具有多种生理功能，而且在前列腺癌的诊断治疗中可能具有重要的意义。

此外，前列腺还可以分泌前列腺干细胞抗原、前列腺特异性蛋白 94、β –

微精液蛋白、β-抑制素、亮氨酸氨肽酶、乳酸脱氢酶、免疫球蛋白、C3补体、转铁蛋白、精囊分泌蛋白等重要蛋白，对前列腺自身功能、前列腺液和精液以及异常情况下前列腺疾病的产生发挥了重要作用。

第七节 前列腺结石与前列腺钙化

一、前列腺结石

前列腺结石是在前列腺腺泡和腺管内形成的真性结石，可小如粟米，大如豌豆；可呈圆形或椭圆形，也可呈多面形；数目可以是一个，也可能是几百个；一般呈棕黄色、暗棕色或黑色；小结石常较光滑，大结石或多发结石可占据整个腺腔，质地坚硬。目前，多数学者认为与前列腺腺体增生有关的腺管堵塞是结石形成的主要易患因素，通常临床表现为前列腺增生尿道狭窄或慢性前列腺炎症状，有些患者可出现腰骶部会阴或阴茎部疼痛，有的则出现性功能紊乱，有些小结石可随尿排出。有前列腺脓肿者可出现会阴深部及阴囊部疼痛，大便时加重，伴有发热及全身症状，前列腺压痛明显。

二、前列腺钙化

钙化是我们人体很多组织损伤坏死后的最终转归方式之一，无论何种原因造成前列腺局灶性坏死，它都有可能最终形成一个钙化斑，由于前列腺受损伤的年龄不定，局灶性坏死可出现在前列腺的任何部位，所以前列腺钙化斑的出现年龄及部位均不确定，以实质内多见，钙化斑的出现可提示该前列腺曾经可能受到损伤。前列腺钙化的病因目前仍不十分明确，可能与前列腺组织退行性变、慢性前列腺炎、前列腺液潴留、前列腺经常处于充血状态、前列腺管狭窄、钙磷代谢紊乱和社会心理等因素有关。

现有研究表明，前列腺内存在的纳米细菌感染可能会导致前列腺钙化的发生，而前列腺钙化可能造成前列腺炎的治疗困难和易复发。一般认为，年龄<40岁者钙化与前列腺炎密切相关，年龄>40岁者与前列腺增生密切相关。

三、超声表现

典型的钙化和结石，其超声表现多为前列腺内单个或多个点状、斑点状、类圆形回声，半弧形强回声带，点状强回声多呈半弧形或条索状排列或相互融合成团，其后方可伴有声影或不伴声影。其多分布于前列腺内腺与外腺交界处。

从组织学部位上来讲，患者前列腺腺管内及前列腺腺泡内形成的真性结石被认为是前列腺结石，而存在于基质内的（假性结石）被认为是前列腺钙化灶。

四、病理

前列腺结石和钙化形成的原因，与淀粉样体沉积钙化密切相关，都是局部组织的钙盐沉积所导致的。淀粉样体是由脱落上皮细胞、前列腺分泌物（其内含有核蛋白、少量脂肪和晶体嘌呤等）和正常前列腺液中钙盐及磷酸盐组成的。当前列腺管和腺泡发生扩张或前列腺液淤积时，可以造成脱落的上皮细胞与囊腔内的淀粉样小体及分泌物聚集在一起，如果逐渐有钙盐沉积时，就会形成结石或钙化。当尿液反流所致的化学性前列腺炎时，更易形成结石或钙化。因此，不论是前列腺结石还是前列腺钙化，如果单纯地做化学分析，它们大多是由草酸钙、碳酸磷灰、六水磷酸镁铵、尿酸构成。成分可以是一种，也可以是不同种类混合。

总之，前列腺结石是一种发生在前列腺腺泡内及腺管腔内的结石；前列腺钙化是一种发生在前列腺腺泡内的钙化结构，二者很难鉴别。一些研究者认为：大部分前列腺内的强回声主要还是前列腺结石，而钙化只占少数。由于目前医学影像学技术尚无法分辨前列腺钙化灶是存在于腺泡内或腺管内（真性结石），还是存在于基质内（假性结石）。因此，目前多数学者赞同在影像学检查中，将前列腺内强回声灶或高密度灶，称为前列腺钙化灶为妥。大多数患者无论是前列腺结石或钙化，都没有很大的临床意义，也基本不需要处理。

第八节 前列腺的其他生理功能

前列腺除了以上几种生理功能外，还包括其他几种生理功能。由于前列腺的位置位于膀胱开口，因此对于膀胱正常的排尿和储尿功能发挥调控作用。此外，由于射精管与尿道在前列腺内汇合，前列腺的平滑肌包绕着射精系统，因此对男性射精也具有控制作用。

一、控制射精功能

前列腺实质内有尿道和两条射精管穿过。精液的射出是通过环绕在腺泡周围的平滑肌、包绕在前列腺腺管的平滑肌及包绕于整个腺体外的连续性平滑肌包膜的收缩实现的。前列腺实质的平滑肌和包膜平滑肌的神经支配与精囊、射精、膀胱颈部的平滑括约肌及前列腺前括约肌的神经支配类似，由胆碱能和去甲肾上腺素能神经支配。当射精时，前列腺和精囊腺的肌肉收缩，可将输精管和精囊腺中的内容物经射精管压入后尿道，进而使精液排出体外。因此，当 BPH 或前列腺癌患者因手术破坏了前列腺部位的括约肌后，部分患者会出现逆向射精等异常情况。

二、控制排尿功能

膀胱颈部的环行平滑肌为前列腺部的括约肌，具有控制排尿和射精的双重功能，但主要是在射精时关闭膀胱颈。前列腺包绕尿道，与膀胱颈贴近，构成了近端尿道壁，其前方及前外侧的横纹肌和平滑肌与外括约肌相连，主要起控制排尿的作用。前列腺前括约肌延伸至精阜水平时，有致密的胶原组织嵌入此括约肌肌纤维中间，加固尿道。该括约肌受去甲肾上腺素能和胆碱能神经双重支配。分布于近端尿道的去甲肾上腺素能神经又发出分支到射精管，提示交感神经调节精液的排放，同时也引起膀胱颈部和近端尿道的收缩。发生排尿冲动时，伴随着逼尿肌的收缩，内括约肌则松弛，使排尿顺利进行。

此外，前列腺还有性兴奋作用，前列腺可能与男性性高潮的产生相关。

参考文献

［1］ Kasper S. Exploring the origins of the normal prostate and prostate cancer stem cell. Stem Cell Rev, 2008, 4(3): 193-201.

［2］ Rizzo S, G Attard, D.L. Hudson. Prostate epithelial stem cells. Cell Prolif, 2005, 38(6): 363-374.

［3］ Wang Y. Cell differentiation lineage in the prostate. Differentiation, 2001, 68(4-5): 270-279.

［4］ Leong KG., Wang BE, Johnson L, et al. Generation of a prostate from a single adult stem cell. Nature, 2008, 456(7223): 804-808.

［5］ Cohen RJ, G Glezerson, Z Haffejee. Neuro-endocrine cells—a new prognostic parameter in prostate cancer. Br J Urol, 1991, 68(3): 258-262.

［6］ Tokar EJ. Stem/progenitor and intermediate cell types and the origin of human prostate cancer. Differentiation, 2005, 73(9-10): 463-473.

［7］ Richardson GD. CD133, a novel marker for human prostatic epithelial stem cells. J Cell Sci, 2004, 117(Pt 16): 3539-3545.

［8］ Collins AT. Identification and isolation of human prostate epithelial stem cells based on alpha(2)beta(1)-integrin expression. J Cell Sci, 2001, 114(Pt 21): 3865-3872.

［9］ Szczyrba J. Neuroendocrine Cells of the Prostate Derive from the Neural Crest. J Biol Chem, 2017, 292(5): 2021-2031.

［10］ Abrahamsson PA. Neuroendocrine cells in tumour growth of the prostate. Endocr Relat Cancer, 1999, 6(4): 503-519.

［11］ Amorino GP, SJ Parsons. Neuroendocrine cells in prostate cancer. Crit Rev Eukaryot Gene Expr, 2004, 14(4): 287-300.

［12］ Beltran H. The Initial Detection and Partial Characterization of Circulating Tumor Cells in Neuroendocrine Prostate Cancer. Clin Cancer Res, 2016, 22(6): 1510-1519.

［13］ Davies AH, H. Beltran, A. Zoubeidi. Cellular plasticity and the neuroendocrine phenotype in prostate cancer. Nat Rev Urol, 2018, 15(5):

　　271-286.

[14] Dohle GR, M Smit, RF Weber. Androgens and male fertility. World J Urol, 2003, 21(5): 341-345.

[15] Handelsman DJ, Male reproductive ageing: human fertility, androgens and hormone dependent disease. Novartis Found Symp, 2002. 242: 66-77; discussion 77-81.

[16] Karantanos T. Understanding the mechanisms of androgen deprivation resistance in prostate cancer at the molecular level. Eur Urol, 2015, 67(3): 470-479.

[17] Dai C, H Heemers, N Sharifi. Androgen Signaling in Prostate Cancer. Cold Spring Harb Perspect Med, 2017, 7(9).

[18] Stanbrough M. Increased expression of genes converting adrenal androgens to testosterone in androgen-independent prostate cancer. Cancer Res, 2006, 66(5): 2815-2825.

[19] Prins GS, KS Korach. The role of estrogens and estrogen receptors in normal prostate growth and disease. Steroids, 2008, 73(3): 233-244.

[20] Lau KM. Expression of estrogen receptor (ER)-alpha and ER-beta in normal and malignant prostatic epithelial cells: regulation by methylation and involvement in growth regulation. Cancer Res, 2000, 60(12): 3175-3182.

[21] Byrne RL, H Leung, DE Neal. Peptide growth factors in the prostate as mediators of stromal epithelial interaction. Br J Urol, 1996, 77(5): 627-633.

[22] Eaton CL, P Davies, ME Phillips. Growth factor involvement and oncogene expression in prostatic tumours. J Steroid Biochem, 1988, 30(1-6): 341-345.

[23] Mimeault M, N Pommery, JP Henichart. New advances on prostate carcinogenesis and therapies: involvement of EGF-EGFR transduction system. Growth Factors, 2003, 21(1): 1-14.

[24] Corn PG. Targeting fibroblast growth factor pathways in prostate cancer. Clin Cancer Res, 2013, 19(21): 5856-5866.

［25］Acevedo VD, M Ittmann, DM Spencer. Paths of FGFR-driven tumorigenesis. Cell Cycle, 2009, 8(4): 580-588.

［26］Bierie B, HL Moses. TGF-beta and cancer. Cytokine Growth Factor Rev, 2006, 17(1-2): 29-40.

［27］Danielpour D. Functions and regulation of transforming growth factor-beta (TGF-beta) in the prostate. Eur J Cancer, 2005, 41(6): 846-857.

［28］Masuda H. Expression of bone morphogenetic protein-7 (BMP-7) in human prostate. Prostate, 2004, 59(1): 101-106.

［29］Qiu T. Control of prostate cell growth: BMP antagonizes androgen mitogenic activity with incorporation of MAPK signals in Smad1. EMBO J, 2007, 26(2): 346-357.

［30］Biernacka KM, CM Perks, JM Holly. Role of the IGF axis in prostate cancer. Minerva Endocrinol, 2012, 37(2): 173-185.

［31］Breen KJ. Investigating the role of the IGF axis as a predictor of biochemical recurrence in prostate cancer patients post-surgery. Prostate, 2017, 77(12): 1288-1300.

［32］Mollineau WM, AO Adogwa, GW Garcia. Spermatozoal morphologies and fructose and citric acid concentrations in agouti (Dasyprocta leporina) semen. Anim Reprod Sci, 2008, 105(3-4): 378-383.

［33］Porta R, et al. Sperm maturation in human semen: role of transglutaminase-mediated reactions. Biol Reprod, 1986, 35(4): 965-970.

［34］Roldan E.R, QX Shi. Sperm phospholipases and acrosomal exocytosis. Front Biosci, 2007, 12: 89-104.

［35］Lewis-Jones DI. Effects of sperm activity on zinc and fructose concentrations in seminal plasma. Hum Reprod, 1996, 11(11): 2465-2467.

［36］Storey BT. Mammalian sperm metabolism: oxygen and sugar, friend and foe. Int J Dev Biol, 2008, 52(5-6): 427-437.

［37］Mjelle R. Cell cycle regulation of human DNA repair and chromatin remodeling genes. DNA Repair (Amst), 2015, 30: 53-67.

［38］Vermeulen K, DR Van Bockstaele, ZN Berneman. The cell cycle: a review of regulation, deregulation and therapeutic targets in cancer. Cell Prolif, 2003, 36(3): 131-149.

［39］Branzei D, M Foiani. Regulation of DNA repair throughout the cell cycle. Nat Rev Mol Cell Biol, 2008, 9(4): 297-308.

［40］Abate-Shen C, MM Shen. Mouse models of prostate carcinogenesis. Trends Genet, 2002, 18(5): S1-5.

［41］Hayward SW, GR Cunha. The prostate: development and physiology. Radiol Clin North Am, 2000, 38(1): 1-14.

［42］Buttyan R. Regulation of Apoptosis in the Prostate Gland by Androgenic Steroids. Trends Endocrinol Metab, 1999, 10(2): 47-54.

［43］Pienta KJ, D Bradley. Mechanisms underlying the development of androgen-independent prostate cancer. Clin Cancer Res, 2006, 12(6): 1665-1671.

［44］Gurumurthy S, KM Vasudevan, VM Rangnekar. Regulation of apoptosis in prostate cancer. Cancer Metastasis Rev, 2001, 20(3-4): 225-243.

［45］Heaphy CM. Prostate cancer cell telomere length variability and stromal cell telomere length as prognostic markers for metastasis and death. Cancer Discov, 2013, 3(10): 1130-1141.

［46］Partin AW. Analysis of percent free prostate-specific antigen (PSA) for prostate cancer detection: influence of total PSA, prostate volume, and age. Urology, 1996, 48(6A Suppl): 55-61.

［47］Wu G. Bioassay of prostate-specific antigen (PSA) using microcantilevers. Nat Biotechnol, 2001, 19(9): 856-860.

［48］Shariat SF. Emerging biomarkers for prostate cancer diagnosis, staging, and prognosis. Arch Esp Urol, 2011, 64(8): 681-694.

［49］Kohli M. Exploratory study of a KLK2 polymorphism as a prognostic marker in prostate cancer. Cancer Biomark, 2010, 7(2): 101-108.

［50］Robert M. Characterization of prostate-specific antigen proteolytic activity on its major physiological substrate, the sperm motility inhibitor precursor/ semenogelin I. Biochemistry, 1997, 36(13): 3811-3819.

[51] Wang Z. Association of eppin with semenogelin on human spermatozoa. Biol Reprod, 2005, 72(5): 1064-1070.

[52] Chang SS. Five different anti-prostate-specific membrane antigen (PSMA) antibodies confirm PSMA expression in tumor-associated neovasculature. Cancer Res, 1999, 59(13): 3192-3198.

[53] Marchal C. Expression of prostate specific membrane antigen (PSMA) in prostatic adenocarcinoma and prostatic intraepithelial neoplasia. Histol Histopathol, 2004, 19(3): 715-718.

[54] Vickers AJ. The surgical learning curve for prostate cancer control after radical prostatectomy. J Natl Cancer Inst, 2007, 99(15): 1171-1177.

第三章 良性前列腺增生流行病学和自然史

黄邦高　李云龙

第一节 流行病学

良性前列腺增生（benign prostatic hyperplasia，BPH）是一种老年病。随着人类社会的发展，老龄人口不断增加，BPH 的发病率也不断上升。目前比较公认的是，BPH 可以概括为相关的前列腺症状、前列腺组织增生和存在膀胱出口梗阻，三者可以单独存在，也可以交织在一起。

一、组织学或尸检患病率

组织学或尸检 BPH 的定义是，在手术标本或尸体解剖标本中在显微镜下发现有前列腺间质腺体增生。1984 年，Berry 总结了 5 组来自不同国家的尸检报告，组织学前列腺增生在 35 岁人群中患病率约为 10%，之后随年龄增长患病率随之上升，在 85 岁人群中可达 85%，没有发现 30 岁之前组织学前列腺增生。因此他认为 BPH 可能是正常的生理老化过程，而不是一个病理过程。1936 年，张先林、谢元甫总结了当时北平协和医院 1 900 例连续尸检中 BPH 的患病率，发表了我国第一篇有关 BPH 的流行病学报告。报告显示，发现 41 岁以上中国人 152 例中，有前列腺增生的 10 例（6.6%），而同期尸检的西方人 36 例，有前列腺增生的 17 例（47.2%）。41 岁之后各年龄组中有前列腺增生的中国人分别为 2%、12%、10% 和 20%；西方人则为 33%、56%、53% 和 33%，其患病率显著高于中国人。当前，随着生活水平的提高和平均寿命的延长，我国 BPH 的患病率迅速增长，这也反映在尸检发现组织学前列腺增生的比例急剧增长上。1993 年顾方六等报道在 321 例尸检前列腺标本中有前列腺增生者，31 岁及以上各年龄组分别为 4.8%、13.2%、20%、50%、57.1% 和 83.3%。其患病率已经与欧美国家基本相同。无论人种和国家，在全部人群中年龄特异性的尸检患病率都非常相似。

二、临床前列腺增生的流行病学

以往由于尚无临床前列腺增生的统一标准，因此要精确地描述 BPH 的流行病学是非常困难的。目前，一般认为可以从症状、前列腺体积和膀胱出口梗阻等三个方面来评估临床前列腺增生的严重程度，症状方面一般采用国际前列腺症状评分（IPSS）来评估下尿路症状（LUTS）（总分为 0~35 分，0~7 分为轻度症状，8~19 分为中度症状，20~35 分为重度症状）；通过经直肠 B 超能够比较精确地测量前列腺体积；判断膀胱出口梗阻的金标准是压力 – 流率测定，即通常所说的尿动力学检查。显然，无论是经直肠 B 超和尿动力学检查，都是有创性检查，价格也比较昂贵，对于在普通人群中进行流行病学调查是不现实的。因此，一般采用经腹 B 超及尿流率检查。研究表明，与前列腺体积正常者相比，前列腺体积超过 50 mL 的男性，存在中重度 LUTS 的风险增加 5 倍、明显膀胱出口梗阻（最大尿流率 <10 mL/s）的风险增加 3 倍。因此，前列腺体积与 LUTS 症状和梗阻有相关性，特别是在前列腺体积大的人群中，不同国家的研究者采用横断面研究报告了临床 BPH 的患病率。在这些研究中，临床 BPH 的定义是 IPSS 评分 ≥ 8，最大尿流率 <15 mL/s，前列腺体积 >20 mL。根据这个定义，临床 BPH 显示出与年龄相关，而且各个国家的临床 BPH 患病率相对一致。

目前，前列腺增生的流行病学统计可以借助许多的评价标准，包括且不限于症状、前列腺体积、尿流动力学结果、IPSS 评分等。期待新的横断面研究和长期随访能为我们揭示更多的关于前列腺增生的流行病学规律。

第二节 良性前列腺增生的自然病程

尽管 BPH 一般不会威胁患者生命，但随着疾病进展，临床会出现症状恶化、与健康相关的生活质量下降、尿流率降低、前列腺体积增加或与前列腺增生有关的并发症，如尿潴留或需要前列腺手术等。因此，了解 BPH 的自然病程是非常重要的。

前列腺增生的自然病程更多掺杂在相关药物的对照组中，且多表现为尿流动力学检查、症状、IPSS 评分等指标的结果。临床上许多良性前列腺增生症患者的症状在相当长的时间内很少发展或有所改善，但由于每个患者对疾病症状的耐受程度又各不相同，虽说 BPH 患者随年龄增加而加重，故并非所有的患者均呈进行性加重。部分症状可以无改变，甚至减轻。

1919—1988 年曾先后有 5 篇相关的报道，对前列腺增生症患者进行了 3~6 年的无治疗随访，记录了尿流率和残余尿的变化。其中，66% 的患者最大尿流率恶化，平均变化为 +2.2 mL/s；35% 患者残余尿增加，平均变化 +37 mL。这些报道对于症状的变化没有给出计量标准。随后，对这些研究进行的 Meta 分析显示，症状改善的平均概率为 42.5%。在之后的许多研究报道中，前列腺增生症患者被分为治疗组与对照组。治疗组提供的治疗从药物到手术，对照组则采取保守观察或者安慰剂治疗的处理。其中对照组的症状变化及相关定量指标的改变并不完全一致。前列腺增生的自然病程进展仍然存在一些细节上的差异。但随着前列腺的增生，症状的加重、并发症的产生、患者生活质量的降低，是本病基本的进展趋势。

第三节　良性前列腺增生的危险因素

由于 BPH 目前并无确切的定义，因此，只能针对男性下尿路症状（LUTS）、前列腺体积增大伴或不伴膀胱出口梗阻的危险因素进行分析性流行病学研究。长期以来，青春期有功能性睾丸的存在和年龄增长是被公认和接受的危险因素。同时，遗传、性激素、生活方式、炎症等可能也是男性下尿路症状和前列腺增生的危险因素。

一、遗传

有证据显示，遗传对于前列腺增生和男性下尿路症状都是重要的因素。有一病例对照研究，分析了较年轻时（年龄小于 64 岁）即接受前列腺手术的患者其兄弟和男性亲属接受前列腺手术的风险分别增加了 6 倍和 4 倍。进一步分析表明，小于 60 岁接受前列腺手术的患者，有 50% 是有遗传性的——遗传形式是常染色体显性遗传。较散发 BPH 患者，有遗传性的 BPH

患者更年轻、前列腺体积更大。同卵双生子发生 LUTS 和 BPH 一致性的机会分别为 63% 和 26%。据估计，在老年人中，发生中重度 LUTS 的患者中遗传因素最高可达 72%。

二、性激素

前列腺组织由两类基本物质组成：腺体（由腺管和腺泡构成）和基质（主要由胶原和平滑肌构成）。在 BPH，不受调控的细胞增殖可导致前列腺体积增加、基质平滑肌张力增加，进而致使尿道受压和机械性膀胱出口梗阻。在前列腺分泌细胞中，5α-还原酶将睾酮转变为双氢睾酮。双氢睾酮是前列腺增大的有效刺激因子，在 BPH 发病机制中起主要作用。

三、生活方式

在 BPH 和 LUTS 的流行病学研究中可以发现不同的生活方式对疾病自然发展过程的影响。越来越多的研究揭示许多能够影响心血管疾病的代谢异常的生活方式同样也对 BPH 和 LUTS 的风险有影响。这些研究非常重要，因为提示可能存在预防或改善 BPH 和 LUTS 的不同途径，包括代谢综合征和心血管疾病、肥胖、糖尿病和血糖稳态改变、脂质、饮食、体力活动、酒精、吸烟等。

四、炎症

很多研究观察到炎症与 BPH 和 LUTS 的进展密切相关，但这种相关性的具体机制仍不清楚。一个可能的解释是代谢综合征，促进机体炎症和氧化应激，介导了这种相关性。已经证实炎症是前列腺致癌的主要因素，那么，可能 BPH 也是一种非恶性的、不受调控的前列腺生长方式，而氧化应激、炎症介质等可能促进了这种生长。在手术标本中，组织学炎症与 BPH 有强烈的相关性，炎症的范围和严重程度与前列腺增大和前列腺增生的区域是一致的。LUTS 患者有更高的血清 C 反应蛋白，这是系统性炎症的标志物。淋病感染或前列腺炎可增加前列腺手术和 LUTS 的风险。淋病、衣原体或支原体感染史可增加前列腺特异抗原（PSA）升高的风险。巨细胞病毒、疱疹病毒、人乳头瘤病毒和肝炎病毒的高 IgG 抗体滴度也与 LUTS 有相关性。反之，通过抑制炎症可以潜在减少 BPH 的风险。在社区研究中，每日服用非甾体抗炎药可显著减少 LUTS、低尿流率、前列腺体积增大和 PSA 升高的风险。

参考文献

［1］Berry SJ, Coffey DS, Walsh PC, et al. The development of human benign prostatic hyperplasia with age. The Journal of Urology, 1984, 132(3): 474-479.

［2］顾方六. 前列腺增生和前列腺癌在中国发病情况的初步探讨. 中华外科杂志, 1993, 31(6): 323-326.

［3］Andersen HE, Pedersen ML, Jorgensen O, et al. Analysis of the hydrology and flow of nitrogen in 17 Danish catchments. Water science and technology: a journal of the International Association on Water Pollution Research, 2001, 44(7): 63-68.

［4］Barrack ER, Bujnovszky P, Walsh PC. Subcellular distribution of androgen receptors in human normal, benign hyperplastic, and malignant prostatic tissues: characterization of nuclear salt-resistant receptors. Cancer Research, 1983, 43(3): 1107-1116.

［5］Birkhoff JD, Wiederhorn AR, Hamilton ML, et al. Natural history of benign prostatic hypertrophy and acute urinary retention. Urology, 1976, 7(1): 48-52.

［6］Bosch JL, Hop WC, Kirkels WJ, et al. The International Prostate Symptom Score in a community-based sample of men between 55 and 74 years of age: prevalence and correlation of symptoms with age, prostate volume, flow rate and residual urine volume. British Journal of Urology, 1995, 75(5): 622-630.

［7］Chute CG, Panser LA, Girman CJ, et al. The prevalence of prostatism: a population-based survey of urinary symptoms. The Journal of Urology, 1993, 150(1): 85-89.

［8］Craigen AA, Hickling JB, Saunders CR, et al. Natural history of prostatic obstruction. A prospective survey. The Journal of the Royal College of General Practitioners, 1969, 18(87): 226-232.

［9］Franks LM. Atrophy and hyperplasia in the prostate proper. The Journal of Pathology and Bacteriology, 1954, 68(2): 617-621.

［10］Garraway WM, Collins GN, Lee RJ. High prevalence of benign prostatic hypertrophy in the community. Lancet, 1991, 338(8765): 469-471.

［11］Gu FL, Xia TL, Kong XT. Preliminary study of the frequency of benign prostatic hyperplasia and prostatic cancer in China. Urology, 1994, 44(5): 688-691.

［12］Guess HA. Epidemiology and natural history of benign prostatic hyperplasia. The Urologic Clinics of North America, 1995, 22(2): 247-261.

［13］Holund B. Latent prostatic cancer in a consecutive autopsy series. Scandinavian Journal of Urology and Nephrology, 1980, 14(1): 29-35.

［14］Jolleys JV, Donovan JL, Nanchahal K, et al. Urinary symptoms in the community: how bothersome are they? British Journal of Urology, 1994, 74(5): 551-555.

［15］Kadow C, Feneley RC, Abrams PH. Prostatectomy or conservative management in the treatment of benign prostatic hypertrophy? British Journal of Urology, 1988, 61(5): 432-443.

［16］Karube K. Study of latent carcinoma of the prostate in the Japanese based on necropsy material. The Tohoku Journal of Experimental Medicine, 1961, 74: 265-285.

［17］Moon L, Pfettscher S. Hytrin treatment of hypertension and benign prostatic hyperplasia. ANNA Journal, 1995, 22(3): 335-336.

［18］Pradhan BK, Chandra K. Morphogenesis of nodular hyperplasia-prostate. The Journal of Urology, 1975, 113(2): 210-213.

［19］Rennie PS, Bruchovsky N, Goldenberg SL. Relationship of androgen receptors to the growth and regression of the prostate. American Journal of Clinical Oncology, 1988, 11 Suppl 2: S13-17.

第四章　良性前列腺增生的病因学

朱　进　李云龙

良性前列腺增生是引起老年男性下尿路症状的常见原因，组织学上以前列腺尿道周围区域的上皮细胞和基质细胞数量增多为特征，增生引起前列腺腺体结构的改变，最终引起尿流动力学的改变。引起这种增生过程的确切分子机制尚不明确。研究发现，前列腺增生相关的因素包括年龄、性激素、细胞凋亡、生长因子、炎症、遗传等。

第一节　年龄与发病的关系

年龄和有功能的睾丸是良性前列腺增生发病的基础。在 20 岁左右的青年人和成熟期前即切除睾丸的男性中不会发生前列腺增生。尸检的研究证明组织学前列腺增生的发病率与年龄相关的，在 51~60 岁和大于 80 岁男性中，分别有 50% 和 90% 的组织学前列腺增生发生率。男子随着年龄的逐渐增长，前列腺也随之增大，青春期后（21~31 岁）增长较快，为 1.6 克 / 年，30~70 岁生长缓慢，为 0.4 克 / 年，成人的前列腺重约 20 克。从病理学上看，前列腺增生最早可发生于 25~30 岁时，而组织学上前列腺增生结节至少要到 30~40 岁才能出现。但出现前列腺增生结节到临床上出现前列腺增生需要一个比较长的阶段。从组织上看，随着年龄增长，前列腺的基质细胞逐渐增多，上皮组织逐渐减少，而实际上前列腺增生发病主要与基质有关，这种随年龄变化的组织结构，可能是前列腺容易随年龄发生增生的物质基础。Walsh 曾指出，前列腺增生是年龄超过 40 岁的男性出现的病理过程，在此年龄之前极少有前列腺结节性增生。Berry 等报道组织学前列腺增生在 35 岁时约为 10%，北京大学泌尿外科研究所统计，组织学前列腺增生在 31~40 岁仅为 4.8%，随年龄增加，前列腺增生的发病率上升。北京大学泌尿外科研究所的一组尸检报告，组织学前列腺增生发病率 41~50 岁为 13.2%，51~60 岁为 20%，61~70 岁为 50%，71~80 岁为 57.1%，81~90 岁为 83.3%，与国外的统计资料较为接近。

第二节　性激素与发病的关系

前列腺增生的发生发展需要睾丸在发育和成年时期持续产生雄性激素。研究发现，青春期前手术切除双侧睾丸的人群在老年时期也不会出现前列腺增生。但老年男性血循环内雄激素水平与前列腺大小似乎并没有关系。然而前列腺内双氢睾酮以及雄激素受体表达水平并不随外周血睾酮水平的降低而减弱。前列腺组织内的 5α - 还原酶将睾酮转化为双氢睾酮。前列腺内部自身转换的双氢睾酮是前列腺内雄激素的主要来源，约占 90%。另外 10% 来自肾上腺。

在前列腺细胞中，睾酮和双氢睾酮都与雄激素受体紧密结合，但双氢睾酮与雄激素受体的亲和力远超过睾酮。雄激素与雄激素受体结合后，雄激素受体会结合到 DNA 特定序列上，引起雄激素受体下游基因的转录激活，进而相应蛋白合成增加。相反，剥夺雄激素刺激会引起蛋白合成减少和组织缩减。雄激素撤退除了使雄激素依赖基因失活外，还引起凋亡相关基因激活。目前尚未有证据表明睾酮或双氢睾酮会直接引起老年男性的前列腺生长。然而，许多生长因子和他们的受体受雄激素调控，因此，前列腺内的睾酮和双氢睾酮主要通过自分泌和旁分泌途径间接发挥作用。

其他雄激素依赖的器官，比如阴茎，在青春期过后雄激素受体表达即降低到可以忽略不计的水平。这样，不管循环血中雄激素水平高还是低，成年男性阴茎都失去继续增长的能力。假设阴茎组织中雄激素受体终生高表达，那么可能出现的情况是阴茎会一直长大。前列腺终生表达高水平的雄激素受体，导致终生对雄激素有反应。有证据表明增生的前列腺组织细胞核内雄激素受体水平高于对照组织。年龄相关的雌激素和其他因素可能引起老年前列腺中雄激素受体水平的升高，这种升高不受外周血雄激素水平的降低或前列腺中"正常水平"的双氢睾酮影响。

雄激素受体基因突变和多态性在前列腺增生发生发展中的作用不是很明

确。雄激素受体基因 CAG 重复数量的多态性特定变化可能引起更大的前列腺体积并且更加需要手术干预。另外的研究则认为 CAG 重复和前列腺增生没什么关系。有研究发现短的 CAG 重复与大的前列腺体积正相关，另外的研究则发现短 CAG 重复在前列腺增生患者中出现的更少。因此，雄激素受体 CAG 重复的基因多态性在前列腺增生中的作用可能不那么重要。

在增生的前列腺内双氢睾酮浓度是恒定的，但是并不高于非增生的前列腺。但重要的是老年前列腺内的雄激素受体高表达，同时又有恒定水平的雄激素，因此依赖于雄激素 – 雄激素受体信号的细胞生长得以维持。

5α – 还原酶在前列腺增生中起到重要作用。现已发现两种 5α – 还原酶，一型 5α – 还原酶主要存在于非前列腺组织，比如皮肤和肝脏等。二型 5α – 还原酶最主要存在于前列腺中，非前列腺组织中表达极少。二型 5α – 还原酶突变可引起一系列临床表型异常，被称为 5α – 还原酶缺乏症。

目前已经非常清楚的是二型 5α – 还原酶在前列腺正常发育和以后的前列腺增生发病中非常重要。一型 5α – 还原酶在其中的作用则可能不是那么重要。二型 5α – 还原酶主要存在于前列腺基质细胞中，上皮细胞中没有二型 5α – 还原酶。因此基质细胞及其内的二型 5α – 还原酶在雄激素依赖的前列腺生长中起到核心作用，其可能是通过旁分泌作用引起前列腺增生。另外，皮肤和肝脏中产生并释放到循环血中的双氢睾酮也有可能通过内分泌方式促进前列腺细胞增殖。

有研究发现二型 5α – 还原酶存在基因多态性，但是否会导致前列腺增生不是很明确。二型 5α – 还原酶 SRD5A2 定位于染色体 2p23，常常发生 A49T 和 V89L 替换以及 TA 二核苷酸重复多态。其中 89L 等位片段引起酶活力降低，而 49T 等位片段引起酶活力升高。长 TA 重复引起 mRNA 不稳定并使酶活力降低。但在其他一些研究中，SRD5A2 的基因型与前列腺增生似乎无关。

雄激素撤退可能会对前列腺血管产生部分影响。去势可导致大鼠前列腺血管急剧收缩，此效应看起来不是通过 VEGF 引起的。一些非直接的证据表明其他疾病（如糖尿病等）可能引起前列腺血管系统异常，成为前列腺增生患病的危险因素。

动物实验发现雌激素在前列腺增生中有一定的作用。但是雌激素对人类前列腺增生是否发挥作用不是很明确。在对狗的研究中发现雌激素与雄激素协同作用引起前列腺增生，雌激素似乎可以激活雄激素受体。实际上雌激素可使老年狗的前列腺对雄激素更加敏感。狗类的前列腺中有大量高亲和力的雌激素受体，因此给予雌激素后会激活基质细胞，引起总胶原量的增加。雌激素受体至少有两种异构体：雌激素受体 α 和雌激素受体 β。雌激素受体 α 在前列腺基质细胞表达，而雌激素受体 β 在前列腺上皮细胞表达。前列腺对雌激素刺激的反应取决于前列腺细胞内雌激素受体的类型。细胞实验发现上调前列腺基质细胞中雌激素受体 α 可引起 FGF-2、FGF-7 及其他生长因子上调。过多的雄激素可引起雌激素受体及相关基质细胞来源的生长因子表达下调。

血清雌激素水平随年龄增加，雌激素与雄激素的比值也增加。有证据表明，前列腺增生患者其前列腺内雌激素是升高的。前列腺增生患者前列腺体积越大，外周血中雌二醇水平越高。

在前列腺增生动物模型中，使用芳香化酶抑制剂降低前列腺内雌激素，可引起前列腺体积缩小。但是，目前为止，雌激素在人类前列腺增生中的作用尚不如雄激素那样十分肯定。

第三节　细胞凋亡与良性前列腺增生

细胞凋亡是指为维持内环境稳定，由基因控制的细胞自主地有序地死亡的过程。细胞凋亡与细胞坏死不同，细胞凋亡不是被动的过程，而是主动过程，它涉及一系列基因的激活、表达以及调控等的作用，它并不是病理条件下自体损伤的一种现象，而是为更好地适应生存环境而主动争取的一种死亡过程。

细胞凋亡的相对或绝对数的减少，均可引起细胞相对或绝对数的增加。在对 BPH 的研究中发现，与正常前列腺组织比较，与细胞周期相关的蛋白 CyclinDl、CDK2、CDK4 及与细胞凋亡相关因子：Fas、Fas-L、P53、Caspase3、Bcl-L、bax、P16、P27、ICE、NOS 等的表达有明显改变。提示细胞凋亡与 BPH 的病理机制密切相关。

雄激素对前列腺上皮细胞凋亡具有明显的调控作用。前列腺上皮具有明显的雄激素依赖性。雄激素对细胞凋亡的影响主要来自对大鼠或犬去势后的研究，去势后给予雄激素可有效诱发前列腺组织的再生。雄激素主要是通过雄激素受体（AR）起作用。AR 在腺上皮和间质中均有表达，但在 BPH 的腺上皮组织中 AR 的表达明显高于间质。

前列腺细胞凋亡还受其他因素的制约和影响，例如 Bcl-2 是一种凋亡抑制因子。北京大学泌尿外科研究所的金杰等研究发现，肾上腺素血管紧张素 - Ⅱ 可通过其受体对前列腺细胞的凋亡有重要影响，进一步研究发现 TGF-β 在介导这种凋亡效应中有极其重要的作用。在正常血浆睾酮浓度下，Termiswood（1992）提出雄激素作用与上皮细胞反应之间是通过局部的调控来完成的，雄激素通过调节分布于腺体小管不同部位的生长调节因子的产生来调节此过程。转化生长因子家族（TGF-β）中的许多生长因子可能调节此过程。

去势后大鼠的前列腺中至少 25 个基因表达上调。正常前列腺内稳态依赖于生长抑制因子与有丝分裂原间的平衡。前者抑制增殖但也抑制凋亡，后者促进增殖但也引起凋亡。前列腺增生的这种异常生长方式可能是由于局部生长因子或生长因子受体异常引起增殖增加和凋亡减少所致的。

第四节　生长因子与良性前列腺增生

生长因子是一类具有刺激细胞生长活性的细胞因子，是一类通过与特异的、高亲和的细胞膜受体结合，调节细胞生长与其他细胞功能等多效应的多肽类物质。

生长因子和性激素间的相互作用可导致前列腺细胞增殖和凋亡平衡的改变，从而引起前列腺增生。实验研究发现增生前列腺组织的提取物可以刺激细胞生长。最初发现促进生长的物质是碱性成纤维细胞生长因子。接着人们从正常前列腺、增生前列腺和前列腺肿瘤内发现了更多的生长因子，除 FGF-2 外，FGF-1、FGF-3、FGF-7、TGF-β、EGF 都被发现与前列腺生长相关。TGF-β 在很多组织正常上皮细胞中起到抑制增殖的作用。前列腺癌中的研究发现恶性细胞可逃脱 TGF-β 的增殖抑制作用。在前列腺增生中也存在类似机制，导致上皮细胞增殖过多。生长因子还有可能在前列腺平滑肌细胞的表型变化中起到重要的作用。已经有相当多的证据表明前列腺中生长因子、生长因子受体和性激素之间互相依赖的关系。

增生腺体中生长因子 / 生长因子受体的绝对表达量是否异常升高尚有争议。生长因子是否在前列腺增生的发生中起到重要作用还需要进一步研究。

如果细胞增殖是前列腺增生过程的一部分，那么生长刺激因子（例如 FGF-1、FGF-2、FGF-7、FGF-17 家族，VEGF，IGF）应该起到一定的作用，并且双氢睾酮可放大这些因子的作用。TGF-β1 是成纤维细胞和其他间质细胞的有丝分裂原，同时又是上皮细胞增殖的重要抑制物。TGF-β1 还调控细胞外基质的合成及降解，并诱导细胞凋亡。另外，TGF-β 调控 bFGF-2 的表达，后者是已知的前列腺基质细胞和前列腺平滑肌细胞的自分泌生长因子。前列腺增生过程中，TGF-β1 的上调主要引起基质部分的增生。

有研究发现，TGF-β1 调控前列腺平滑肌细胞收缩蛋白的表达，提示 TGF-β 可能是前列腺平滑肌细胞功能的调控因子。分析前列腺增生组织中分离出来的基质细胞发现 TGF 介导的 IGFBP-3 表达明显下降，导致 TGF-β 介导的生长抑制现象减弱。TGF-β 可刺激引起 ECM 中关键金属蛋白酶下降，导致 versican 过表达，进而引起细胞外基质聚集。

增生的前列腺中 FGF-2 和 FGF-7 表达升高，FGF-2 通过自分泌刺激基质增生，FGF-7 是调控基质细胞介导的性激素对上皮调控的最重要分子。基质 FGF-7 异常表达或上皮细胞 FGF-7 受体异常都可以引起上皮细胞增殖。实验研究发现，过表达 FGF-7 的转基因小鼠易罹患非典型前列腺增生。FGF-10 是 FGF-7 的异构体，可被雄激素上调，具有促进前列腺上皮细胞有丝分裂的作用。

有研究发现，前列腺内局部的缺氧可启动 FGF 表达的过程。增生结节体积增长会引起血流障碍，导致更多的缺氧状态。缺氧使得 HIF1 表达上调，HIF1 反过来使基质细胞 FGF-2 和 FGF-7 分泌增加。

其他与前列腺增生相关的生长因子包括 FGF-17、VEGF 等，但其是否在 BPH 发病中起到重要作用尚不明确。

IFG 及受体可能和前列腺的生长相关。过表达 IFG 的转基因小鼠出现前列腺增大。前列腺增生标本中尿道周围腺体 IFG-2 表达水平高于外周带。另外的研究发现 IGF-1、IGFBP-3 水平和前列腺增生水平呈正相关。但另外的研究指出血清 IGF-1 水平和前列腺体积无明显相关性。

第五节 炎症与良性前列腺增生

前列腺中的炎症细胞浸润可能是又一个生长因子的来源。很早以前就发现了炎症和前列腺增生是相关的，增生前列腺组织中有激活的 T 细胞浸润。外周血和肿瘤浸润的 T 细胞会分泌 VEGF，VEGF 是一种有效的上皮细胞有丝分裂原。T 细胞还能分泌其他生长因子，包括 HB-EGF 和 bFGF/FGF-2。因此，局部微环境中存在的 T 细胞被认为可分泌上皮和基质细胞有丝分裂原，促进前列腺基质和腺体增生。

在增生的前列腺组织中发现了相当多的细胞因子及其受体。例如 IL-2、IL-4、IL-7、IL-17、干扰素 γ 及其对应的受体在增生组织中高表达。IL-2、IL-7 和 IFN-γ 在体外实验被证实可促进前列腺基质细胞增殖。前列腺上皮细胞衰老可导致 IL-8 表达下降，从而促进非衰老的上皮和基质细胞增殖。巨噬细胞抑制因子 1 在正常前列腺组织中表达，但在增生前列腺组织中低表达。增生前列腺中的慢性炎症被证实还与腺上皮细胞中的 COX-2 有关。然而，目前还没有很确切的证据表明炎症及其相关细胞因子通路是引起基质—上皮细胞增生的直接原因。

第六节 遗传因素与良性前列腺增生

大量的证据表明前列腺增生与遗传有关。同卵双生男性发生前列腺增生的机会较异卵双生男性高。60 岁以下有手术指征的前列腺增生患者中 50% 有潜在的家庭因素，与此相反，60 岁以上才需要手术的患者估计仅有 9% 的家族因素。另外，家族性前列腺增生患者其前列腺体积常常远大于散发性前列腺增生患者，引起的症状也比较重，但这两类人群的血清雄激素水平及对 5α-还原酶抑制剂治疗的反应却无甚差异。家族性前列腺增生的原因可能是

DNA 突变、DNA 低甲基化或核基质蛋白表达异常，具体尚不是很清楚。

第七节 其他因素

雄激素和生长因子显然不是前列腺增生发生发展的唯一重要因素，所有研究过的哺乳动物前列腺中均发现有睾酮、双氢睾酮、雄激素受体，以及大多数已知的生长因子信号通路的存在。然而，只有狗和人类会发生前列腺增生。有趣的是，精囊——另外一个终生对雄激素有反应的器官，不会发生增生。显然，狗或人类可能有其他的机制或共同因子使其发生前列腺增生。睾丸内的非雄激素类物质可能也起了一定的作用。

人类精液囊肿内的液体具有有丝分裂原活性，可以刺激体外培养的人前列腺上皮细胞和基质细胞增殖，但具体机制尚不明确。

其他因素（如饮食、胚胎再唤醒、干细胞、前列腺细胞老化、基质—上皮相互作用、上皮—基质转化）在前列腺增生的发生发展中均具有一定的作用，未来的研究方向主要从细胞和分子水平明确前列腺增生发生发展的确切机制，并明确各种病因机制在 BPH 发生发展中的作用大小。由于 BPH 的异源性质，各种比较研究具有一定的困难，利用激光显微切割及高通量基因芯片筛选，将大大加速 BPH 病因研究进程。对前列腺新的病因机制的明确，有可能带来治疗上的更新和早期诊断及有效干预。

参考文献

［1］Berry SJ, Coffey DS, Walsh PC, et al. The Development of Human Benign Prostatic Hyperplasia with Age. Journal of Urology, 1984, 132(3): 474-479.

［2］Doehring CB, Sanda MG, Partin AW, et al. Histopathologic characterization of hereditary benign prostatic hyperplasia. Urology, 1996, 48(4): 650-653.

［3］邓方明，顾方六，夏同礼，等.良性前列腺增生组织细胞外基质的研究.中华泌尿外科杂志，1995, (8): 451-453.

［4］邓方明，夏同礼，顾方六，等.正常前列腺和前列腺增生的组织形态学定量研究.中华泌尿外科杂志，1995, (12): 708-710.

［5］ Nicholson TM, Ricke WA. Androgens and estrogens in benign prostatic hyperplasia: Past, present and future. Differentiation, 2011, 82(4): 184-199.

［6］ Mcpherson SJ, Hussain S, Balanathan P, et al. Estrogen receptor-beta activated apoptosis in benign hyperplasia and cancer of the prostate is androgen independent and TNFalpha mediated. Proceedings of the National Academy of Sciences of the United States of America, 2010, 107(7): 3123-3128.

［7］ Rd CC, Rittmaster R. The role of dihydrotestosterone in benign prostatic hyperplasia. Urology, 2003, 61(4): 2-7.

［8］ Bauman DR, Steckelbroeck S, Peehl DM, et al. Transcript Profiling of the Androgen Signal in Normal Prostate, Benign Prostatic Hyperplasia, and Prostate Cancer. Endocrinology, 2006, 147(12): 5806.

［9］ IACOPINO, ANGELUCCI, ZELANO, et al. Apoptosis-related gene expression in benign prostatic hyperplasia and prostate carcinoma. Anticancer Research, 2006, 26(3A): 1849-1854.

［10］ Kosova F, Temelta G, ArI Z, et al. Possible relations between oxidative damage and apoptosis in benign prostate hyperplasia and prostate cancer patients. Tumour Biol, 2014, 35(5): 4295-4299.

［11］ Xia SJ, Xu CX, Tang XD, et al. Apoptosis and hormonal milieu in ductal system of normal prostate and benign prostatic hyperplasia. Asian Journal of Andrology, 2001, 3(2): 131-134.

［12］ Mantzoros CS, Tzonou A, Signorello LB, et al. Insulin-like growth factor 1 in relation to prostate cancer and benign prostatic hyperplasia. Br J Cancer, 1998, 78(4): 1115-1118.

［13］ Jackson MW, Bentel JM, Tilley WD. Vascular endothelial growth factor (VEGF) expression in prostate cancer and benign prostatic hyperplasia. Journal of Urology, 1997, 157(6): 2323-2328.

［14］ Li Z, Habuchi T, Tsuchiya N, et al. Increased risk of prostate cancer and benign prostatic hyperplasia associated with transforming growth factor-beta 1 gene polymorphism at codon10. Carcinogenesis, 2004, 25(2): 237-240.

［15］Norström MM, Rådestad E, Sundberg B, et al. Progression of benign prostatic hyperplasia is associated with pro-inflammatory mediators and chronic activation of prostate-infiltrating lymphocytes. Oncotarget, 2016, 7(17): 23581-23593.

［16］Kesarwani P, Mittal RD. Association of Pro/Anti-inflammatory Cytokine Gene Polymorphisms with Benign Prostate Hyperplasia Risk. Indian Journal of Clinical Biochemistry, 2010, 25(4): 342-348.

［17］Irani J, Levillain P, Goujon JM, et al. Inflammation in Benign Prostatic Hyperplasia: Correlation With Prostate Specific Antigen Value. J Urol, 1997, 157(4): 1301-1303.

［18］Doehring CB, Sanda MG, Partin AW, et al. Histopathologic characterization of hereditary benign prostatic hyperplasia. Urology, 1996, 48(4): 650-653.

［19］Sanda MG, Beaty TH, Stutzman RE, et al. Genetic susceptibility of benign prostatic hyperplasia. Journal of Urology, 1994, 152(1): 115-119.

［20］Partin AW, Page WF, Lee BR, et al. Concordance rates for benign prostatic disease among twins suggest hereditary influence. Urology, 1994, 44(5): 646.

第五章 良性前列腺增生的病理与病理生理

徐 松 李云龙

第一节 良性前列腺增生的病理生理学基础

良性前列腺增生（benign prostatic hyperplasia，BPH）为老年男性的常见病，多数医生认为其是一种进展性疾病。与机体其他组织、器官老年性萎缩相反，随着年龄增长及各种因素的影响，前列腺体积增大是前列腺增生的特点。其发生与体内雄激素和雌激素水平变化关系密切，也与老年性代谢产物堆积、炎症细胞活化导致分泌生长因子、前列腺间质和腺上皮的相互作用等诸多因素有关。BPH 是一种组织学诊断。正常前列腺组织在老年出现退行性变化，前列腺上皮细胞萎缩、腺腔扩张。但增生的病理改变从 40 岁就开始发生，病程进展缓慢，前列腺明显增生导致出现临床症状多见于 60 岁以上的老年男性，到 60 岁以后约一半以上男性有不同程度的前列腺增生。病变范围主要在前列腺移行带和尿道周围带。前列腺增生引起的下尿路症状的程度与增生的体积并不成比例，而与增生的部位有关。BPH 也可引起血清 PSA 增高，但对病理诊断意义不大。

一、大体形态

进行手术治疗的前列腺增生患者多为病程进展、症状明显、用药效果欠佳者。切除的前列腺组织体积增大，重量 30~80 g，病变严重者可达 100 g 以上。临床查体直肠指诊可发现前列腺中央沟消失。手术可见增生的移行区挤压周围组织，使外周带变薄纤维化，形成与移行带分界清楚的外科包膜。被膜下切除的标本表面可呈凸凹不平状，切面可见前列腺由大小不同的结节构成，其质地软硬不等，灰白色或灰黄色。腺体增生为主者质地较软，有大小不等的囊腺腔，囊内有白色液体；以纤维间质增生为主者，肉眼观结节不明显，质地较硬韧，呈弥漫增大，切面灰白色。TURP 标本呈大小不等的碎片，结构难以辨别，会因组织被切碎造成囊腔内的液体流失，囊腺样结构不明显，质地多较硬韧。

二、标本处理

大部分 BPH 病理标本为经尿道电切的标本，组织破碎，表面烧灼变性。取材组织应为送检组织的 1/3 以上乃至全部，条件允许时尽量全部取材，避免遗漏病变。制片时应深切以暴露烧灼变性层下面的组织。被膜下切除标本应垂直于尿道做连续切面，取材选取各种质地的结节和无结节部分。

三、组织形态

正常前列腺组织由 30~50 个管泡状腺叶集合而成，腺体由两层上皮组成，外层为基底细胞，内层为分泌细胞，分泌细胞层向腺腔突起呈梅花状，腺泡腔内常可见嗜酸性同心圆结构的淀粉样小体，腺体间为丰富的纤维平滑肌组织（图 5-1）。

以前列腺移行区为主出现腺体成分和间质的增生，可呈弥漫性或结节状增生，结节间组织可受挤压，以不同组织为主的增生可有不同表现。腺体增生为主者腺体可扩张成囊状或蜂窝状，腺上皮细胞数目增多，可形成乳头突入腺腔内。增生旺盛处腺体密集、间质稀少，似腺瘤样。增生组织压迫导管使分泌液流出不畅，致使腺体扩张，明显扩张的腺体上皮趋于扁平，腔

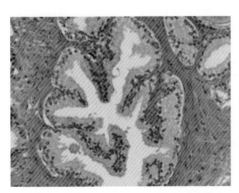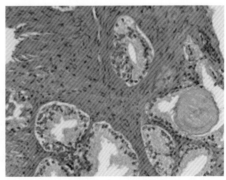

图 5-1　正常前列腺组织，左图示分泌细胞层向腺腔突起呈梅花状，右图示腺泡腔见嗜酸性同心圆结构的淀粉样小体

内含有滞留的分泌液体和钙化小体。腺上皮下的基底细胞增生可形成多层排列或实性的小巢，环绕腺体，胞体增大，胞质透明。此类细胞免疫组化表达CK34βE12等高分子量角蛋白和P63。间质增生为主者是由不同间叶成分形成单纯的或混合的增生，腺泡受到不同程度的挤压。增生的组织可形成大小不等的结节，也可不形成明显结节、显示弥漫性增生，使前列腺体积增大，质地变硬。增生的间质细胞多为受激素调控的前列腺间质细胞，免疫组化雄激素受体可呈阳性。

四、组织类型

BPH 起因复杂，不同原因造成增生的主要成分不同，而不同的成分对治疗药物的反应亦不同，因此需要对增生的组织类型进行区分。实际上，前列腺增生时各种类型的增生结节是混杂存在的。对这些结节的分型大同小异，病理诊断中提示主要的结节类型即可，无需将各种结节详尽描述。（1）腺瘤样结节：腺体成分密集增生，形成边界清楚的团块；腺腔增大，可有乳头状增生；腺上皮细胞可呈功能较活跃的柱状上皮，或腺腔扩张形成的立方或扁平上皮，后者功能相对静止。腺体周围有基底细胞环绕，间质成分很少。（2）腺纤维性结节或腺肌性结节：增生的结节包括上皮和间质两种成分，腺体扩张大小不等，腔内有潴留液体者腔面光滑，细胞高度变矮；无明显潴留的腺体腔面多嵴，细胞高柱。（3）肌性结节或纤维肌性结节：由梭形细胞构成，与周围组织界限清楚。肌性结节胞质偏红，核长，端部钝圆；纤维细胞略淡染。（4）间质结节：由单纯纤维组织构成，以成纤维细胞为主，细胞短梭形，呈漩涡状排列，使腺泡受到不同程度的挤压，结节内的血管管壁较厚，部分内腔变形呈星状。一些结节内细胞密集，胞核可增大，但无核分裂象和坏死。此类间质细胞的生长受雄激素的调控。间质和平滑肌增生可呈弥漫性增生，无境界清楚的结节形成，增生的区域内腺体减少、消失或受挤压。间质和平滑肌细胞可为交错排列或束状排列。此类增生要与恶性潜能未定的前列腺间质增生相鉴别，后者为肿瘤性病变，间质组织呈结节状或弥漫性生长，细胞有一定异型性，有报道在切除后会很快复发，其中少数可发展为前列腺间质肉瘤。

第二节　良性前列腺病变

一、良性前列腺增生

（一）定义

良性前列腺增生（BPH）是一种老年病，发病率随年龄增长而升高。临床概念上的良性前列腺肥大（前列腺增生），表现为由前列腺增引起的一系列临床症状、体征和并发症，以及在血清学、影像学、尿动力学检查上的各种异常；病理学概念上的良性前列腺增生，主要指前列腺体积增大、重量增加、腺体或间质细胞体积及数量的增生。

良性前列腺增生可分为临床前期（或称为代偿期）和临床期（或称为失代偿期）两类。临床前期前列腺增生没有症状，但有前列腺体积增大和显微镜下前列腺腺泡或间质的结节状增生。临床期前列腺增生则同时具有前列腺增生的相应临床症状。

病理学概念上的前列腺增生和临床概念上的前列腺增生并不是完全一致的，有的患者从病理学角度看已符合前列腺增生的标准，如前列腺的体积大于20 mL（或质量大于20 g），直肠指检感觉前列腺体积增大、中间沟消失，在切除的前列腺标本中有增生性结节，但患者可以完全没有排尿不畅的症状。而有的患者从病理学角度看前列腺增生并不明显，在临床上却有明显的排尿困难。

（二）病理学特征

从病理学角度判断前列腺增生的形态学标准是指前列腺质量增加（>20 g）或体积增大（>20 mL）。大体上呈结节状增大，镜下有腺体或间质增生性结节形成。

临床上依靠直肠指检，触摸前列腺是否增大、中间沟是否消失以及是否有增生结节形成，但这种检查主观性较强，也缺乏量化的客观指标，而且能触及的前列腺主要是周围带而不是最常发生前列腺增生的内带（即前列腺移行区和尿道周围腺体）。前列腺称重只有在尸检或前列腺切除后才能做到。因此，目前主要依靠经直肠前列腺 B 超的方法计算前列腺体积量以供临床诊断时参考。

正常前列腺组织以小叶结构为特征，前列腺增生最大的特征是有增生性结节形成。结节因膨胀性生长挤压周围组织，形成假包膜。结节的大小不等，小的仅在镜下可见，大的肉眼可见。如果结节内腺体呈囊状扩张，肉眼下可呈海绵状。结节的质地软硬不等，主要取决于结节内腺体和间质的比例，腺体多质地偏软，间质多质地偏硬。根据结节内组织是以腺体增生为主还是以间质增生为主（图 5-2），可分为腺体增生和间质增生两种。

（1）腺体增生　增生的腺体主要是正常的大腺泡，主要由分泌细胞和基底细胞构成，有腔内乳头和梅花状腺腔，有时腺腔内有淀粉样小体和前列腺石形成。在腺上皮增生活跃的区域可以出现两级乳头和乳头内纤维血管轴心形成，部分区域腺上皮堆积呈假复层，腺体也可以分支、出芽，有的增生腺体呈囊状扩张，使上皮细胞呈立方甚至扁平状，囊内有浆液性分泌物。明显的腺体增生往往使间质成分减少。

（2）间质增生　纤维组织或平滑肌组织的增生，而其中的腺体成分往往减少、萎缩或消失。在间质增生性结节中，除了成纤维细胞和平滑肌细胞外还有一种 CD34 和 PR 标记阳性的间质细胞，这种细胞被认为是前列腺间质性肿瘤的起源细胞。

在前列腺增生中除了有腺体增生和间质增生这两种基本结构外，还可以出现许多特殊的形态和结构，如以小腺泡增生为主的腺病（非典型腺瘤样增生）、透明细胞筛状增生、萎缩和萎缩后增生、基底细胞增生和腺泡与间质同时增生的硬化性腺病等。这些良性增生性病变常常容易和癌混淆，并且除

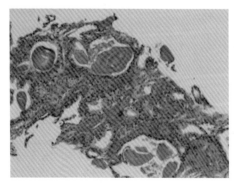 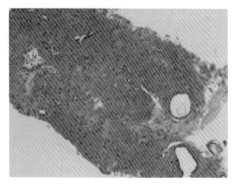

图 5-2　良性前列腺增生，左图示腺体增生，腺体密度增加，右图示前列腺间质增生，腺体数量减少

了在前列腺增生中出现以外，也可以在正常前列腺或周围带前列腺的穿刺活检中出现，这些改变在病理诊断时应该引起重视。

有一点应该注意，对穿刺活检标本，病理上不宜随意诊断为"良性前列腺增生症"，应客观描述为良性前列腺组织。因为前列腺增生的诊断必须以前列腺体积增大（前列腺容积大于 20 mL）和镜下有前列腺腺泡或间质增生性结节的存在为前提，穿刺活检本身无法估计前列腺体积的大小。临床穿刺的主要目的不是要诊断前列腺增生，而是要明确是否存在前列腺癌，故穿刺选择的部位是容易发生癌的周围带，而不是容易发生前列腺增生的移行带，因此即使患者确有前列腺增生，但在周围带的穿刺活检中也往往看不到良性增生性结节。相反，经常会看到周围带前列腺腺泡因增生的移行带组织挤压而萎缩的表现。实际上前列腺增生并不需要由病理医师做穿刺活检来诊断，临床通过直肠 B 超计算前列腺体积量大于 20 mL，测最大尿流率 $Q_{max}<15$ mL/s，以及患者膀胱出口受阻临床症状的严重程度，就可以明确诊断前列腺增生，并决定是采用手术治疗还是非手术治疗。穿刺活检的主要目的是为了排除前列腺癌。

对临床术前诊断为前列腺增生的手术切除标本（经尿道电切或经腹腔开放式手术切除），如术前前列腺体积大于 20 mL、苏木精—伊红切片中有腺泡或间质增生形成的结节，病理上可以直接诊断为前列腺增生。但对这类标本的取材量应充分，以免遗漏分化良好的前列腺偶发癌或炎症、梗死等其他病变。有一点应注意，前列腺增生手术切除的前列腺并非完整的前列腺，而是在外科包膜内增生的前列腺组织，手术的目的主要是为了解除增生的前列腺组织对尿道的压迫。所谓外科包膜，是指发生良性增生的前列腺组织不断增大并向外挤压推移周围正常的前列腺腺体而形成的假包膜。经腹腔开放式前列腺增生摘除手术，就是在外科包膜的部位剥离增生的前列腺"腺瘤"，而外科包膜外被挤压的未增生的前列腺组织依然在患者体内，这就可以解释为什么前列腺增生手术后的患者以后仍有可能患前列腺癌。

二、前列腺萎缩性病变

（一）前列腺萎缩性病变的分类

前列腺上皮的萎缩分为弥漫性和局灶性两大类，前者主要由去势治疗引起，包括手术去势（双侧睾丸切除）和药物去势。后者由通过各种药物阻断或拮抗雄性激素的功能引起，这种激素型前列腺上皮萎缩累及整个前列腺组织。萎缩的组织学改变为均匀弥漫，由正常激素水平维持的正常前列腺上皮细胞呈高柱状，胞质丰富、淡染，核质比小；而萎缩的上皮细胞退缩，呈立方形，胞质明显减少，核质比增大。但基底细胞层明显存在，甚至增生。另一种类型的萎缩称为局灶性萎缩，它不是因系统性雄性激素被剥夺或阻断而引起的。它在前列腺组织中的分布也不是弥漫均匀的，而是呈散在局灶性分布，病灶大小不一，小的病灶仅累及数个腺泡，大的病灶可成片，组织学形态也比较多。局灶性萎缩的基本形态学改变也表现为腺泡上皮细胞的退缩和胞质量的减少，但与弥漫性萎缩不同的是：（1）它的分布呈散在性、局灶性，虽然可位于前列腺任何区域，但明显以周围带多见；（2）局灶性萎缩腺体周围的基底细胞层可以完整，也可以不完整，甚至消失；（3）局灶性萎缩的病因不是系统性雄激素的剥夺或阻断，实际上是一组发生机制各不相同的异源性病变。

早在 20 世纪 30 年代就有人提出了前列腺萎缩的概念，Franks 在 1954 年指出，局灶性萎缩主要发生于前列腺外带，也就是现代概念所谓的周围带，而且它的发生随着年龄而增加，并将其分为单纯性萎缩、硬化性萎缩和萎缩后增生三种基本类型。单纯性萎缩又分为伴或不伴囊肿形成两个亚型。萎缩后增生又分为小叶性增生和硬化性萎缩伴增生两个亚型。

近年来前列腺局灶性萎缩重新受到病理学家的重视，主要是因为两个方面的原因：（1）某些类型的局灶性萎缩（主要是萎缩后增生和不完全性萎缩），由于萎缩腺泡周围的基底细胞层不完整，甚至消失，腺泡体积小（小腺泡结构），或者出现较明显的核仁，在穿刺活检中容易和癌混淆，从而产生一系列鉴别诊断的问题；（2）有人从分子病理的研究角度提出，某些类型的局灶性萎缩可能与癌的发生有关（主要是单纯性萎缩和萎缩后增生），他们将这两种类型的萎缩称为增生性炎性萎缩（PIA）或增生性萎缩（PA），并认为PIA 或 PA 是正常腺泡向 PIN 和癌演变过程中的一个阶段。

由于长期以来对局灶性萎缩的组织学类型缺乏统一的认识和诊断标准，国际上一些从事前列腺病理的著名专家通过多次非正式和正式的会议协商，提出了前列腺局灶性萎缩的分类方法，这个分类完全根据苏木精—伊红切片中萎缩性腺液的形态学特征，其目的是为了便于穿刺活检中的形态学诊断和鉴别诊断，以及便于研究局灶性萎缩与癌的关系。

在实际工作中可以发现有些局灶性萎缩病变中同时具有几种不向类型的

萎缩，即所谓混合性萎缩。

（二）单纯性萎缩

在低倍镜下单纯性萎缩（SA）的腺体染色较深，呈嗜碱性，这是因为腺上皮细胞核的顶端和两侧都缺乏正常腺上皮细胞的淡染胞质，腺泡的大小形状基本上类似正常腺泡，即大腺泡结构、形态不规则，在腺泡之间有正常的纤维和平滑肌间质分割。萎缩的腺泡并不紧密排列，因此单位面积中腺泡的数量不增加，个别腺泡可以增大，但不形成囊肿。大多数 SA 间质或腺腔内有数量不等的慢性炎症细胞浸润，偶尔也可以有少量急性炎症细胞。

（三）萎缩后增生

在低倍镜下萎缩后增生（PAH）的腺体虽然规则，但明显以小而圆的腺泡为主，并有分叶结构，而且这些增生的小腺泡常常围绕轻度扩张的导管分布，类似于休眠状态下的乳腺小叶，因此有的学者称其为小叶性萎缩。腺泡上皮细胞呈立方形，核顶部和两侧的胞质较少，小腺泡排列比较密集，单位面积内腺体数量增加，提示有腺体增生，但这种改变是真正的增生还是由于腺体退化、缩小所致，尚有争议。部分 PAH 的腺上皮核仁可轻度增大至 1.5 μm（正常腺上皮细胞核仁大于 1 μm）。和 SA 一样，PAH 的间质、腺上皮或腺腔内可以有数量不等的慢性炎症细胞浸润，偶尔还可以有急性炎细胞出现。

由于 SA 是正常的大腺泡结构，腺体排列不密集，周围有连续的基底细胞层，因此一般不会与腺癌混淆。但是 PAH 以小腺泡结构为主，腺体排列较密集，并可出现轻度增大的核仁，在穿刺活检的苏木精—伊红切片中有时易误诊为腺癌，但以下特征有助于 PAH 与癌鉴别：（1）PAH 的小腺泡有围绕导管呈分叶状的结构特征，缺乏前列腺癌浸润性生长或腺泡背靠背相互融合的表现；（2）PAH 的腺上皮细胞核缺乏异型性，虽然可出现 1.5 μm 的稍大核仁，但缺乏明显增大的核仁，也缺乏腔内黏液、嗜酸性颗粒状分泌物、嗜酸性结晶体、胶原小结等与癌密切相关的异常物质；（3）基底细胞标记显示小腺泡周围有完整的基底细胞层存在。

在肿瘤的发病机制研究中，有大量证据表明炎症往往是与肿瘤发生相关联的因素之一。由于 SA 和 PAH 的病变中常常伴有炎症性改变，因此有学者认为，是炎症引起腺体的局灶性萎缩，并刺激萎缩的腺体增生，进而发展为不典型增生（如 PIN）和癌。有流行病学的证据显示，在感染、炎症与前列腺癌之间存在联系。还有人从分子病理学的角度研究 PAH 与癌的关系，发现有些前列腺癌和高级别 PIN 的基因改变，如 p53 基因突变在 PAH 中也频繁发生，因此有学者将单纯性萎缩和萎缩后增生统称为增生性炎性萎缩，并认为 PIA 可能是介于前列腺炎症和肿瘤之间的一种改变。但这一学说目前尚缺乏足够的证据，也存在很大的争议，有研究对首次前列腺穿刺活检中出现 SA 和 PAH 的病例进行 8 年随访和重复穿刺，没有再出现 SA 和 PAH 者的癌的发生率比正常人高。目前对 SA 和 PAH 的研究和争议仍在继续之中。

（四）单纯性萎缩伴囊肿形成

单纯性萎缩伴囊肿形成（SACF）腺泡呈圆形囊状，部分囊状扩张的腺泡最长径大于 1 mm。在工作分类中强调扩张的腺泡为圆形并呈囊状，以此与单纯性萎缩区别。腺泡常背靠背排列，腺泡间的间质明显减少，腺泡上皮细胞呈萎缩性改变，甚至呈扁平状，胞质着色浅，量减少。SACF 病灶中很少有炎症细胞浸润。

（五）不完全性萎缩

不完全性萎缩（partial atrophy）与其他类型的局灶性萎缩不同，它不依赖结构特征诊断，主要由细胞学特征诊断。腺上皮细胞的胞质着色很浅，量也比正常少，但主要减少的是腺上皮细胞顶部的胞质，而核的两侧则有较多淡染的胞质存在，因此不完全性萎缩的腺泡不像 SA 和 PAH 那样在低倍镜下着色深、呈嗜碱性，而是比较透明。腺泡的体积小至中等，形状不一，缺乏明显的结构特征，间质缺乏炎症细胞浸润。不完全性萎缩由于以中小腺泡为主，部分腺上皮有轻度增大的核仁，在苏木精—伊红切片中基底细胞的存在与否常不清楚，因此在穿刺活检中也容易与局灶性腺癌混淆。

由于单纯性萎缩伴囊肿形成和不完全性萎缩都缺乏间质炎症的表现，也没有证据提示这两种形式的局灶性萎缩有上皮增生的现象，因此它们没有被包括在"增殖性炎性萎缩"的范畴之内。目前对于局灶性萎缩的临床病理意义、发生机制以及它们与前列腺癌的关系都还不十分明确，许多概念还存有争议，因此目前还没有确认局灶性萎缩是一种独立的前列腺疾病。各种类型的局灶性萎缩在前列腺穿刺活检和切除标本中十分常见，也不强求病理医师在诊断报告中将这类改变报告临床，对一名从事诊断病理工作的医师来说，认识这类病变最重要的意义在于不要将它们误诊为腺癌或其他病变。

三、前列腺腺病和硬化性腺病

（一）前列腺腺病

前列腺腺病（adenosis of prostate）也称为非典型腺瘤样增生（AAH）。腺病是一种以小腺泡增生为主的良性病变，容易与低级别癌混淆。有学者认为它也是一种前列腺癌癌前病变，但目前尚无证据证明其与癌有明确联系，因此多数学者建议将其称为前列腺腺病，以免与真正的癌前病变混淆。

腺病最常见于前列腺移行带，在经尿道切除的前列腺切除标本中腺病的检出率为2%~19%，而移行带也是低级别前列腺癌容易出现的部位，因此二者的鉴别就显得十分重要。在周围带的穿刺活检中偶尔也能见到腺病，但发生率较低（1%~2%）。虽然周围带的穿刺活检中一般不出现低级别癌，但由于穿刺时组织量有限，腺病的边界和分叶结构显示不清，因此同样会产生良恶性鉴别诊断的问题。

前列腺腺病体积很小，通常只有几毫米，直肠指检无法触及，直肠B超难以察觉，也不引起血清PSA升高。在低倍镜下腺病拥挤的小腺体构成边界比较清楚的结节，有分叶结构。在增生的小腺体中常夹杂少量正常的大中腺泡。在穿刺活检小标本或经尿道电切的破碎标本中，虽然由于组织量的局限，腺病的分叶结构与周围正常组织的界限不清，但腺病也总是局灶性的，往往仅局限于组织的一部分，这种局限性膨胀性生长方式与腺癌的浸润性生长完全不同。

在高倍镜下腺病的上皮细胞胞核较小，缺乏明显增大的核仁，胞质透明或淡染。如果在高倍镜下仔细比较腺病内小腺泡和大中腺泡上皮细胞的核，会发现大小不同的腺泡上皮细胞胞核的形态几乎完全一致，而且大小腺泡之间有移行，这一特征有助于腺病的诊断。因为如果是小腺泡结构的腺癌在良性大中腺泡周围浸润，在高倍镜下比较大小腺泡上皮细胞的核会发现，小腺泡上皮细胞的核比较大，核仁比较大，胞质着色较深，呈嗜双色性，也就是说肿瘤性小腺泡有细胞学不典型性，它与正常大腺泡的上皮细胞有形态学差异。腺腔内嗜酸性结晶体和嗜碱性黏液是诊断前列腺癌的指标之一，但在腺病中偶尔也会出现。

核仁是诊断前列腺癌的重要形态学指标，有学者对比分析经尿道切除的低级别前列腺癌和腺病的核仁大小和数量，以核仁大于 1.6 μm 作为增大的标准。结果发现高分化腺癌和腺病之间核仁的大小和核仁出现的频率有明显差异，但也有一定交叉，说明核仁是鉴别腺癌和腺病的重要指标，但不是绝对标准，它与其他诊断前列腺癌的形态学指标一样需要综合判断。

当苏木精—伊红切片鉴别腺癌和腺病有困难时，免疫组化对良恶性鉴别就有十分重要的意义。对这两种病变的鉴别，基底细胞标记的价值胜于P504S。腺病的基底细胞处于萎缩状态，因此在苏木精—伊红切片中常很难确定有无基底细胞存在，CK34βE12、CK5/6 和 P63 标记通常能显示腺病的小腺泡周围有扁平状连续或间断的基底细胞存在，有时腺病中部分小腺泡可以完全缺乏基底细胞。但就总体而言，病灶内或多或少会有基底细胞标记阳性的细胞出现，这与小腺泡结构的癌不同。对腺病做 P504S 标记，部分病例有弱阳性，说明单纯用 P504S 标记鉴别腺病和腺癌并不可靠。

（二）前列腺硬化性腺病

前列腺硬化性腺病（sclerosing adenosis of prostate）是一种良性非肿瘤性小腺泡增生性病变，在 20 世纪 80 年代由 Young 等首先报道，并注意到它与乳腺硬化性腺病的相似性，但与乳腺不同的是前列腺硬化性腺病体积小，通常只有几个毫米的范围之大，多位于前列腺移行带，因此直肠指检无法触及，直肠 B 超也难以发现，也不引起血清 PSA 升高。文献中报道的病却大多是在因良性前列腺增生而切除的前列腺组织中被病理医师偶尔发现的。由于前列腺癌大多位于周围带，穿刺活检的部位也主要在周围带，因此穿刺活检很少有机会发现硬化性腺病。但近年来随着人们对前列腺癌的警惕性不断提高，穿刺活检点数逐渐增加，以及穿刺位点从周围带向移行带扩展，在穿刺组织中发现硬化性腺病的概率增加。和乳腺硬化性腺病一样，前列腺硬化性腺病与以小腺泡结构为主的前列腺癌极为相似，要引起重视。总结前列腺硬化性腺病和前列腺癌的鉴别主要有以下几点：（1）硬化性腺病主要位于移行带，虽然没有包膜，病变周围的正常前列腺组织可有局限性浸润，但总的来说病变范围小并相对集中，有一个大致的轮廓。不像癌呈弥漫性浸润性生长，范围不确定。（2）腺管增生的同时间质也在增生，富于细胞的纤维性间质或黏液样间质是硬化性腺病的重要特征。由于间质增生腺管常被挤压成条索状，腺腔变窄甚至消失，结构十分紊乱，病灶内看不到正常的平滑肌间质，与癌毁损性破坏不同。（3）管腔周围常常有增厚的粉红色基底膜样物质围绕，有时也能看到双层结构的腺体，这一点很重要，癌的腺体往往不存在双层结构。（4）腺上皮细胞核可有轻—中度不典型性，并出现小核仁，但一般找不到明显增大的核仁，癌细胞的核仁比较显著。（5）尽管腺腔内前列腺小体消失，偶尔还出现 AB 阳性的黏液，但缺乏高分化癌常见的嗜酸性结晶体。虽然在苏木精—伊红切片中硬化性腺病与小腺泡结构癌有上述差异，但必须承认这些差异都不是良恶性鉴别的绝对标准，对大多数病例来说，最终的诊断要靠免疫标记来证实：（1）硬化性腺病的腺管周围有完整的 34βE12、CK5/6 和 P63 标记阳性的基底细胞围绕。（2）硬化性腺病的基底细胞有肌上皮细胞化生倾向，因此 S-100、SMA、calponin 等肌上皮细胞标记常常阳性。（3）另外前列腺硬化性腺病部分上皮细胞可以表达 P504S，这一点要多加注意。有人在电镜下证实硬化性腺病的基底细胞胞质中有大量肌动蛋白微丝，这是硬化性腺病不同于腺病和其他前列腺良性病变的特征之一。

以往人们熟悉的两种易与癌混淆的良性病变主要是前列腺腺病和高级别上皮内瘤，前者有组织结构的不典型性（密集小腺泡结构），但缺乏细胞学的不典型性；后者有细胞学的不典型性，但缺乏组织结构的不典型性。前列腺硬化性腺病不仅同时兼有细胞学和组织结构的不典型性，还伴有类似肿瘤浸润后的癌性间质反应，因此将硬化性腺病称为前列腺良恶性病变鉴别诊断中的一个陷阱并未言之为过，应引起病理工作者的高度重视。

到目前为止，人们还没有发现硬化性腺病与前列腺癌之间有什么联系。硬化性腺病好发于移行带，很少同时伴有癌，随访也未发现它能增加发生癌的危险。

四、前列腺黄色瘤

前列腺黄色瘤（xanthoma of prostate）是指大量吞噬脂质的组织细胞的瘤样增生，偶尔可出现在前列腺中，大多见于穿刺活检的组织中，也可见于经尿道前列腺切除组织。它之所以引起学者注意是因为这种良性病变容易被误诊为前列腺泡沫状腺癌或治疗后的前列腺癌。

前列腺黄色瘤的体积较小，直径平均约 0.5 mm，并以孤立性病灶为主，仅少数为多发性。

前列腺黄色瘤典型的组织学特征为泡沫状组织细胞的实性片状聚集，形成边界清楚的结节。组织细胞的胞质丰富呈泡沫状，核小而均匀，无明显核仁，缺乏核分裂和细胞学不典型性，组织学形态比较单一，除了泡沫状组织细胞以外，缺乏其他急性或慢性炎症细胞和多核巨细胞。这种单一的细胞类型使它不同于非特异性肉芽肿性前列腺炎，也是容易被误诊为泡沫状前列腺癌的原因之一。

典型的前列腺黄色瘤边界清楚，但有时黄色瘤细胞可以在结节周围的间质内呈条索状或单细胞性浸润，或者呈多灶性生长，这是黄色瘤容易被误诊为癌的第二个原因。

从免疫组化的角度来看，前列腺黄色瘤细胞高相对分子质量CK（34βE12和CK5/6）、P63和P504S均为阴性，偶尔P504S可以弱阳性。由于这三种抗体是诊断前列腺癌的常规标记抗体，因此如果仅做这三种标记也会误导诊断。这是黄色瘤容易被误诊为癌的第三个原因。

从组织学角度来看，黄色瘤不同于泡沫状癌的特征有以下几点：（1）黄色瘤呈实性片状或结节状结构，边界清楚，虽然偶尔在瘤体的周围有条索状或单细胞性泡沫状组织细胞浸润，但不形成腺体，也缺乏腺样结构；而泡沫状腺癌是一种中—低分化腺癌，大多有腺样结构。（2）黄色瘤细胞的核缺乏不典型性，也没有明显增大的核仁，但泡沫状腺癌有轻度的核不典型性和少数明显增大的核仁。（3）诊断黄色瘤最有价值的依据是组织细胞标记（CD68和PGM-1）阳性，广谱CK（CAM5.2）阴性，其他标记面PSA、PAP和P504S虽然也常常阴性，但由于组织细胞吞噬抗原，有时会有非特异性表达（图5-3）。

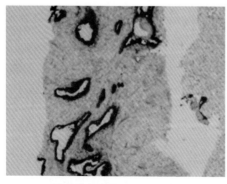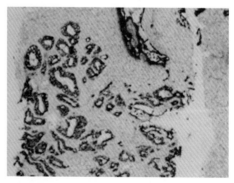

图5-3　前列腺免疫组织化学检测，同时标记三种抗体（34βE12、P63和P504S），左图示良性前列腺组织，基底细胞34βE12、P63染成红色，右图示前列腺腺癌，P504S染成黄色而基底细胞缺失，右上角残留一个正常腺体，形成强烈对照

须注意与黄色瘤鉴别的另一种病变是激素或放射治疗后退变的前列腺癌。因为治疗后的肿瘤性腺泡结构往往被破坏，肿瘤细胞的核固缩、核仁不明显，而胞质空泡变性或呈泡沫状，因此治疗后的残余癌有时可类似黄色瘤细胞。但治疗后的前列腺组织除癌细胞退变外正常组织也会发生一系列变化，包括良性腺体萎缩，基底细胞增生，腺泡上皮的不典型性增生、鳞化，或移行上皮化生和间质纤维化等。因此，即使临床没有提醒患者是前列腺癌经治疗后穿刺复查的病例，病理医师也可以由上述改变发现患者可能是治疗后病例，从而通过向临床医师或患者了解病史并得到证实。治疗后前列腺癌的免疫表达和治疗前基本一致，因此，CAM5.2阳性和CD68阴性可证实是退变的癌细胞，而不是黄色瘤细胞。

五、前列腺基底细胞增生性病变

前列腺的基底细胞增生性病变，包括基底细胞增生，非典型性基底细胞增生，基底细胞腺瘤以及两种具有恶性潜能的基底细胞肿瘤，即基底细胞癌和腺样囊性基底细胞肿瘤。

（一）基底细胞增生

正常前列腺的基底细胞为围绕导管和腺泡单层排列的连续的梭形细胞层，位于腺上皮的外侧，核梭形或卵圆形，较小，核仁不明显，胞质少，细胞界限不清，细胞长轴和基底膜平行。在电镜下基底细胞镶嵌在腺上皮和基底膜之间，细胞器不发达，胞质无分泌颗粒，类似于干细胞。基底细胞增生（BCH）指腺泡周围的基底细胞在两层或两层以上，大多数增生的基底细胞偏于腺泡的一侧，呈花蕾状增生。均匀对称的环状基底细胞增生比较少见，增生的基底细胞与正常基底细胞相比核稍大，胞质较丰富、透明。由于腺腔面正常腺上皮依然存在，因此基底细胞增生一般不会被误诊为癌。

基底细胞增生在有慢性炎症或经内分泌和放射治疗后的前列腺中最常见，在穿刺活检和经尿道切除的前列腺中都常见到。如果BCH由炎症刺激引起，那么间质常伴有慢性炎细胞浸润。如果BCH由治疗引起，那么常伴有间质纤维化和正常腺泡上皮的萎缩（图5-4）。

（二）非典型性基底细胞增生

非典型性基底细胞增生（atypical basal cell hyperplasia）比较少见，它是在BCH的基础上出现明显增大的核仁，非典型性BCH核仁的大小平均达到

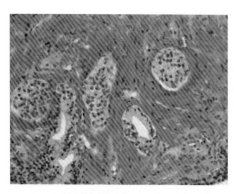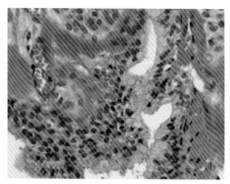

图 5-4 前列腺基底细胞增生，前列腺腺体周围基底细胞层次增多，细胞无明显异型性

1.96 μm，有大核仁的细胞数大于基底细胞总数的 10%。在组织结构上非典型性 BCH 基底细胞层次也比较多，可以形成小的实性细胞团或呈筛状结构，容易被误诊为高级别 PIN。但高级别 PIN 是分泌细胞的高度不典型增生，也有增大的核仁和核的不典型性，但细胞呈柱状，位于腔面，免疫标记 PAP、PSA 和低相对分子量 CK 阳性，但基底细胞标记阴性。高级别 PIN 的基底细胞被挤压在基底膜一侧，实际上处于萎缩而不是增生状态，常不连续。

（三）基底细胞腺瘤

基底细胞腺瘤（basal cell adenoma）也是少见病变，可能并非真性肿瘤，而是许多有基底细胞增生的腺泡聚集在一起，形成边界清楚的瘤样结节。结节周围常有纤维性假包膜，纤维性间质也可伸入腺瘤内，将其分割成多个小叶，基底细胞腺瘤以单发性多见，偶尔也有多发性，形成腺瘤病样结构。

（四）前列腺腺样基底细胞肿瘤

前列腺腺样基底细胞肿瘤（adenoid basal cell tumor of prostate）亦称腺样囊性肿瘤，是来自前列腺基底细胞的肿瘤，形态类似涎腺的腺样囊性癌。肿瘤细胞为形态单一的基底细胞，呈腺管状、小巢状或筛状结构，伴纤维性或黏液性间质反应，免疫组化瘤细胞基底细胞标记阳性，包括 34βE12、CK5/6 和 P63，前列腺分泌细胞标记如 PSA、PAP 均阴性，但腺腔内有残余的 PAS、PAP 分泌物。由于这种类型的肿瘤十分少见，对肿瘤的边界比较清楚、呈膨胀性生长则生物学行为偏向良性，切除后就能治愈。但如果肿瘤边界不清、呈弥漫性浸润性生长、有坏死、神经周围浸润或腺外组织浸润，应属于恶性。

（五）前列腺基底细胞癌

前列腺基底细胞癌（basal cell carcinoma of prostate）是来自基底细胞的罕见的恶性肿瘤，形态类似肛管的泄殖腔源性基底细胞样癌或上呼吸道、上消化道的基底细胞样鳞癌。它与上述的腺管状、筛状结构为主的腺样基底细胞肿瘤不同，是一种恶性的浸润性生长的罕见肿瘤，但由于这两种肿瘤都呈基底细胞标记阳性，PSA、PAP 阴性，形态学有一定交叉，因此二者的鉴别有一定困难。但基底细胞癌 Bcl-2 标记强阳性，Ki-67 指数很高，有助于诊断。

六、肾源性腺瘤

肾源性腺瘤（nephrogenic adenoma）又称肾源性化生，偶尔可累及前列腺，罕见于穿刺组织中。患者常有排尿困难和经尿道器械检查或手术史，如膀胱镜检、膀胱镜手术或经尿道前列腺切除等。肾源性腺瘤由小腺体、导管或乳头构成，腺体和乳头被覆扁平、立方或柱状上皮细胞，可有细胞学不典型性和明显的核仁。有时上皮呈靴钉样被覆在血管样扩张的导管表面，腺腔内常有嗜酸性胶样分泌物积聚。肾源性腺瘤 P504S 标记经常阳性，但与前列腺癌不同的是 PSA、PAP 阴性，高分子量 CK 标记灶性阳性，不要误诊为癌。有人认为，发生于尿道或前列腺的肾源性腺瘤并非真性肿瘤，而是尿路上皮或前列腺腺泡上皮的中肾管化生。

七、前列腺其他病变

（一）精阜黏膜腺体增生

精阜是轻微隆起的脊样结构，位于前列腺尿道的后部、射精管和前列腺囊汇合处。精阜及其相邻组织的增生性病变比较少见，包括精阜黏膜腺体增生（VMGH）和前列腺尿道部息肉。

VMGH 是指精阜黏膜的小腺泡增生，这种腺体分布在前列腺囊、前列腺导管、射精管和前列腺尿道的周围。在前列腺切除标本中 VMGH 和前列腺癌的鉴别不会有太大的困难，但在穿刺活检的小标本中则可能混淆。

在低倍镜下 VMGH 的小腺泡背靠背排列紧密，但边界清楚，类似低级别的前列腺癌，VMGH 缺乏前列腺癌浸润性生长和腺体随意分布的结构特征，但也像前列腺腺病一样在小腺体中夹杂有分支和乳头结构的大腺泡。在高倍镜下 VMGH 的腺上皮细胞呈立方或柱状，有淡嗜酸性或透明的胞质，内含棕黄色细颗粒状脂褐素，核仁不明显，而且有基底细胞层，腺腔内有细颗粒状淡嗜酸性分泌物、淀粉样小体或橘红色凝结物样碎片，这种碎片不同于前列腺癌腔内的嗜酸性结晶体，不具有晶体的几何图形，腺腔内也缺乏嗜碱性黏液。VMGH 的腺上皮细胞 PSA 阳性，在上皮细胞周围有 34βE12 和 P63 标记阳性的基底细胞。更重要的是，VMGH 只出现于精阜周围组织，而这一区域很少有前列腺癌发生。

（二）前列腺尿道息肉

前列腺尿道息肉（PUP）可发生于任何年龄的男性，但大多是 50 岁以下的青壮年，不同于前列腺癌的好发年龄。临床有血尿和排尿不畅等表现。息肉大多位于精阜附近，突入尿道内，镜下息肉表面被覆前列腺上皮或尿路上皮，息肉内有良性前列腺腺体和纤维血管性间质。

病理诊断主要应注意与前列腺导管腺癌鉴别。后者以密集的乳头、乳头管状和筛状结构为主，腺上皮细胞呈假复层高柱状，有明显的细胞异型性，类似子宫内膜腺癌。二者的鉴别主要依靠于年龄、组织结构和细胞学的差异，而免疫组化的鉴别价值不大，因为前列腺导管腺癌 PSA 标记阳性，有 1/3 左右的导管腺癌腺体周围有基底细胞存在，这一点要特别注意。

（三）前列腺梗死和鳞化

前列腺梗死是部分前列腺腺泡和间质因局部缺血而发生凝固性坏死。坏死组织呈嗜酸性颗粒状，早期可保留细胞和组织的轮廓，晚期细胞和组织的轮廓消失并伴有钙化和机化。在梗死灶周围有出血和炎症反应带，邻近的腺泡上皮有非角化性鳞状上皮化生。

鳞化上皮虽然有时有核的轻度不典型性，但无浸润性生长的特征。它大多位于梗死灶周围，并附着于扩张的导管或腺泡的基底膜上。前列腺特异性抗原标记阴性，高分子量 CK 和 P63 阳性也有助于鳞化和低分化前列腺癌的鉴别。

（四）透明细胞筛状增生

透明细胞筛状增生（clear cell cribriform hyperplasia）是一种良性增生性病变，常见于有基底细胞增生的区域，因此有人认为它可能是基底细胞增生伴胞质的透明变。镜下增生的大腺泡呈筛状或乳头状结构，细胞形态单一，有丰富的透明胞质，核圆而规则，核仁不明显，腺泡周围有基底细胞标记阳性的基底细胞层存在。

另外尚有几种前列腺囊肿性病变，在此不一一赘述。

八、前列腺穿刺活检中易被误诊的其他良性组织

前列腺穿刺活检中易被误诊的其他良性组织，包括误穿精囊腺、尿道球腺和副神经节引起的诊断问题以及前列腺腺泡上皮的黏液化生，在病理诊断过程中应该注意。

第三节 良性前列腺增生性病变与临床的联系

前列腺由管状腺或管状腺泡腺组成，位于膀胱颈部，有 16~32 个分泌导管通向近端尿道。腺体的发育需有功能的睾丸的存在。腺体从尿道向周围呈放射状分布，并呈小叶结构，有关前列腺小叶的划分有几种不同的概念。

Lowsley 最早提出了五叶划分的理论即两个侧叶、后叶、中叶和前叶。此划分方法便于掌握和理解，是当今国内泌尿科医师应用最多的分法，为临床医师手术提供重要的解剖依据。

Deluc 用向成人前列腺导管系统注射不透明的物质的方法证实了前列腺内的所有导管主要是从尿道向侧叶延伸的，并无直接通向后叶的导管，因此他得出结论前列腺的后叶并不存在。

Franks 将前列腺分成内层腺和外层腺两类。外层腺包括 Lowsley 的后叶、侧叶和中叶；内层腺即环绕尿道的腺体，包括小的黏膜腺体和一些较大的导管系统。

1968 年，McNeal 提出了区域划分的理论，即分为前列腺前侧的纤维平滑肌区、移行区、中心区和外周区共四个区，时至今日，国际上以此理论最为流行。移行区和中心区的划分是很困难的，实际上移行区即是尿道周围区。

不管应用哪一种划分方法，BPH 和前列腺癌可发生在前列腺的任何区域，但 BPH 主要发生在内层区或尿道周围区，从而引起尿路梗阻症状。而前列腺癌主要发生在外层区。

了解前列腺的分区对于我们了解 BPH 的发生发展很有帮助。

前列腺腺体和导管由两层细胞组成：分泌细胞和基底细胞。分泌细胞呈

柱状，围成了一个真正的或潜在的腔，产生前列腺特异的酶，如前列腺酸性磷酸酶（PAP）和前列腺特异抗原（PSA），表达雄激素受体。这些分泌细胞有一小部分为神经内分泌细胞或旁分泌细胞，分泌一些肽类物质如5-羟色胺、降钙素、生长抑素等，参与细胞的生长、分化和分泌活动。基底细胞位于分泌细胞与基底膜之间，是干细胞，呈立方状、低柱状或扁平状，不表达PAP、PSA和雄激素受体，表达高分子量的细胞角蛋白，有分化成鳞状上皮、移行上皮和黏液上皮的潜能，有人证明它不是肌上皮。尿道周围的前列腺导管可由移行上皮被覆，导管及腺体的周围有基底膜围绕，其外为结缔组织间质包括成纤维细胞、肥大细胞、胶原、弹力组织、平滑肌细胞、血管、淋巴管和神经纤维及神经节。当BPH发生时，上述诸因素都将发生变化。

BPH的发生表现在前列腺的体积和重量的增加。Berry等的研究结果表明前列腺的平均重重力33±16 g，随着年龄的增长，其倍增时间也在延长：31~50岁，倍增需4.5年，51~70岁倍增则需超过10年。实际上70岁以上的老人前列腺重量大于100 g的只占4%。研究表明，年龄不同前列腺重量也不同，且和发育的阶段有关：快速增长期（15~30岁）前列腺重量为18.0±2.9 g，慢速增长期（31~50岁）为20.7±2.2 g，退缩期（51岁以上）为25.0±7.8 g。

前列腺的增大是腺体和间质成分增生的结果，同时伴有正常前列腺结构的扭曲和邻近结构的挤压。BPH的发生并非均匀地分布在整个前列腺，临床医师和病理学家都证实BPH首先最易发生在近端尿道周围的前列腺组织，BPH结节和囊肿的形成压迫尿道，导致尿流变细。依据McNeal的四区划分理论，BPH主要发生在移行区即精阜以上环绕近端尿道的区域，此理论应用微放射技术得到了证实。

所有的研究者都同意BPH是一种增生性疾病。前列腺的增大是由于前列腺腺体的异常增生和新的导管及腺泡结构的形成引起，并同时伴有间质的增生。有观点认为BPH最初是间质增生疾病，这是体内激素不平衡的结果，而上皮的增生是继发于间质增生的。

一、肉眼所见

增生的腺体或小或大或软或硬，这是由增生的组织中纤维平滑肌和腺体的比例不同所致。增生的结节可以挤压周围的组织形成假包膜，切面结节为灰白色、致密或囊性或有纤细的小梁状结构，如果增生是以纤维平滑肌为主，那么可以是弥漫性增生并无结节形成。

一般情况下，根据 TURP 的标本可以诊断 BPH，因为患者往往是已有尿道梗阻症状才进行手术的。而仅根据穿刺活检的标本是不能诊断 BPH 的。因为第一，很多穿刺活检标本根本取不到移行区的组织；第二，前列腺腺上皮的乳头状折叠并不是 BPH 的特异性表现，而在穿刺活检标本上，很难识别增生的结节。

在 20%~25% 的前列腺增生标本中，有小灶状的梗死，大小多为几个毫米，但大者可达 5 cm。大体上，梗死灶为黄色，边缘有出血，质地比周围组织稍实。这些伴有梗死的前列腺中的腺体往往较大，其平均直径是不伴有梗死的前列腺腺体的两倍，而且更易发生急性尿潴留和肉眼血尿。但这些症状并不是梗死所造成的，而是与较大的腺体有关。因为梗死灶往往较小，而且离尿道也较远。镜下，急性梗死的前列腺组织与周围组织有明显的界线。在梗死灶的中心为急性凝固性坏死和新鲜的出血。邻近坏死灶，为反应性上皮巢，其中细胞有显著的核仁，也可有核分裂象。在这些上皮巢的外侧，还可有更成熟些的鳞状上皮化生灶，其中细胞也可有反应性增生细胞的核特征。这些化生的鳞状上皮岛可发生囊性变，中央为细胞碎屑，但没有角化珠；细胞核可为小泡状的，可有显著的核仁，但没有异型性；这两点区别于前列腺的鳞癌。陈旧性梗死灶表现为致密的纤维性基质，基质中散在一些小的腺体。这些腺体常伴有不成熟的鳞状上皮化生。

二、显微镜所见

许多病理学家都详细描述过 BPH 的组织形态特征，组成正常前列腺的细胞成分都将发生增生。

（一）腺体及导管上皮的增生

腺体及导管上皮的增生指被覆有分泌细胞的腺泡有各种类的增生。

1.腺瘤样增生　由大量的单纯的或复合的腺组成的结节，结节内几乎没有什么间质。这些大量的密聚的腺体内，一些腺体的基底细胞层常缺失，但细胞核很小且很规整，核仁很小或没有。

2.小腺泡增生　指单纯的小腺体的增生，常位于较大的增生结节的周边，但也可以由这些增生的小腺泡组成整个结节，若增生的小腺泡围绕着导管，又称为小叶增生。这些被覆着单层细胞的密集的小腺泡很像前列腺癌，但没有核的异型性或腺体的扩散。

3. 筛状增生　指腺体及腺上皮均增生形成的筛状结构，伴有腺体的扭曲及腺体套腺体的现象。

4. 乳头状增生　最常见于前列腺尿道部。增生的腺体呈绒毛状或息肉状。增生的细胞呈柱状，基底细胞可见。

5. 萎缩后增生　萎缩的前列腺小叶其内的一些腺体呈增生状，细胞胞浆宽广、细胞核较大而深染，有人认为它是一种癌前病变。

6. 囊性增生　指被覆有分泌细胞的腺体囊性扩张，分泌细胞呈高柱状，可有小乳头形成，被认为是继发性增生，它与囊性萎缩的区别在于后者细胞呈扁平或矮立方状。

7. 基底细胞增生（basal cell hyperplasia，BCH）　见于部分 BPH 组织。BCH 可以发生于单个腺泡或一组腺泡，可以是局灶性的、小叶性的或弥漫性的。增生的细胞巢常常很小，呈实性可有小腺腔形成。多数 BCH 腔细胞常能向分泌细胞分化，可以表达 PAP 和 PSA，偶尔在细胞巢的中心可见到移行细胞或鳞状细胞的化生。

有一些病例，增生的基底细胞交织成条索状，或形成团状并围成环形，很容易和腺样囊性癌相混。

各种程度增生的基底细胞，细胞小而均一，胞浆空。核圆形或卵圆形，核仁小，偶见核分裂象。细胞巢轮廓规则，基底膜完整，有的可有玻璃样变性。间质呈增生状。极少数增生的基底细胞胞核浓染且有异型性并有明显的核仁，在没有浸润或向前列腺外生长的情况下称此种病变为非典型性基底细胞增生。

8. 移行细胞增生　常见于前列腺尿道周围的导管。

9. 内分泌—旁分泌细胞增生　暂时未见文献报道。

（二）间质增生

间质增生包括纤维组织增生、纤维平滑肌组织增生和平滑肌增生三个类别。穿插于腺泡和小叶间的纤维平滑肌间质有一些区域可以形成非腺性结节被称为间质结节（stromal nodules）；以平滑肌增生为主的结节称为肌性结节或平滑肌瘤，比较少见。间质增生可以是增生的前列腺的全部或混合性增生的一部分。

（三）非典型间质增生

非典型性基质增生（atypical stromal hyperplasia）是以具有变性外观的非典型性的基质细胞增生为特征，是一种较少见的病变。这些增生的基质细胞具有深染色质，增大的多形核。核结构不清，有核空泡，但缺乏在肿瘤性非典型增生时常见的核仁，核分裂象少见。当具有以上这些特征的基质细胞增生灶小，且局限于前列腺腺体之间，可诊断为非典型性基质增生。但当病变形成结节，范围较大时，应诊断为良性叶状肿瘤（benign phyllode tumor）。在非典型性基质增生中的腺体可为正常腺体或呈囊性扩张的腺体。

对于由平滑肌和变性的非典型性基质细胞构成的小结节，应诊断为非典型性基质结节（atypical stromal nodules）。电镜下这些结节主要呈现平滑肌细胞分化，但也有一部分具有成纤维细胞特征。

（四）间质与腺体的混合性增生

间质与腺体的混合性增生最多见，有两种类型：纤维肌腺型（又叫混合型）和纤维腺型（又叫硬化性腺病）。

纤维肌腺型即指纤维平滑肌和腺体增生交织在一起形成的结节，是成年人最多见的类型。

纤维腺型结节由增生的纤维间质和小的不规则分散的腺体组成，腺体由较厚的基底膜围绕，这些腺上皮被证明是肌上皮细胞，表达肌动蛋白（actin）、S-100 蛋白和角蛋白。

（五）BPH 中的癌前病变

较公认的前列腺癌前病变有两类：前列腺上皮内肿瘤（prostatic intraepithelial neoplasia，PIN）和非典型性腺瘤样增生（atypical adenomatous hyperplasia，AAH）。前者是指腺泡和（或）导管上皮的异常增生，也称为前列腺上皮原位癌；后者有新的腺体形成，是腺体异常增生的结果。

以前，对前列腺癌前病变有多种描述方法：上皮非典型增生（atypical epithelial hyperplasia）、腺体非典型增生（atypicalglandular hyperplasia）、

细胞异型性（cytologic atypia）、导管-腺泡异型增生（duct-acinar dysplasia）、腺体异型性（glandular atypia）、导管上皮异型增生（intraductal dysplasia）、腺体上皮异型增生（intraglandular dysplasia）和大腺泡非典型性增生（large acinaratypical hyperplasia）等，应用非常混乱。1989年国际病理学会泌尿病理分会专门为此召开会议，认为对前列腺癌前病变述以PIN和AAH最为恰当，并公布于世。

1. 前列腺上皮内肿瘤（PIN）

（1）发生率：PIN的发生在BPH和前列腺癌的标本中差异较大，前者32%（20%~72%）的病例中可见到PIN，而后者则高达73%（59%~100%）。同时，不同年龄与前列腺的不同区域PIN的发生情况也不同：McNeal和Bostwick发现50~59岁的男性因前列腺良性病变而切除的PIN检出率为45%，60~69岁则为52%，70~79岁则降为37%，80岁以上的为38%。其他作者也有类似的发现。此结果提示PIN发生的高峰年龄较前列腺癌为早，若以前列腺的分区来评定PIN的发生，则移行区PIN发生率最少为2.6%，外周区则高达68.8%，这与前列腺癌的发生情况相类似。国人前列腺PIN的发生频率低于西方国家的报道，这与我国前列腺癌的发病低不无关系。

（2）组织学诊断标准及分级标准：PIN组织学上表现为前列腺的导管上皮和腺泡上皮层次增多且拥挤，细胞大小、核大小和染色质的分布均不均一，核仁增大。分级高的PIN与浸润性癌难鉴别，区别的要点在于：PIN发生于前列腺的导管和（或）腺泡内，其周围有基底细胞层（有的不完整），且有腺腔存在。腺上皮的增生有的非常明显，可以形成筛网状结构，有时与Gleason分级的3级癌不易鉴别。免疫组织化学染色在鉴别PIN与前列腺癌上有重要应用价值，用高分子量的细胞角蛋白（Cytokeratin 5、14、15、16、19）可以特异性地标记前列腺的基底细胞，而分泌上皮不着色，用此法标记结果PIN基底细胞连续或间断存在，而癌中偶见或不见基底细胞。PIN的分级是基于组织学与细胞学特点来划分。

2. 非典型性腺瘤样增生（AAH）

（1）发生率：AAH的发生率较PIN低，因BPH而行经尿道电切的标本中，3.7%~19.6%的病例可检出AAH；而在20~40岁年龄组的尸解前列腺中检出率为15%~24%，其中有前列腺癌的尸解前列腺中AAH的检出率高达31%。

（2）诊断标准：

①组织学：增生的腺体形成界线清楚的结节；增生的腺体细胞核核仁不清楚；腺腔内棒状结晶不多见（16%），而在前列腺癌中易见（75%）；腺腔内无嗜碱性黏液；基底细胞层不完整。

②细胞学：核大小均一；核染色质均匀分布，核仁不清楚，前列腺癌的核仁清楚。

3. 前列腺癌前病变与前列腺癌　迄今为止，不但发现了癌前病变与前列腺癌分布上的相似性，而且也发现了二者的移行关系。PIN 分级越高，基底细胞缺失的概率越大，越容易发展成浸润癌；而 AAH 也有类似的表现。癌前病变可以发展成癌，但潜伏期多长仍是个未知数。

（六）BPH 的伴发病变

1. 前列腺梗死　BPH 中的病例可以见到前列腺的片状梗死。

2. 上皮化生　主要如下几种：

（1）鳞状上皮化生：是 BPH 中最常见的化生，累及前列腺的导管上皮及部分腺泡上皮。化生的鳞状上皮可有一定的异型性，属良性病变，其发生可能和感染、慢性炎症刺激、雌激素的使用及曾经做过手术有关。

（2）移行上皮化生：与鳞状上皮化生发生的部位相同，也是较多见的伴发病变。

（3）黏液上皮化生：累及前列腺导管及腺泡，不多见。

3. 慢性炎症　BPH 组织中常可见到单核淋巴细胞浸润乃至破坏腺体的现象，可能是介入性感染的结果或是对其他未知刺激物的免疫反应。最近的研究表明，免疫因素在 BPH 的发生上可能起着重要作用，因 BPH 组织中浸润的单核细胞的功能群发生了改变，抗人白细胞抗原 DR 的反应活性在白细胞和上皮细胞中的比例较高。

4. 前列腺小体与前列腺结石　较常见。

5. 萎缩　几乎每个前列腺都有不同程度的萎缩——单纯性萎缩和硬化性萎缩。前者前列腺小叶围绕着塌陷的导管，小叶内的腺体少，被覆的单层上皮呈扁平或立方状，胞浆少，胞核紧靠在一起似串珠状；后者间质硬化。BPH 中除上述两种萎缩外，还易见到囊性萎缩。

（七）腺体与间质的比例变化

良性前列腺增生为前列腺上皮和间质成分混合增生的疾病，不同的前列腺增生的组织中，上皮和间质成分的增生程度不尽相同。Bartsch 首次用体视学点计数的方法对前列腺间质、上皮、腺腔成分进行了定量分析，结果正常前列腺组织上述三种成分的体密度分别为 0.45、0.21 和 0.34；而 BPH 中则分别为 0.6、0.12 和 0.28。

BPH 和正常前列腺的间质上皮比例分别为 5∶1 和 2∶1。Shapiro 最近用计算机辅助图像分析的方法对 BPH 组织中间质和上皮的成分进行了分析，有症状 BPH 的间质、上皮和腺腔的百分比分别为 62%±1%、23%±1% 和 26%±1%，而无症状 BPH 分别为 54%±1%、21%±1% 和 25%±1%，两组的间质上皮比例分别为（4.6±0.3）∶1 和（2.7±0.1）∶1，显示临床症状与间质上皮的比例密切相关。

北京医科大学泌尿外科研究所对国人前列腺间质上皮比例也进行了研究，结果显示国人正常前列腺组织移行区和中央区间质、上皮和腺腔各自所占的面积百分比分别为 52.50%±10.39%、28.56%±6.67% 和 19.0%±4.62%，而 BPH 组织中上述三种占比例分别为 56.88%±10.18%、15.52%±3.56% 和 27.60%±9.11%，BPH 组织间质上皮的比例由正常前列腺的 1.8∶1 升至 3.7∶1，腺管腔和上皮的比例由正常前列腺的 0.7∶1 升至 1.8∶1。

三、发生及演变

许多作者研究了人类 BPH 起源和组织发生，早期的观点认为 BPH 源于前列腺尿道周围的黏膜下腺体，这些小腺体异常增生形成小结节。那么 BPH 发生是否真的起源于这些异常增生的小腺泡呢？早期的 BPH 结节是否是上皮性结节？现在的研究发现并非如此。Franks 发现 BPH 早期结节是位于前列腺尿道周围黏膜下的多中心的非腺性的纤维肌性结节。这些结节形成后，刺激邻近尿道周围的腺体增生并浸入纤维肌性结节内，便形成了间质—腺体混合性结节。结节内的腺体很容易见到，被认为是继发性入侵者，Mostofi 等的观察支持上述观点。

Moore 观察到早期结节主要发生于前列腺中叶和侧叶的尿道周围、膀胱颈与精阜之间。

北京医科大学泌尿外科研究所通过对数千例 BPH 的组织形态学观察发现，国人 BPH 发生的早期结节是位于尿道周围的间质结节，并非腺性结节。这些早期间质结节是由透明的间充质细胞组成的，这些细胞有多向分化的潜能，可分化成平滑肌细胞和成纤维细胞甚或肌纤维母细胞等，比 Franks 观察到的结节的形成还早，同时还观察到了腺体与间质结节融合的过程，但是哪些因素促使了这些早期结节的发生及发展目前尚未明了。

四、治疗后的形态学改变

（一）经尿道前列腺电切术（TURP）后

1. 肾源性腺瘤　TURP 后，经常在前列腺尿道近端见到肾源性腺瘤的发生，它是由覆有单层扁平或立方上皮的大小各异的腺管组成，间质水肿并有不同程度的炎症细胞浸润，腺上皮 PAP、PSA 染色阴性。此属良性病变。

2. 炎性假瘤　TURP 后，组织学表现为由增生的梭形细胞、各种各样的炎症细胞和血管形成界限不清的结节。超微结构显示这些梭形细胞为成纤维细胞或纤维肌母细胞。这种炎性结节有时具有侵袭性，可通过膀胱壁侵入盆腔脂肪。此病变也称为术后梭形细胞结节。结节的出现时间为术后一周到数月不等。

3. 肉芽肿性前列腺炎　TURP 后，残存的前列腺内发生的边界清楚的肉芽肿性结节。结节中心为纤维素性坏死，呈星芒状或线性，其周边为上皮样的组织细胞、淋巴细胞和巨细胞以及嗜酸粒细胞。少数病例有坏死性血管炎。大量的嗜酸粒细胞的出现并有坏死性血管炎改变的亦称之为嗜酸性肉芽肿性前列腺炎，需与过敏性肉芽肿性前列腺炎相鉴别，后者有明确的过敏原或过敏史。

（二）药物治疗后

1. 雌激素　分泌上皮萎缩、鳞状上皮化生和各种程度的基底细胞增生，可见间质纤维化。

2. 抗雄激素　弥漫性的分泌上皮的萎缩和缺失，尿道周围的前列腺导管和腺体的基底细胞可明显增生。

3. 5α-还原酶抑制剂（保列治）　未见相关组织学变化的研究报道。

（三）网状金属支架置入术后

前列腺尿道黏膜水肿、慢性炎症。黏膜呈息肉样增生可伴有黏膜上皮的局灶性增生。黏膜的炎症可累及尿道周围的腺体及前列腺导管。少数病例巨大的黏膜息肉可堵塞支架管腔，再度引起排尿困难。

（四）经尿道激光前列腺切除术后

残存的前列腺组织近尿道部可有变性、凝固性坏死，上皮分泌活性缺失，腺上皮脱落甚或部分腺体崩解，间质水肿。

（五）前列腺微波射频治疗后

尿道上皮脱落，上皮下形成带状出血、血管充血、水肿。前列腺近尿道部脱落、部分腺体崩解，间质水肿，多量慢性炎细胞浸润。电镜下腺上皮细胞器明显减少，线粒体肿胀，血管内皮细胞肿胀。

参考文献

［1］ Eble JN, Sauter G, Epstein JI, et al. World Health Organization Classification of Tumours. Pathology and Genetics of Tumours of the Urinary System and Male Genetal Organs. Lyon: IARC Press, 2002, 159-298

［2］ Epstein JI. The lower urinary tract and male genital system. In: Kumar V, Abbas A K, Fausto N, eds. Pathologic Basis of Disease, 7th ed. Philadelphia: Saunders, 2004.

［3］ Bonkhoff H, Remberger K. Morphogenetic concepts of normal and adnormal growth in the human prostate. Virchows Arch, 1998, 433: 195-202.

［4］ Epstein JI, Partin AW, Shue M, et al. Histological changes in benign prostate biopsies following longterm, finasteride therapy for benign prostatic hyperplasia. J Urol Path, 1999, 10: 87-95.

［5］ De Marzo AM, Platz EA, Epstein JI, et al. A working group classification of focal prostate atrophy lesions. Am J Surg Pathol, 2006, 30: 1281-1291.

［6］ Postma R, Schröder FH, van der Kwast TH. Atrophy in prostate needle biopsy cores and its relationship to prostate cancer incidence in screened men. Urology, 2002, 65: 745-749.

［7］ Shah R, Mucci NR, Amin A, et al. Postatrophic hyperplasia of the prostate gland: neoplastic precursor or innocent bystander? Am J Pathol, 2002, 158: 1767 1773

［8］ 蒋智铭，张惠箴，陈洁晴 . 前列腺萎缩、萎缩后增生和梗死 ——活检中易与癌混淆的三种良性病变 . 老年医学与保健， 2001, 7: 139-141.

［9］ 蒋智铭，张惠箴，戴璐 . 前列腺硬化性腺病———一种类似前列腺癌的良性病变 . 临床与实验病理学杂志， 2007, 23: 210-213.

［10］ Chuang AY, Epstein JI. Xanthoma of the prostate: a mimicker of high-grade prostate adenocarcinoma. Am J Surg Pathol, 2007, 31: 1225-1230.

［11］ McKeenney JK, Amin MB, Srigley JR, et al. Basal cell proliferations of the prostate other than usual base cell hyperplasia: a clinnicopathologic study of 23 cases, including four carcinomas, with a proposed classification. Am J Surg Pathol, 2004, 28: 1289-1298.

［12］ Gokden N, Roehl KA, Catalona WJ, et al. Highgrade prostatic intraepithilial neoplasia in needle biopsy as risk factor for detection of adenocarcinoma: current level of risk factor for dedection of adenocarcinoma: current level of risk in screening population. Urology, 2005, 65: 538-542.

［13］ 蒋智铭，张惠箴，陈洁晴，等 . 穿刺活检 100 例前列腺癌的形态学观察 . 中华病理学杂志， 2000, 29: 272-275.

［14］ Bostwick DG, Qian J, Ramnani DM. Immunohistochemistry of the prostate and bladder, testis and renal tumors. In: Dabbs D J, ed . Diagnostic Immunohistochenmistry. Philadelial: Churchill Livingstone, 2002,407-433.

［15］ Tran TT, Sengupta E, Yang XJ. Prostatic foamy gland carcinoma with aggressive behavior: clinicopathologic, immunohistochenmical, and ultrastructural analysis. Am J Surg Pathol, 2001, 25: 618-623.

第二篇

良性前列腺增生的临床表现与评估

第六章　良性前列腺增生的临床表现

陈玢屾　李云龙

良性前列腺增生多在正常男性 50 岁以后开始出现症状，在疾病初期，症状可间歇出现，以储尿期症状为主，随着病程进展，以排尿困难为主的排尿期症状群逐渐加重。

前列腺增生组织由于体积变大，对尿道形成机械性压迫，并在解剖上造成后尿道的延长，从而导致膀胱出口阻力增加，引起下尿路梗阻。其引起的症状可概括为储尿期症状、排尿期症状、排尿后症状以及梗阻并发症。由于病程进展缓慢，膀胱的代偿功能较强，所以临床常常难以明确起病时间。

储尿期症状　主要包括尿频、夜尿增多、尿急、尿失禁。夜尿次数增多通常是最早出现的症状，患者常主诉 2 次以上的夜间排尿，随后白天也可出现排尿次数增多，每次尿量却并不多。当前列腺组织进一步增生，膀胱出口梗阻达到一定程度后，由于膀胱逼尿肌不稳定收缩，患者可出现尿急、尿痛，严重者出现急迫性尿失禁。当病变进展至膀胱逼尿肌失代偿阶段后，患者每次排尿膀胱内尿液都不能排空，膀胱有效容量减少，尿频症状加剧。此阶段容易出现膀胱过度充盈，当膀胱内压力超过尿道阻力，尿液不自主地从尿道溢出，称为充盈性尿失禁。

排尿期症状　此期症状主要包括排尿踌躇、费力以及间断排尿。排尿困难的程度取决于膀胱出口梗阻程度和膀胱逼尿肌功能状态。最开始表现为有尿意时不能立刻排出，需要等待片刻后才能排出尿液，称为排尿踌躇。排尿费力是指随着病程的进展，梗阻程度的加重，尿线逐渐变细，无力，射程短，患者必须增加腹压来排尿，由于呼吸运动会使腹压随之增减，因而出现间断排尿现象。当膀胱功能进一步受损，逼尿肌无力时排尿困难更为严重。

排尿后症状　主要表现为尿不尽感、尿后滴沥等。尿不尽感、残余尿增多是膀胱逼尿肌失代偿的结果。

梗阻并发症　前列腺的梗阻并发症包括血尿、泌尿系感染、膀胱结石、肾功能损害等。

血尿　前列腺增生组织血管丰富，膀胱收缩时牵拉、膀胱镜检查、金属导尿管导尿、急性尿潴留导尿时膀胱突然减压均可以引起镜下或肉眼血尿。

泌尿系感染　尿潴留常导致泌尿系感染，感染后可出现尿急、尿频等膀胱刺激症状，且伴有尿痛。继发上尿路感染时，可有腰痛、发热等全身中毒症状。无尿路感染症状的患者，尿中也可见较多白细胞。手术前应注意治疗泌尿系感染。

膀胱结石　前列腺增生引起下尿路梗阻，当膀胱存在较多残余尿时，尿液长期停留在膀胱内，可逐渐结晶形成结石。有膀胱结石的患者，可出现尿线中断，排尿末疼痛，改变体位后继续排尿的表现。

肾功能损害　前列腺重度增生的患者，由于输尿管反流、肾积水致使肾功能损害，患者常以食欲不振、贫血、血压升高就诊。因此，对老年男性不明原因的肾功能不全症状，应排除前列腺增生的可能。

其他　长期下尿路梗阻，可出现因膀胱憩室充盈所致的下腹部包块或肾积水引起的上腹部包块。长期依靠增加腹压帮助排尿可引起疝、痔和脱肛。

第七章 良性前列腺增生的评估和鉴别诊断

李云龙

以下尿路症状为主诉就诊的 50 岁以上男性患者，首先应考虑良性前列腺增生可能，为明确诊断，需做以下评估。

（一）病史回顾

病史询问是良性前列腺增生诊断的一个重要部分。病史询问除了解患者的主要症状程度、持续事件、其他伴随症状外，更应该注重询问能区分患者下尿路症状是由前列腺增生引起还是来其他病因的相关病史。在询问病史的过程中，临床医师常用 IPSS 评分和 QOL 评分来评估患者的症状程度和生活质量，国际前列腺症状评分（IPSS）是临床通常采用的前列腺增生症状评分（见表 7-1）。IPSS 共评估男性过去 1 个月与排尿症状（尿流无力、排尿踌躇、尿不尽感、排尿费力）和储存症状（尿频、夜尿增多、尿急）相关的 7 个症状。IPSS 对这些症状从 0 到 5 进行评分，症状越重评分越高，评分最高总和为 35 分。分数为 0 则表示没有 BPH 症状。根据 IPSS 量表，评分 1~7 为轻度症状，评分 8~19 为中度症状，评分 20 以上为严重症状。

表 7-1 国际前列腺症状评分（IPSS）

在过去 1 个月，您是否有以下症状？	没有	在 5 次中少于 1 次	少于半数	大约半数	多于半数	几乎每次
①是否经常有尿不尽感？	0	1	2	3	4	5
②是否曾经有间断性排尿？	0	1	2	3	4	5
③是否曾经有尿线变细现象？	0	1	2	3	4	5
④是否需要用力及使劲才能开始排尿？	0	1	2	3	4	5
⑤两次排尿间隔是否经常小于 2 小时？	0	1	2	3	4	5
⑥是否有排尿不能等待现象？	0	1	2	3	4	5

（续表）

在过去1个月，您是否有以下症状？	没有	在5次中少于1次	少于半数	大约半数	多于半数	几乎每次
⑦从入睡到早起一般需要起来排尿几次？	没有	1次	2次	3次	4次	5次或以上

生活质量评分（QOL）：QOL 评分是了解患者对其目前下尿路症状的主观感受，主要关心是前列腺增生患者受下尿路症状困扰的程度及是否能忍受（见表 7-2）。

表 7-2　生活质量评分（QOL）

	高兴	满意	大致满意	还可以	不太满意	苦恼	很糟
如果在您今后的生活中始终伴有现在的排尿症状，您认为如何？	0	1	2	3	4	5	6
生活质量评分（QOL）=							

　　虽然良性前列腺增生是年龄超过 50 岁的男性下尿路症状最可能的原因，但是也应注意鉴别其他造成下尿路症状的病因。比如充血性心力衰竭由于夜间平卧以及迷走兴奋可能会引起明显的夜尿增多。糖尿病由于渗透性利尿可能会引起尿频以及膀胱自主神经病变相关的一些症状。神经系统的障碍，比如帕金森病、颅脑肿瘤、多发性硬化、脊髓疾病、周围性神经病等，则可能导致神经源性膀胱的发生，从而出现相应的下尿路症状。

　　对于患者的服药史也要注意。患者可能因服用药物或者劳累、上呼吸道感染等诱发或加重下尿路症状。α-肾上腺素激动剂如阿托品能使膀胱颈及前列腺平滑肌收缩来增加膀胱出口阻力；抗胆碱能药物和钙通道阻滞剂能松弛膀胱颈阻止膀胱排空；利尿剂能引起尿频。这些在询问病史过程中都应该涉及。

　　患者下尿道的解剖学异常，如尿道狭窄或膀胱颈挛缩，也可能导致下尿路梗阻。特别是有过下尿路操作或手术史、阴茎或会阴创伤史或复发性传播感染的有既往病史的患者。血尿症状非独前列腺增生特有，除了考虑可能与继发疾病有关，也可能与下尿路恶性肿瘤有关。一些膀胱癌患者，初期也可以表现为下尿路症状，临床工作中需要加以鉴别，以免误诊，造成病情延误。

（二）体格检查

对于考虑前列腺增生诊断的患者，除了常规体格检查，还应进行直肠指检（DRE）以及相关的神经系统检查。由于 DRE 可能会对 PSA 检验值有一定的干扰，故常在抽血检验 PSA 之后进行。DRE 可以采用膝胸位、侧卧位或直立弯腰位进行。进行 DRE 之前，应向患者交代检查的目的和方法，让患者处于放松状态配合检查。通过直肠指检能粗略估算出前列腺的大小，但是无法评估前列腺是否突向膀胱及突出程度。良性前列腺增生通常可通过 DRE 触及体积增大、表面光滑、中央沟变浅的前列腺，质地较韧。如触及前列腺质地坚硬，形状不对称，表面不光滑甚至触及硬结等，应警惕前列腺癌的可能。此外，直肠指检发现肛门括约肌张力异常，可能提示潜在的神经源性膀胱的可能。此时就应该进行一些相关的神经系统检查，比如下肢感觉、运动以及神经反射的检查。以此来进一步评估是神经源性膀胱或者是非神经源性膀胱的下尿路梗阻症状。

（三）实验室检查

1. 尿液分析　有下尿路梗阻症状的患者应该常规行尿液检查，检查是否有脓尿、血尿或者糖尿。脓尿常提示尿路感染，常需进一步行尿液培养并行抗生素治疗。导致反复尿路感染的前列腺增生通常需要更为积极的治疗。血尿（包括肉眼和镜下血尿）的发现，常需要进一步检查，以排除泌尿系肿瘤。葡萄糖尿可提示糖尿病，近年来有研究表明糖尿病可能在前列腺增生的发生发展中扮演重要作用。

2. 血肌酐　在有下尿路梗阻症状的患者的初步评估中，可通过测定血清肌酐值以判断有无肾功能不全。

3. 前列腺特异抗原（PSA）　血清 PSA 是前列腺癌的筛查项目。有研究表明，PSA 作为一项危险因素可以预测 BPH 的临床进展，从而指导治疗方法的选择。血清 PSA>1.6 ng/mL 的 BPH 患者发生临床进展的可能性更大，PSA>4 ng/mL 的患者不能排除前列腺癌可能，常需进一步检查。

4. 尿细胞学检查　尿细胞学检查可考虑用于那些具有难于治疗的刺激性症状、具有膀胱癌危险因子（例如吸烟、职业暴露于工业化学品）并有病史的患者。显微镜下或肉眼血尿。

（四）泌尿系超声检查

前列腺的超声检查可以经腹壁或经直肠途径进行。经腹壁超声操作较简便，但常需患者充盈膀胱以获得较好的观察效果。经直肠超声虽然操作略复杂，但可以获得更准确的检查结果。超声检查能够比 DRE 检查估计更为准确的前列腺大小，这对于后续治疗方案的选择有指导意义。通常前列腺体积估算公式为：前列腺体积 =0.52 × 前列腺三个径的乘积。一般超声测定下前列腺体积大于 20 mL，才能诊断前列腺增生，大于 31 mL 的 BPH 患者发生临床进展的可能性更大。此外，超声检查还可探及膀胱、精囊以及上尿路，了解有无膀胱小梁小室、膀胱憩室、膀胱结石形成，测量残余尿量、上尿路积水扩展程度等。

（五）残余尿测定

残余尿是用以了解患者排空膀胱程度的值。通过超声或简单的插管来测量。残余尿量增加可能常反映膀胱出口梗阻（BOO），但不能排除逼尿肌衰竭或者不活动。即残余尿的存在不能用于诊断膀胱出口梗阻。残余尿提供了一种无创而简单的工具了解下尿路梗阻程度。

（六）尿流率检查

尿流率是指单位时间内排出的尿量。通常测定最大尿流率以及平均尿流率。最大尿流率低于 15 mL/s，常提示良性前列腺增生引起的膀胱出口梗阻，同样这也并不能鉴别膀胱逼尿肌无力以及神经源性膀胱，还需要进一步的尿动力学检查来明确。

（七）尿道膀胱镜检查

有镜下或肉眼血尿、尿道狭窄或膀胱癌病史的患者，出现下尿路症状时，应在诊断评估期间考虑进行尿道膀胱镜检查。

（八）排尿日记

让患者每日记录自己的排尿次数、排尿时间、每次尿量、伴随排尿的症状、饮水量等。一般连续记录 5~7 天。对以夜尿为主的下尿路症状患者，排尿日记很有价值，有助于鉴别夜间多尿和饮水过量，排尿次数是白天多还是晚上多。

鉴别诊断：

（1）膀胱颈挛缩：通常发病年龄较前列腺增生较小，40~50岁常见。患者下尿路梗阻症状明显，直肠指检及超声检查前列腺不大。膀胱颈挛缩常继发于膀胱的炎症改变。膀胱镜检查时，可发现膀胱颈明显抬高，尿道前列腺部无挤压变形，尿道内口缩小，可明确诊断。

（2）前列腺癌：发病年龄较大，以下尿路梗阻症状就诊时，多数已处于晚期。血清 PSA（前列腺特异性抗原）升高，多 >10.0 ng/mL。直肠指检前列腺表面不光滑，可触及结节。必要时可行 B 超引导下前列腺穿刺活检明确诊断。

（3）神经源性膀胱：发病年龄跨度较大，症状上与前列腺增生很难鉴别。有以膀胱刺激症状为主的，也有以排尿梗阻症状明显的患者。不过，神经源性膀胱患者多有明显的神经损害病史、体征，往往伴有下肢感觉、运动障碍、肛门括约肌张力异常和反射消失。需详细询问相关病史以及仔细的神经系统查体。确诊依赖于神经系统检查和尿流动力学检查。

（4）尿道狭窄：应仔细询问病史，了解有无盆腔手术史、骨盆骨折史、尿道骑跨伤、尿道炎症、尿道内器械操作史等病史，确诊需行尿道造影及尿道膀胱镜检查。

（5）膀胱癌：发病年龄较大，常以间歇性全程无痛性肉眼血尿就诊，肿瘤位于侵及膀胱颈口或者堵塞膀胱颈口时，可有明显的下尿路梗阻症状。确诊依靠膀胱镜检查。

（6）膀胱结石：症状以排尿中断为主，常并发尿痛、血尿，可行 X 线、B 超、膀胱镜等检查明确诊断。

第八章 尿动力学检查在前列腺增生诊治中的应用

瞿创予　汪东亚　尹海龙

第一节　尿动力学检查概述

尿动力学（urodynamics）是指利用流体力学及电生理学的基本原理和方法研究排尿功能障碍机制、类型及其处理的一门亚学科。常规全套检查采用项目有非侵入性的尿流率测定，及带有微创性质的贮尿期膀胱压力容积测定、排尿期压力流率测定、尿道压力分布测定及配合贮尿期和排尿期的括约肌肌电图测定；常规测定外还有影像尿动力学、动态尿动力学检查。检查前必须充分了解病史及必要的临床检查结果，对于尿动力学检查结果，必须有分析的态度，必要时重复检查。不能复制出病人日常表现的结果不能用于诊断，未记录出某种异常不能否定其存在。当然并非每一种异常均有临床意义，但也不能随便斥之为"赝象"，随科技进步以往无所谓的可能提示新的功能异常。

对泌尿外科医生的要求是对患者选择最合适的检查。最需要全面尿动力学检查的下尿路功能障碍：尿失禁、膀胱出口梗阻、神经源性膀胱、儿童排尿功能紊乱及尿失禁。

前列腺增生的诊治中尿动力学不是必行的选项，而是在以下情况下的选项：在药物治疗观察期，如用 α-肾上腺素能受体阻滞剂、β-肾上腺素能受体激动剂、毒蕈碱胆碱能受体阻滞剂、γ-氨基羟丁酸能受体激动剂等无效，考虑手术或其他手段时；伴有或疑有神经性疾患，如多发性硬化、多系统萎缩、糖尿病、正常脑压性脑积水、脊髓栓系、脊柱后纵韧带骨化等；常规介入性处理，如手术、微波治疗、激光治疗等处理无效；泌尿生殖系统检查疑有子宫肌瘤、膀胱肿瘤、膀胱憩室、尿道憩室者尿动力学非为首选，但如已行尿动力学检查而仍未奏效者应考虑除外这些疾患。1995 年美国泌尿外科医生选择对前列腺增生术前常规全套尿动力学的仅占 11%，而到 2014 年，对 3491 例新发 BPH 病例的初期评价选择全套尿动力学的仅占 5.4%。术前未检查并不代表以后也未行尿动力学检查，尤其是出现并发症后。当然，也不能否定笔者对有膀胱出口梗阻症状中老年男性及成年女性下尿路症状者术前行全套尿动力学检查的实践（图 8-1）。

（一）尿流率

尿流率测定是指利用尿流计测定的尿流率和尿流曲线模式。尿流率是指单位时间内通过尿道口排出的尿量，单位为 mL/s。获得参数有最大尿流率（Q_{max}）、平均尿流率、排尿时间及尿量。尿流率模式大致包括：正常尿流率曲线、低平尿流率曲线、梗阻性尿流率曲线或间断排尿尿流率曲线。单纯根据尿流率曲线难以区别膀胱出口梗阻或逼尿肌弱动，但临床经验丰富者会对其有总体判断（图 8-2）。

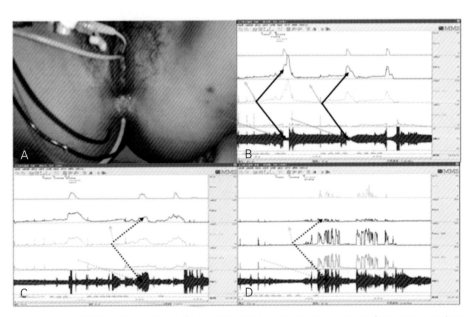

图 8-1　长征医院 CMG-PFS-EMG 检查模式及主要改变类型。逼尿肌和括约肌功能障碍的基本类型：A. 女性检查时膀胱测压和灌注导管、腹腔压测压管和针灸针电极放置；B. 逼尿肌过动；C. 括约肌过动；D. 逼尿肌弱动症

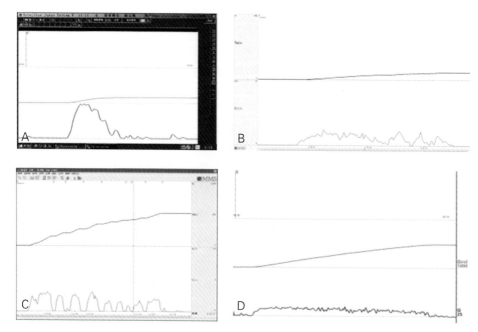

图 8-2　正常和异常尿流率曲线。A.正常尿流率曲线；B.梗阻性尿流率曲线；C.间断性尿流率曲线；D.低平尿流率曲线

（二）贮尿期膀胱压力容积（CMG）及排尿期压力—流率分析（PFS），配合同步肌电图（EMG）测定，一般合称 CMG-PFS-EMG

膀胱压力容积测定（CMG）是用人工的方法将膀胱充盈，观察贮尿期膀胱容量与压力变化的相互关系和排尿期膀胱压力的变化。而漏尿点压力（LPP）测定是 CMG 过程中的一个项目。顺应性：膀胱容量增加与逼尿肌压力增加的比值，即升高单位逼尿肌压力（cmH_2O）所需灌注的液体量（mL），膀胱顺应性的正常值为大于 20 mL/cmH_2O。CMG 之后即测定排尿期逼尿肌压力和尿流率（PFS），并分析二者之间的相关性以确定尿道阻力。同步的 EMG 即显示外括约肌电位曲线。PFS 的曲线再采用不同版本的列线图去除时间因素将逼尿肌压力和尿流率连续数值进行 X-Y 转换，直观地显示曲线所在区域，对出口梗阻进行形象的显示，如位于梗阻区、非梗阻区或可疑区。

贮尿和排尿期测定可发现以下异常：感觉功能减退，功能性膀胱容量小于正常，逼尿肌不稳定，或曰逼尿肌过动，逼尿肌无反射，收缩力低下或逼尿肌弱动，低顺应性，逼尿肌反射亢进伴收缩力低下（DHIC，detrusor hyperreflexia with impaired contractility），膀胱出口梗阻，压力性尿失禁等。

漏尿点压（LPP）测定：尿流从尿道口流出时的膀胱或逼尿肌压力，是在 CMG 检查时肉眼观察尿道外口，并同时标记后获得。分为两类：膀胱漏尿点压或逼尿肌漏尿点压（BLPP 或 DLPP），其膀胱压升高的原因是因为逼尿肌压升高；腹压漏尿点压（ALPP 或 VLPP），其膀胱压升高的原因是腹压升高。DLPP 的升高有上尿路损害的潜在危险，无论膀胱输尿管反流是否存在，DLPP ≥ 40 cmH$_2$O 是造成上尿路损害的临界压力，其时的膀胱容量为膀胱安全容量，自家导尿患者导尿前排尿量加导出尿量最好不要超过该值。DLPP 增高对下尿路梗阻有参考意义，而 VLPP 可量化尿道括约肌的关闭功能，VLPP 越低，尿道括约肌关闭功能越差。VLPP 还用于区分压力性尿失禁的原因：VLPP<60 cmH$_2$O，表示尿道括约肌关闭功能严重受损，属于内源性括约肌功能缺陷（ISD，intrinsic sphincter deficiency），ISD 的另一个指标是尿道压力分布测定（UPP）的最大尿道闭合压（MUCP）<20 cmH$_2$O，而 ISD 最直观的指标是在 CMG 某时段发现 EMG 的"无抑制性括约肌松弛，uninhibited sphincter relaxation"、不稳定尿道或括约肌弱动，但实际上极难获得，难以应用。VLPP>90 cmH$_2$O 表示尿道过度移动，又称尿动力性压力性尿失禁，以往称为"真性压力性尿失禁"现已废除，VLPP 在 60~90 cmH$_2$O 间，表示两种原因皆有，属于混合性压力性尿失禁。

同步测定 EMG，可最直观显示尿道外括约肌在贮尿期的紧张收缩和排尿期的松弛。逼尿肌和括约肌凡是在该紧张收缩时不能实现即称为弱动，而在该松弛时不松弛，即为过动，如逼尿肌过动、逼尿肌弱动、括约肌过动、括约肌弱动，前已述后者极难获得。排尿活动是膀胱逼尿肌和尿道括约肌协同合作的过程，括约肌功能表达要借助 EMG，采用肛门括约肌 EMG 可替代尿道括约肌 EMG，EMG 获取有贴膜、针刺两种手段，后者是直接摄取 EMG 信号的，笔者曾用的针刺传感器有单针同心传感器、丝状电极传感器、注射针导丝状传感器及针灸针传感器，效果以后者最佳、最便利，无论排尿期的括约肌协调或过动均能良好显示。衡量逼尿肌与外括约肌协调程度可采用一个 EMG 计量指标 –TL 值，由笔者于 2007 年提出，其含义是外括约肌电位（单位 μV）在排尿前（此时应该紧张，tense）与在最大尿流率时（此时应该松弛，loose）比率（T/L 比率，T/L ratio）的常用对数，正常人为正值，失调者为负值，该值升高表示协调程度改善，如此可以充分数字化利用 EMG 检查的信息，原来只有是否失调的定性描述，如今可以定量描述逼尿肌外括约肌的和谐程度（图 8-3）。

有良好的 EMG 描记，使排尿时逼尿肌收缩及括约肌松弛的时间点可以探讨，孰先孰后？理论上讲括约肌松弛在先，逼尿肌收缩在后，一般而论二者的时间差可以忽略不计，但随经验积累，此时间差过大即有临床意义。时间差的数值、意义及其处理都值得研究，可能开辟一个新的领域。儿科文献中有"EMG lag time"（EMG 拖沓时间）的指标，括约肌松弛多时才见逼尿肌收缩发起，是为"EMG 松弛提前"，作者采用的是膀胱不插管的同步尿流率 EMG 测定，笔者在全套尿动力学检查中也见到此种表现，视之为逼尿肌弱动的表现之一。在此贮尿期和排尿期的转化时段，逼尿肌可以收缩、尿道横纹肌括约肌能够松弛，为何逼尿肌收缩延迟出现，推其原委，可能与尿道平滑肌括约肌痉挛或过动有关，用 α-肾上腺素能受体阻滞剂处理应有效果。在某些排尿困难而前列腺不大患者，见到过"EMG 松弛滞后"的表现，逼尿肌收缩要发起了，肌电图增强且腹肌用力，提示尿道松弛不出现，一旦肌电图松弛出现，逼尿肌收缩呈持续态且腹肌用力立刻消失，并无出口梗阻存在，按括约肌过动处理，服用巴氯芬马上见效（图 8-3~ 图 8-8）。

良好的 EMG 描记可以部分替代影像尿动力学，唯一不能显示的是是否存在膀胱输尿管反流，但后者也并非一定要用影像尿动力学显示。

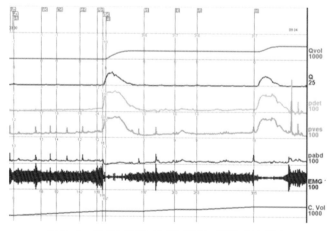

图 8-3　CMG-PFS-EMG 测定，连续 2 次测定

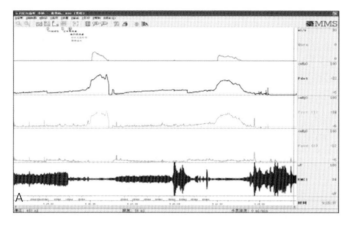

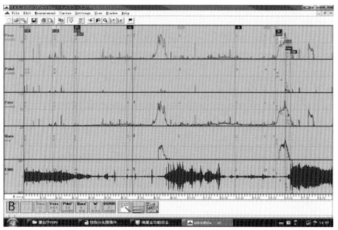

图 8-4　肌电图松弛提前

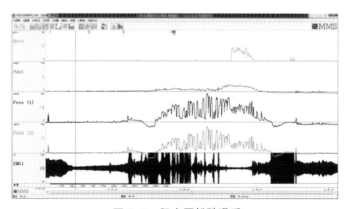

图 8-5　肌电图松弛滞后

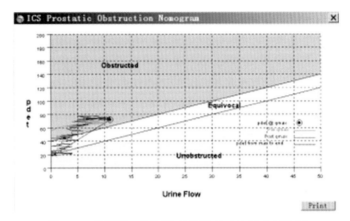

图 8-6　膀胱出口梗阻患者 PFS 的 AG 图或 ICS 图

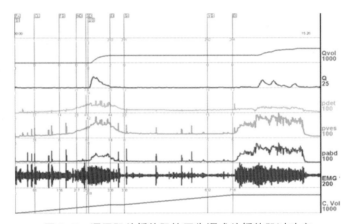

图 8-7　逼尿肌外括约肌协同失调或外括约肌过动症

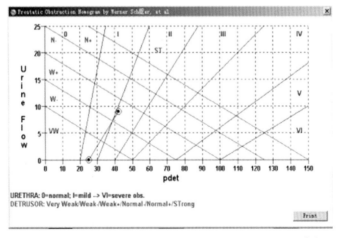

图 8-8　Schaefer 直线被动尿道阻力关系（Lin-PURR）列线图

（三）尿道压力分布测定（UPP）

UPP 利用恒速向外牵引测压导管，并配合适当的恒速灌注，以膀胱压力为对照值，获得全尿道各点的连续性压力曲线，即尿道压力分布图。测压导管：一般选用 F9 号单腔侧面开孔导管，另外置入 F8 膀胱测压管作为对照；也可采用双腔导管，其膀胱支和尿道支相隔 5~10 cm，前者位于导管顶端。此外，近年气导、光导的测压导管已进入临床使用，不需液性介质灌注。一般采用液性介质，多数用生理盐水，灌注速度为 2~10 mL/min。导管牵引速度一般为 1 mm/sec。主要指标为最大尿道关闭压（MUCP）、功能性尿道长度（FPL）及控制带长度。前列腺增生的主要 UPP 指标是 FPL 延长、UPP 呈现双峰状、MUCP 增高等。UPP 之 FPL 是尿动力学检查中唯一显示解剖学参数的手段，FPL 与 B 超等影像学指标应该高度相关（图 8-9，图 8-10）。

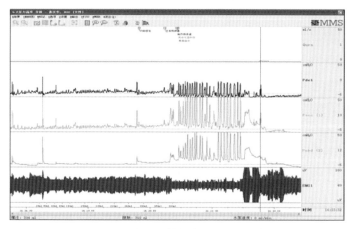

图 8-9　逼尿肌弱动的剑锋状腹肌用力及外括约肌协调

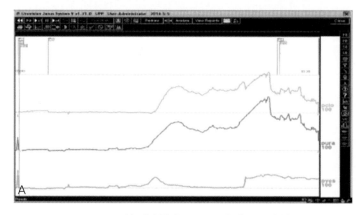

图 8-10　前列腺增生的 UPP 曲线呈双峰状

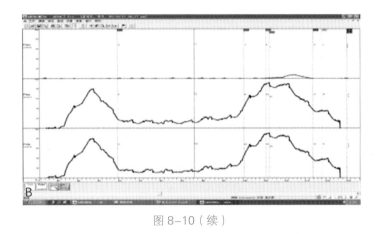

图 8-10（续）

（四）影像尿动力学

影像尿动力学是在贮尿期和排尿期检查时同步动态显示膀胱尿道影像学变化，将形态学和功能学发现有机结合，诊断下尿路功能性疾患。适应于采用以常规全套尿动力学不能明确诊断的下尿路功能障碍性疾病。采用 X 线同步透视显像及数字式同步储存的尿动力学检查仪及带有特殊座椅的 X 线或 B 超膀胱镜检查台。患者取坐位或立位，右斜 45°，以便显示尿道。灌注液为含 15% 泛影葡胺及庆大霉素的生理盐水，灌注速度为 50~100 mL/min。膀胱测压导管为 F7.5 双腔导管，直肠测压导管为气囊导管。放置肛门外括约肌 EMG 检测装置及各种灌注测压装置，行 CMG-PFS-EMG 测定，同时进行动态 X 线透视，其图像在显示屏上同步显示。根据 PFS 及影像结果判断有无膀胱出口梗阻；注意充盈期有无膀胱输尿管反流、其时膀胱压水平、是高压反流还是低压反流、膀胱底部是否抬高、关闭是否良好、有无漏尿；注意排尿期起步压的大小，尿流率接近最大时后尿道开放情况，开放不良在膀胱颈部、近侧还是远侧后尿道。影像尿动力学检查术能了解患者逼尿肌的功能状态，同步观察膀胱尿道的形态变化，将膀胱尿道功能与其解剖结构的改变有机地结合在一起，从而对下尿路梗阻进行准确的定位。对尿道吻合或成型术后排尿功能恢复不良者，如尿道扩张顺利而拔管后不能排尿，应行影像尿动力学检查观察是否存在尿道瓣膜样物或与假道吻合。影像尿动力学能确定近或远段尿道括约肌的协同失调，有无膀胱输尿管反流或膀胱憩室存在。此外，尚能显示结石、瘘管、反流等病理改变。

第二节　前列腺增生尿动力学模式及其分布

尿动力学模式（urodynamic pattern or model）参照国际儿童尿控协会制订的《儿童非神经源性排尿功能障碍指南》（1997 年版），可分为逼尿肌括约肌功能正常、逼尿肌过动（OAB）、括约肌过动（失调性排尿、非神经源性神经源性排尿功能障碍）、逼尿肌弱动（懒膀胱）。如再加上逼尿肌过动/括约肌过动，合计 5 种，适合于神经和非神经源性排尿功能障碍。尿动力学模式分析较之常用的尿动力学参数应该更有全面性。神经源性的排尿功能障碍的尿动力学模式是 1997 年由 Madersbacher H 提出的，为欧洲泌尿协会《神经源性排尿功能障碍指南》（2008 年版）采纳，按照尿动力学检查贮尿期和排尿期逼尿肌和尿道括约肌的功能，两种功能成分均有过动、正常和弱动 3 种功能态，简称过动、正常和弱动，组合后合计 9 种亚类，该分类法将逼尿肌括约肌均正常 1 种删除后即为 8 种。笔者总结上海长征医院一万多例用针式肌电图描记的尿动力学经验，认为所谓的括约肌弱动是难以用尿动力学肌电图检出的，该删除（其出现在压力性尿失禁，即为内源性括约肌功能缺陷 ISD，诊断指标是 MUCP<20 cmH$_2$O 或 VLPP<60 cmH$_2$O），逼尿肌弱动伴括约肌正常或过动可合为 1 类，逼尿肌括约肌正常 1 类该纳入，合计 5 种，此分类法适用于神经源性和非神经源性排尿功能障碍，是为改良 Madersbacher H 分类法，意见发表于 2016 年。按此改良分类法，对有非神经源性下尿路症状的成年女性 3 265 例（2002—2014 年）行全套尿动力学检查后，逼尿肌括约肌功能正常 927 例（28.4%）、逼尿肌弱动 651 例（19.9%）、单纯逼尿肌过动 678 例（20.8%）、逼尿肌括约肌均过动 320 例（9.8%）、单纯括约肌过动 689 例（21.1%）（表 8–1，图 8–11）。

表 8–1　非神经源性下尿路功能障碍患者尿动力学模式分布

作者，杂志，发表年	逼尿肌括约肌功能正常	单纯逼尿肌过动	逼尿肌括约肌均过动	单纯括约肌过动	逼尿肌弱动
小儿，男/女 =524/476，1 000 例，Hoebeke PE 等，BJU Int，2001	62 例 6.2%	582 例 58.2%	?	316 例 31.6%	40 例 4.0%

（续表）

作者，杂志，发表年	逼尿肌括约肌功能正常	单纯逼尿肌过动	逼尿肌括约肌均过动	单纯括约肌过动	逼尿肌弱动
成年女性，3265例，Qu CY 等，Asia JU，2016	927 例 28.4%	678 例 20.8%	320 例 9.8%	689 例 21.1%	651 例 19.9%

在 2016 年 Powell 提出一种按解剖部位及病因的神经性膀胱的分类法，作者评价 Madersbacher 的尿动力学模式时认为其缺点是没有考虑病因，也没有考虑横纹肌括约肌和平滑肌括约肌功能障碍的区别。其实 Madersbacher H 的尿动力学模式分类在欧洲泌尿协会的单行本上是有的，而在正式发表时删除了。可能原因是同样的异常可出现在不同的脊髓节段，而同一节段可出现

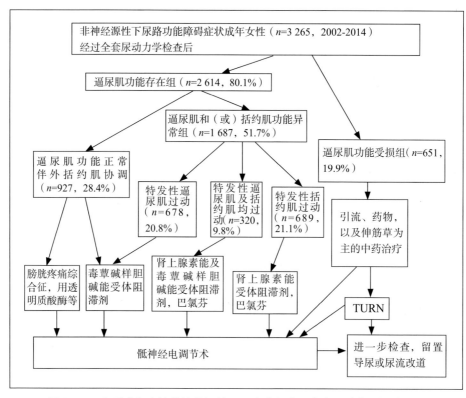

图 8-11　中国成年女性非神经源性下尿路功能障碍患者尿动力学模式分布

多种异常。从治疗学的角度分析，定位的重要性不如功能类型分析，且功能异常出现一般早于定位病变的出现。神经和非神经源性排尿功能障碍不是非此即彼般泾渭分明的，而是存在亦此亦彼的模糊地带，某些非神经源性下尿路功能障碍的病因经随访可能属于神经源性的。

尿动力学模式的使用对下尿路功能障碍的诊断和随访具有理论和实践的双重意义。针对下尿路功能障碍和疼痛的新治疗技术不断出现，如骶神经电调节、冲击波治疗技术、脊柱缩短术、神经反射弧重建术、神经吻合术、针对逼尿肌弱动症的膀胱颈电切术等，术后主观症状改善固然令人喜悦，但术后的模式和术前比较，如逼尿肌功能恢复、括约肌协调实现、顺应性增加，数字化的影像数据岂不更能鼓励同道采纳新技术？（图 8-12）

前列腺增生、良性前列腺增大和良性前列腺梗阻三者互有联系，但又有

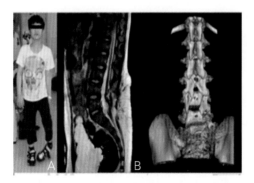
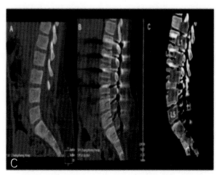
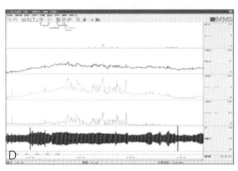
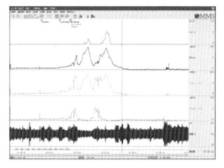

图 8-12　小儿栓系综合征患者接受脊柱缩短术后 1 年逼尿肌及括约肌功能恢复。A. 术前外观及影像学资料；B. 脊柱缩短术及前后比较；C. 术前检查，逼尿肌弱动、低顺应性及外括约肌过动；D. 术后 1 年复查，逼尿肌括约肌功能恢复正常，顺应性正常

区别，行全套尿动力学检查后方可对患者有个性化的分析。举例说明，有的前列腺略增大，但其梗阻程度甚重，而有的前列腺增大明显，然而其梗阻程度颇轻。大致地讲，男性老年有下尿路症状群表现者除膀胱出口梗阻外，还有膀胱、尿道的功能性障碍存在，如逼尿肌过动症、逼尿肌弱动症、括约肌过动症。除了前列腺增生的器质性因素外，其他可能产生症状的因素有：逼尿肌的收缩力、膀胱壁的顺应性、膀胱颈平滑肌括约肌和横纹肌括约肌的功能，以及下尿路器官诸如胶原蛋白和弹性蛋白类型等间质因素。

前列腺增生患者的尿动力学模式研究，除逼尿肌、括约肌的功能异常外，还要考虑逼尿肌顺应性和出口梗阻。笔者对中老年男性有疑似膀胱出口梗阻为主下尿路症状的 1 984 例（2002—2013 年）行全套尿动力学检查后发现逼尿肌功能正常的 1 673 例，约占 84.3%，逼尿肌功能可能受损的 311 例，约占 15.7%。尿动力学模式可分为 7 类（A–G），具体如下：逼尿肌功能正常者可疑或轻度梗阻者 217 例（11%），典型膀胱出口梗阻者 1 456 例（73.3%）；逼尿肌功能正常者可疑或轻度梗阻者包括逼尿肌括约肌协调伴或不伴逼尿肌过动 158 例（8%）属于 A 类、括约肌过动 59 例（3%）属于 B 类，典型膀胱出口梗阻者包括正常顺应性 1336 例（67.3%），低顺应性 120 例（6%）属于 E 类，正常顺应性的进一步分为伴逼尿肌括约肌协调 1059 例（53.3%）属于 C 类，伴括约肌过动 277 例（14%）属于 D 类。逼尿肌功能可能受损者伴低顺应性 93 例（4.7%）属于 F 类，伴正常顺应性 218 例（11%）属于 G 组。

对 A、B 类可先用药物治疗观效，无效者再考虑介入性处理；对 C、D、E 类手术治疗效果佳，尤其是 E 类者手术处理不应推迟，如不手术，逼尿肌功能进行性减退；对 F、G 类的处理要慎重，按逼尿肌弱动中西医结合方案带管 6~8 周，有可能令逼尿肌功能恢复，而逼尿肌功能不恢复者手术效果不确定（图 8–13，图 8–14）。

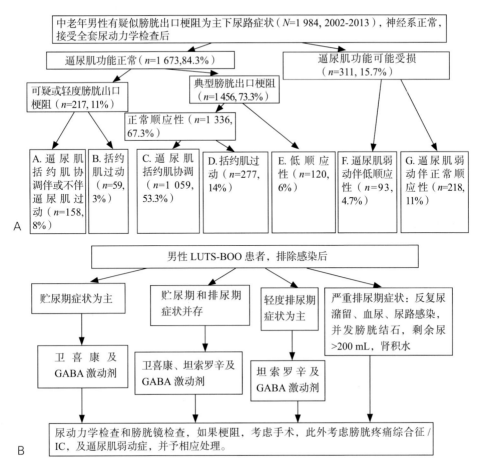

图 8-13　中老年男性拟诊出口梗阻患者的尿动力学模式图（A）及 Urology 编者建议增加的处理路线图（B）

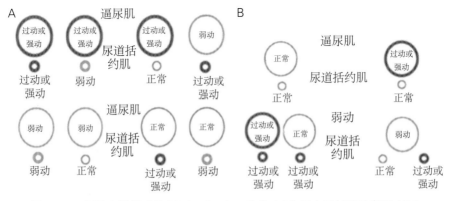

图 8-14　尿动力学模式的 Madersbacher 分类（A）及中国长征改良图（B）

第三节　前列腺增生尿动力学检查评价和典型案例

典型表现是梗阻性尿流率曲线，PFS 提示最大尿流率时逼尿肌压（$PdetQ_{max}$）增高和 Q_{max} 降低，梗阻分级列线图提示梗阻存在，UPP 提示 FPL 延长，且前列腺尿道向膀胱内延伸或者出现双峰状曲线。

BPH 患者出现逼尿肌和括约肌功能改变时的表现：所出现的改变包括逼尿肌顺应性降低、逼尿肌弱动、依赖腹肌用力，可以解释患者出现的遗尿现象。也可出现逼尿肌过动或括约肌过动症，可以解释患者的急迫性尿失禁或排尿困难。逼尿肌弱动症患者手术后逼尿肌功能能否恢复要术后随访，如果前列腺增大明显，恢复机会较大，而前列腺增大不明显者恢复机会较少。逼尿肌顺应性差而其收缩性尚良好者，即使已经产生了溢出性尿失禁，术后也可获得良好效果，其术前的尿动力学模式属于前列腺增生的 E 类，术后要随访其顺应性是否增高，上尿路功能是否改善（图 8-15）。

前列腺手术后不满意的尿动力学检查。以下情况导致患者再次就诊，需对其状态进行分析：手术后排尿症状依然存在，或者造成导尿管依赖状态；出现术前没有的尿失禁；尿频较术前加重。第一种情况要考虑是否存在腺体切除不够而残余梗阻，如无残余梗阻，对术前未行尿动力学检查者，要考虑

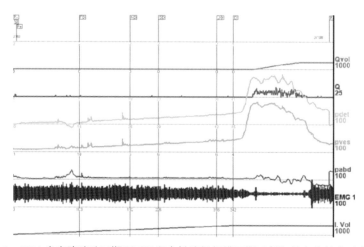

图 8-15　BPH 患者膀胱贮尿期逼尿肌顺应性降低但排尿期反射仍然存在符合手术适应证

术前诊断正确性，是否存在逼尿肌弱动，而非出口梗阻所致，弱动可能系神经源性的，如糖尿病、多发性硬化（MS）、多系统萎缩（MSA）、正常脑压性脑积水、脊柱后纵韧带骨化或小卒中所致，或者老年性原发性的肌肉退行性变化。第二种情况要考虑新发生的逼尿肌过动所致急迫性尿失禁或切除过分所致的压力性尿失禁。第三种情况要更多考虑逼尿肌或括约肌的过动，并且给予相应治疗。

前列腺增生患者术前的尿动力学检查意义曾经有异议，有作者认为常规的临床检查即可满足出口梗阻的定性，不必插管行全套检查。对此观点的反应弱于主张女性压力性尿失禁应行该检查的作者，他们发现不做尿动力学检查漏诊了大约20%的压力性尿失禁患者并存逼尿肌弱动，影响手术效果。而前列腺增生不做尿动力学检查则会漏诊逼尿肌弱动、神经源性排尿功能障碍等，也不容小觑。认为不必全面检查尿动力学者自有随机对照的论文为依据，然而随机对照研究对治疗学或许是金标准，而评价诊断学却未必是必要和合适的。最近的共识认为尿动力学包括PFS是确定膀胱出口梗阻的金标准。由于要做插管等操作，寻找无创性手段替代压力流率的努力颇为令人欣慰，但努力的结论是难以成功：单纯尿流率测定难以区别逼尿肌弱动还是出口梗阻；前列腺重量及膀胱内前列腺突入程度（IPPI）未考虑前列腺侧叶或中叶的活动及尿道狭窄等因素；其他参数，如膀胱壁厚度、膀胱重量的变化是晚期病变的结果，早期不会有变化；最后，阴茎袖带试验测定的阴茎周围压反映排尿时尿道压力也难以获得令人信服的结论。实践证明：这些指标难以替代压力流率测定。

例1：脊柱后纵韧带骨化导致间断尿潴留。王某某，男，1959年生，2011年起排尿困难3年，无尿频，间歇性发生尿潴留，需要带管，放出约500 mL，短期留置导管拔除后恢复佳，但易复发，前列腺不大。2014年检查见逼尿肌有反射，外括约肌协调，出口梗阻可疑，FPL稍长，2016复诊，尿动力学检查见逼尿肌收缩时间延长，其收缩曲线明显差于2年前，2017年复诊，自述排尿困难症状加重。2018年复诊，注意到患者步态有异常，拍片提示椎间盘突出及后纵韧带骨化，骨科会诊后，在长征医院脊柱二科手术，按后纵韧带骨化，长段病变需分段处理，先做腰段手术，术后排尿症状消失，二便正常。2019年复查，排尿佳，肢体活动未完全恢复，上肢尚有力。阅片见颈1到胸2均有后纵韧带骨化，需要用特殊钢板处理。3次综合分析，见逼尿肌有反射，但收缩功能渐有减退，外括约肌协调程度也减退，排尿时间延长，排尿量减少，其因为何？后纵韧带骨化压迫所致也！亏得未行前列腺的手术，否则难以推断也（图8-16）！

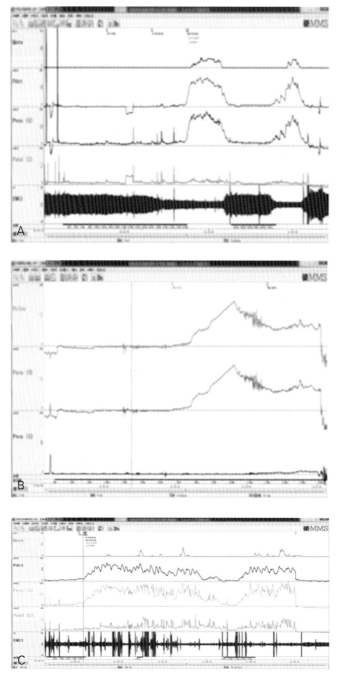

图 8-16　脊柱后纵韧带骨化导致逼尿肌收缩功能逐渐减退，手术后排尿正常。A. 2014年 CMG-PFS-EMG 逼尿肌括约肌均佳；B. 2014 年 UPP；C. 2016 年逼尿肌曲线波浪状，EMG 不松弛

例 2：前列腺癌术后尿失禁 2 年，逼尿肌弱动及括约肌损伤，赖腹肌用力排尿度日。陆某某，男，1948 年生，2013 年行前列腺癌根治术，损及直肠给予修补，术后合并出血抢救后行横结肠造口，此后出现尿道直肠瘘症状及尿失禁，尿道直肠瘘手术修补，横结肠造口还纳，现带尿套度日。尿动力学检查提示逼尿肌弱动伴外括约肌过动，赖腹肌用力排尿，能排尽，溢出性尿失禁，内源性括约肌功能缺陷（ISD），VLPP 4~12 cmH$_2$O，建议：人工括约肌术（图 8-17）。

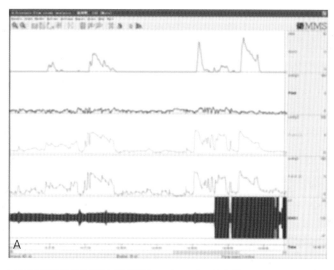

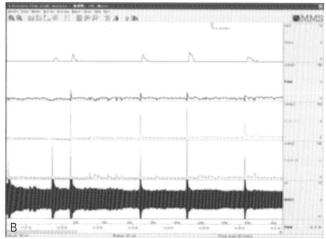

图 8-17　前列腺癌术后尿失禁 2 年，逼尿肌弱动及外括约肌损伤，赖腹肌用力排尿度日

例 3：前列腺癌去势后 3 年排尿困难，出口梗阻并发逼尿肌弱动所致的处理。易某某，男，1931 年生，2014 年按前列腺癌去势治疗，2017 年起排尿困难，呈尿潴留带管，2017-06-02 检查逼尿肌弱动及低顺应性，长征分型 F 型，按逼尿肌弱动处理，给予中药、巴氯芬及不夹管的留置导尿，2017-07-20 复查，逼尿肌反射恢复，呈 E 型，但排尿仍然差，再次带管，2017-10-20 复查，依然 E 型，括约肌协调恢复，2017-10-30 膀胱镜检查提示出口梗阻，给予电切后恢复满意（图 8-18）。

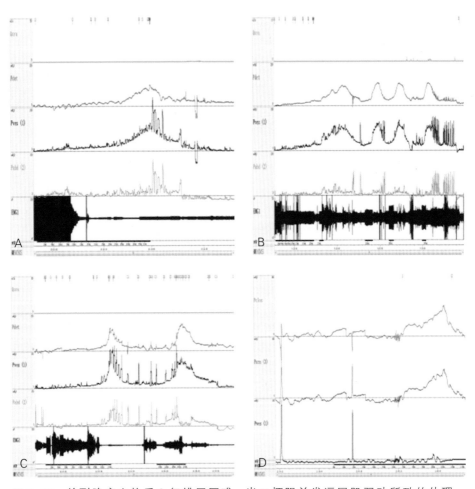

图 8-18　前列腺癌去势后 3 年排尿困难，出口梗阻并发逼尿肌弱动所致的处理。A. 2017-06-02 检查见逼尿肌弱动及低顺应性，呈 F 型，尿潴留带管中；B. 2017-07-20 复查，逼尿肌反射恢复，呈 E 型；C. 2017-10-20 复查，依然 E 型，括约肌协调恢复；D. UPP 提示 FPL 稍长

例 4：按前列腺增生手术 2 次无效，尿动力学检查发现为括约肌过动，巴氯芬治疗奏效。王某某，男，1946 年生，1988 年起尿频及排尿困难十余年，尿次 6-7/5-6，2000 年在某院行 TURP，称道前列腺稍大，2013 年因无改善在另院再次电切，无效，2017-09-11 长征医院就诊尿动力学检查见括约肌过动，给予巴氯芬，2017-09-14 复诊，尿次 7/2，尿线改善不明显；2017-09-25 复诊，改善明显，尿次 5-6/2-3，尿线粗。起效时间为 2 周（图 8-19）。

例 5：前列腺增生膀胱出口梗阻，逼尿肌括约肌功能佳，拖延手术导致逼尿肌功能减退。傅某某，男，1952 年生，2000 年起感尿频及排尿困难，2009 年检查提示出口梗阻及功能性尿道延长，逼尿肌括约肌及顺应性均佳，括约肌协调，FPL 延长，拒绝手术，依赖口服药品；2016 年加重，遗尿，偶然尿潴留，检查见逼尿肌弱动、低顺应性及依赖腹肌用力排尿（图 8-20）。

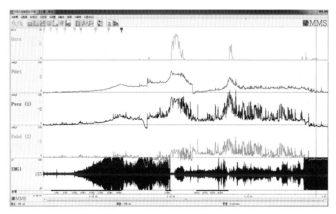

图 8-19　按前列腺增生手术 2 次无效，尿动力学检查发现为括约肌过动，巴氯芬治疗奏效

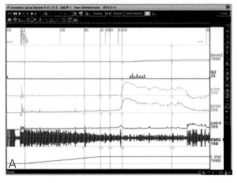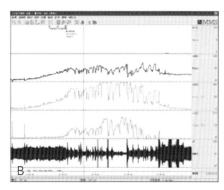

图 8-20　前列腺增生膀胱出口梗阻，逼尿肌括约肌功能佳，拖延手术导致逼尿肌功能减退。A. 2009 年检查，逼尿肌有反射伴外括约肌协调；B. 2016 年复查，逼尿肌弱动、低顺应性及外括约肌尚协调

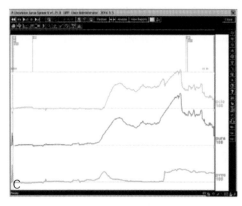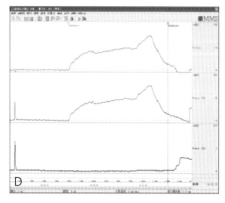

图 8-20（续）　C. 2009 年 UPP；D. 2016 年 UPP，C 及 D 变化不大

　　例 6：逼尿肌括约肌失调型　正常前列腺大小，表现为严重排尿等待，开始排尿后尿液尚通畅，常发生尿潴留。按前列腺增生药物治疗无效。尿动及膀胱排尿期造影检查多次无法捕捉到排尿反应。内镜及影像学检查无明确下尿路梗阻表现，但尝试给予解剖性前列腺剜除（HOLEP）术后恢复佳。陈某某，男，1946 年生，2006 年开始排尿困难十余年，自主排尿等待，用可多华、哈乐等药物治疗无效果，间断发生尿潴留，需带管数日，拔除后排尿佳，但易复发。B 超前列腺体积 25 mL。2018-01-09 在某院膀胱镜检查，未见前列腺增生表现，此外影像学检查提示：骶管囊肿、椎间盘突出（T12/L1，L4-5，L5-S1），2018 年 7 月尿动力学检查见逼尿肌反射难以发起，诱导后发起 1 次，少量尿液排出，外括约肌过动，给予巴氯芬及热水坐浴等处理，仍有尿潴留发生，长征医院脊柱二科会诊骶管囊肿等无须处理。2019-02-20来华东医院检查，直面观察患者排尿见发起困难，发起后绵延不止，偶尔间断。尿动力学检查见逼尿肌弱动伴外括约肌过动，顺应性正常，未能排尿，膀胱容量 250 mL，术前膀胱尿道排尿期造影等待 5 分钟，也未见膀胱及膀胱颈口开放。2019-03-04 行解剖性经尿道钬激光前列腺剜除术（HOLEP），这种小腺体，剜除包膜界面大部分不清晰，多纤维粘连严重，包膜层面不光滑，但仍有局部清晰的界面，手术的要点即是要严格参照此解剖界面，剜除整个内腺，同时 5、7 点膀胱颈口也予切开至平齐膀胱三角区。术后 3 天拔管当日即实现通畅排尿，有轻度尿失禁 1 个月后恢复，随访半年至今排尿佳（图 8-21）。

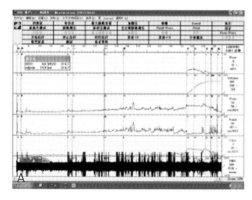

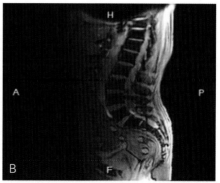

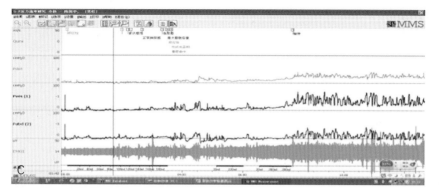

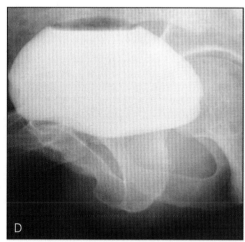

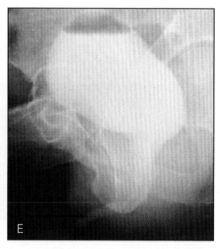

图 8-21　逼尿肌括约肌失调型，正常前列腺大小，多次尿潴留带管，解剖性前列腺剜除术后恢复佳。A. 2018-01-09 尿动力学检查见逼尿肌弱动，但诱发 1 次反射，获得 PFS 图像，伴外括约肌过动；B. 腰骶部 MRI；C. 2019-02-20 尿动力学检查见逼尿肌弱动伴外括约肌过动，未诱发出逼尿肌反射；D. 术前排尿期膀胱造影；E. 术后排尿期膀胱尿道造影见排尿通畅

例 7：非神经源性逼尿肌弱动症并正常前列腺大小，多次尿潴留带管，尝试前列腺剜除术后恢复佳。史某某，男，1947 年生，2017 年始排尿困难，尿次 10/5-6，被迫带导尿管度日，B 超显示前列腺体积 18 mL。外院尿动力学显示逼尿肌功能减退，2018-09-19 在华东医院尿动力学检查：膀胱感觉正常，逼尿肌弱动，伴外括约肌过动，膀胱测压容积 300 mL，顺应性正常，未能排尿。膀胱镜检查：前列腺正常大小，颈口稍抬高。2018-10-25 行解剖性钬激光前列腺剜除术（HOLEP）。2018-10-29 拔管当日拔管并行排尿性膀胱尿道造影见排尿通畅，残余尿约 20 mL。术后随访 1 年至今排尿甚佳，尿次 5/2，2018-11-21 复查尿动力学，见逼尿肌收缩功能较前略有恢复，但可形成流程尿流，排尿期外括约肌前半段协调，后半段仍过动，顺应性正常（图 8-22）。

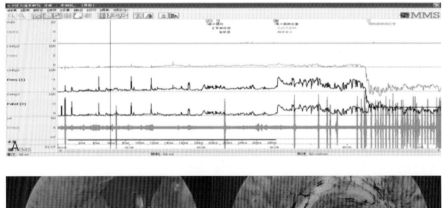

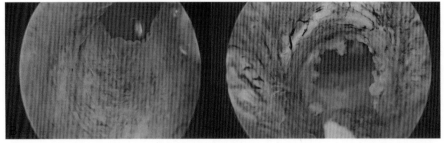

图 8-22　非神经源性逼尿肌弱动症，正常前列腺大小，多次尿潴留带管，影像学检查及内镜检查后给予前列腺剜除术后恢复佳。A. 2018-09-19 检查，术前，逼尿肌弱动伴外括约肌过动，有腹肌用力；B. 剜除前、后前列腺部内镜表现

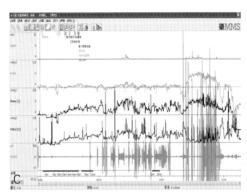
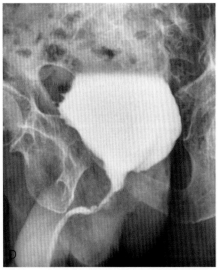

图8-22(续)　C. 2018-11-21 术后1月，恢复佳，复查尿动力学，见逼尿肌收缩功能恢复，外括约肌过动在排尿期前半段消失，后半段仍然存在，无腹肌用力；D. 术后排尿期膀胱尿道造影提示立刻通畅排尿

参考文献

［1］Xu DF, Qu CY, Meng H, et al. Dysfunctional voiding confirmed by transdermal perineal electromyography, and its effective treatment with baclofen in women with lower urinary tract symptoms: a randomized double-blind placebo-controlled crossover trial. BJU International, 2007, 100: 588-592.

［2］Qu CY, Xu DF, Wang CZ, et al. Anal sphincter electromyogram for dysfunction of lower urinary tract and pelvic floor. In: Mizrahi Joseph, edi. Advances in Applied Electromyography. Rijeka: InTech, 2011, 161-188.

［3］Xu DF, Cui XG, Qu CY, et al. Urodynamic pattern distribution among aged male patients with lower urinary tract symptoms suggestive of bladder outlet obstruction. Urology, 2014, 83: 563-569.

［4］Qu CY, Xu DF. Comprehensive urodynamics: being devoted to clinical urologic practice. World J Clin Urol, 2014, 3: 96-112.

［5］Wang LH, Wang CZ, Qu CY, et al. Relationship between urodynamic patterns and lower urinary tract symptoms in non-neurogenic bladder females. Asia J Urol, 2016, 3: 10-19.

[6] Digesu GA, Khuller V, Cardozo L, et al. Overactive bladder syndrome: Do we need urodynamics? Neurourol Urodyn, 2003, 22: 105-108.

[7] Hymen MJ, Groutz A, Blaivas JG. Detrusor instability in men: Correlation of lower urinary tract symptoms with urodynamic findings. J Urol, 2001, 166: 550-553.

[8] Hashim H, Abrams P. Is the bladder a reliable witness for predicting detrusor overactivity? J Urol, 2006, 175: 191-195.

[9] Mahajan ST, Fitzgerald MP, Kenton K, et al. Concentric needle electrodes are superior to perineal surface-patch electrodes for electromyographic documentation of urethral sphincter relaxation during voiding. BJU International, 2006, 97: 117-120.

[10] Powell CR. Not all neurogenic bladders are the same: a proposal for a new neurogenic bladder classification system. Transl Androl Urol, 2016, 5: 12-21.

[11] Palmer LS. Evaluation and targeted therapy of voiding dysfunction in children. Urology, 2016, 92: 87-94.

[12] Hoebeke P, van Laecke E, van Camp C, et al. One thousand video-urodynamic studies in children with non-neurogenic bladder sphincter dysfunction. BJU International, 2001, 87: 575–580.

[13] Stohrer M, Blok B, Castro-Diaz D, et al. EAU guidelines on neurogenic lower urinary tract dysfunction. Eur Urol, 2009, 56: 81-88.

[14] Neve'us T, von Gontard A, Hoebeke P, et al. The standardization of terminology of lower urinary tract function in children and adolescents: report from the Standardization Committee of the International Children's Continence Society. J Urol, 2006, 176: 314-324.

[15] Mc Connell JD. Why pressure-flow studies should be optional and not mandatory studies for evaluating men with benign prostatic hyperplasia? Urology, 1994, 44: 156-158.

[16] Gurbus C, Drake MJ. Where can urodynamic testing help assess male lower urinary tract symptoms? Turk J Urol, 2019, 45: 157-163.

［17］Sawin KJ, Liu T, Ward E, et al. The National Spina Bifida Patient Registry: profile of a large cohort of participants from the first 10 clinics. J Pediatr, 2015, 166: 444-450.

［18］Qu CY. Editorial Comment to retropubic tissue fixation system tensioned mini-sling carried out under local anesthesia cures stress urinary incontinence and intrinsic sphincter deficiency: 1-year data. Int J Uro, 2017, 24: 537-538.

［19］Nambiar AK, Lemack GE, Chapple CR, et al. The role of urodynamics in the evaluation of urinary incontinence: The European Association of Urology Recommendations in 2016. Eur Urol, 2017, 71: 501-503.

［20］Oelke M, Bachmann A, Descazeaud A, et al. EAU guidelines on the treatment and follow-up of non-neurogenic male lower urinary tract symptoms including benign prostatic obstruction. Eur Urol, 2013, 64: 118-140.

［21］Malde S, Nambiar AK, Umbach R, et al. Systematic review of the performance of noninvasive tests in diagnosing bladder outlet obstruction in men with lower urinary tract symptoms. Eur Urol, 2017, 71: 391-402.

［22］Cornu JN. Alternatives to pressure flow studies for assessment of benign prostatic obstruction: many weak solutions for what may be a critical issue. Eur Urol, 2017, 71: 403-404.

［23］Wang HB, Xu T, Wang Y, et al. Homogeneous spinal-shortening axial decompression as a revision surgery after untethering surgery in pediatric patients with tethered cord syndrome. World Neurosurgery, 2019, in press.

［24］王海波，孙璟川，王元，等.脊柱均匀短缩脊髓轴性减压术治疗脊髓栓系综合征的疗效分析.中华医学杂志，2015, 95: 1801-1806.

［25］王海波，徐锡明，孙璟川，等.脊柱均匀短缩脊髓轴性减压术治疗脊髓栓系综合征膀胱功能的分析.中国脊柱脊髓杂志，2018, 28: 440-446.

［26］史建刚.脊柱脊髓发育性疾病诊断与治疗.北京：科学出版社，2017: 90-117.

第九章 良性前列腺增生的影像学诊断

尹弘青 李云龙 赵 勇

第一节 良性前列腺增生的超声诊断

超声检查是良性前列腺增生的诊断和鉴别诊断的常规检查方法之一，具有简便、无创、价格相对低廉等优点。在现代高分辨率超声设备下，既能对前列腺的大小进行精准的测量，也能清晰显示前列腺的内部结构，同时可以进行膀胱残余尿的测定，以及对良性前列腺增生的并发症如上尿路积水、膀胱结石、膀胱憩室等进行检查。超声检查是良性前列腺增生首选的检查方法。

一、检查前准备

经腹壁耻骨上超声检查前列腺时，需要适度充盈膀胱，以作为透声窗，并推开肠管，减少相邻脏器的影响。一般膀胱充盈尿液约 300 mL 可达到最佳的检查效果。嘱患者在检查前 30~60 分钟饮水 500~1 000 mL，多数可达到要求的膀胱充盈水平。膀胱充盈过度及不足都不利于检查，必要时可调整后再查，因为过度充盈可使受检者产生不适感及图像模糊，前列腺增生患者膀胱充盈过度会诱发尿潴留，并可能引起上尿路扩张，而充盈不足则影响检查结果。经直肠检查前应排空直肠，必要时行清洁灌肠以减少肠内容物的干扰。

二、仪器条件

1.经腹探测用的仪器有扇形、凸弧形、线形超声成像仪，频率为 3~3.75 MHz；经皮三维探头，频率为 3.5 MHz。

2.腔内直肠壁探头有四种：（1）经直肠径向扫查扇形超声探头，短而粗，其前端装有小水囊，频率为 5 MHz。（2）经直肠纵向扫查的线形直肠探头，频率为 5 MHz，得到的图像是纵切面图，尤以膀胱颈部、三角区观察更为清晰，是径向扫查所做不到的，不足的是由于耻骨声影遮挡，前列腺尖部图像欠清晰。（3）线阵、凸弧形两用经直肠探头可先后获得纵切面及横切面声像图。（4）经直肠三维探头，频率为 7.5 MHz，不需加水囊，为目前腔内探查前列腺最埋想探头，可同时在同一画面获得纵、横及水平位切面，即在人体探测中为沿体轴的矢状面、横断面及冠状面，完善了检查的立体关系。

三、前列腺超声检查的途径

前列腺超声检查可以通过 4 个途径完成，分别是经腹壁、经会阴、经直肠及经尿道途径。以经腹壁最为简单，应用最为普遍。经直肠探查前列腺时图像更清晰，诊断正确率远高于其他途径，临床应用越来越广泛。

1. 经腹壁耻骨上途径　经腹部前列腺超声检查是最常用的一种途径。取仰卧位，常规涂耦合剂，将探头槽置耻骨上，使声束的投射方向渐渐从膀胱三角区转向下方的前列腺，缓慢转动探头可获得一系列前列腺横切面声像图，将探头纵向放置耻骨上正中，其上端紧压腹壁，然后缓慢向两侧移动探头即可获得一系列前列腺纵切面声像图。其优点是简单易行，不需要配置特殊探头，可同时进行膀胱、前列腺及精囊检查，了解增生的前列腺凸入膀胱情况，探测膀胱的厚度、膀胱小梁、假性膀胱憩室、是否合并膀胱结石、占位性病变等，并且可以同时完成上尿路检查，以明确是否合并肾积水等继发改变等，也可以进行膀胱残余尿量的测定。其不足之处是由于受到腹壁组织的干扰，成像清晰度会略逊于腔内超声，特别是对于过于肥胖、膀胱过度充盈或充盈不足时，图像显示会受到影响，局部有手术史或外伤史形成的瘢痕也会导致成像受到影响。角度偏斜也影响前列腺厚径和长径的测量结果的准确性。

2. 经直肠途径　经直肠超声检查时患者的体位根据患者的健康状况及医生的习惯可采取左侧卧位、膝胸卧位或截石位、以左侧卧最方便。先暴露臀部，探头套一次性乳胶套，外涂耦合剂，徐缓插入直肠 5~8 cm，根据图像需要调节深浅位置。径向扫查获得系列前列腺横切面图，纵向扫查获得系列纵切面图；三维扫查可获得纵、横及水平位声像图，各断面方位正确，测量获得满意效果，三维直肠探头与其他比较其最大优点是三径线在同一部位测得，测值准确性提高。同一部位取得三个画面，使其解剖关系明确，病变定位准确。

经直肠途径是前列腺超声检查的最优途径，有多种特殊的直肠专用探头。其优点是由于避开了腹壁组织对超声波的影响，检查图像清晰、测量准确、微小病变不容易遗漏，有利于前列腺癌的早期诊断，也不需要特别进行膀胱充盈。采用高频超声探测，前列腺内部结构显示清晰，使用多普勒血流成像（CDFI），有助于提供更多信息，有利于鉴别诊断。也是前列腺穿刺活检定位常用的途径。缺点是其操作较经腹部超声复杂，且需要配置特殊探头，对设备和技术有一定的要求，有直肠病变的患者不宜采用此途径，超声探头插入直肠也会带来一定的不适感。有条件的单位，推荐常规进行前列腺经直肠超声。

3.经会阴途径　一般取膝胸卧位及左侧卧，用扇形超声仪或凸弧形超声仪，涂耦合剂后，在会阴部或肛门前缘探测，可获得前列腺矢状面、冠状面及斜冠状面声像图。也常常用于前列腺穿刺活检的定位。

4.经尿道途径　取截石位，使用泌尿科超声诊断仪专科探头，频率为4~5 MHz，局部消毒、麻醉，通过膀胱镜插入膀胱，注意防止黏膜损伤，旋转探头进行扫查，显示前列腺远部结构及包膜图像较清晰，但由于有一定痛苦，操作复杂，专用探头价格昂贵，临床上较少应用。

四、正常前列腺超声检查

1.耻骨上经腹壁探测声像图　前列腺位于盆腔内，膀胱液性暗区之后下方，直肠回声之前方。正常前列腺横切面声像图大多呈左右对称的栗子形、类圆形，不凸入膀胱。前列腺组织回声偏低，分布散在均匀的细小光点总称"内部回声"，由前列腺被膜形成的连续光滑的亮线称为"被膜回声"，一般不易显示尿道，内腺和外腺分界模糊。纵切面声像图前列腺呈椭圆形，常常不能显示前列腺全貌，其前列腺尖端往往受耻骨声影遮盖，图像欠清晰，正中线矢状面可见到尿道内口微微向内凹入。

2.经直肠二维探测声像图　经直肠探查，前列腺位置表浅，紧靠探头，不受经腹探查时多种因素的干扰。横断面，形状、回声与经腹探查法相同，但图像较经腹清晰，内腺区与外腺区清晰显示，内腺回声较弱，其中央可见尿道横断引起的回声。纵断面，前列腺呈椭圆形，前列腺尖端向右上方，膀胱颈部向下。正中矢状切面，可见微微凹入的尿道内口呈"V"形，沿尿道内口向后上方可呈弧形弯曲的线状偏强回声为后尿道回声。对前列腺各断面探查后，嘱受检查者排尿，在排尿过程中尿流充盈尿道，形成条状无回声光带为前列腺后尿道排尿回声，可清晰观察到后尿道走向、形状及受压梗阻情况。准确测量后尿道长度甚至可观察精阜大小。显示尿道内口，可认为是前列腺正中线，由此向右转动探头显示系列切面是前列腺的右侧叶，向左转动探头为前列腺左侧叶，靠直肠壁为后叶，在尿道后方精阜上方的腺体是中叶，左上方为直肠壁，尖部右上方为低回声的肛门括约肌断面，膀胱位于左侧后方，右侧后方为耻骨及声影。

3.经直肠三维声像图　三维图在原二维基础上，又增加了第三个方位的切面，即可取得纵、横及水平位切面。多方位切面有利于观察立体结构及细微结构，该机有电脑图像回放功能，可连续重复再显各切面图像，小病灶不易遗漏，更有助于了解病变形态、性质、构成及与周围组织的关系。

五、前列腺体积的测量和计算

前列腺大小是前列腺剜除术前评估的重要指标之一。常用的经腹或经直肠超声检查，可测出前列腺的前后、左右、上下三条径线的长度（cm），根据椭圆球体公式或简化经验公式即可计算出前列腺体积（mL），乘以前列腺比重 1.05 即为前列腺重量（g）。

前列腺体积（mL）$V=4/3 \pi r_1 r_2 r_3 = 0.52 \times$（三径线之乘积）

前列腺重量（g）$=1.05 \times$ 前列腺体积

先进的超声仪器自带体积测定和计算功能，通过椭圆体公式、椭圆描记、快速平面积累、全部叠加多种计算方法快速自动计算体积，更为简便和精确，其不足点是仪器较昂贵，尚不能普及。

六、前列腺增生超声

1.前列腺增生声像图

（1）体积增大：前列腺各径线有不同程度的增大，以左右侧叶增生为主者，三径线相应增大，中叶增生上下径增大明显。

（2）形态改变：前列腺外形饱满，两侧对称或者不对称，呈球形或椭圆形，严重者向膀胱内凸出。两侧叶增生为主的病例形状呈僧帽样向膀胱凸出，中叶增生者在纵切面上见膀胱颈后唇向膀胱凸出，如樱桃状。前列腺被膜光滑，连续性好，回声略增强。

（3）内部结构改变：内部回声弥漫性增强，但仍清晰可见分布均匀的细小光点，尿道回声可偏向一侧。经直肠探查可见内腺瘤样增大，外腺萎缩，二者分界清晰，内腺与外腺比例失常，正常内外腺比例为 1∶1，前列腺增生内外腺比例 3 : 1~7 : 1 或以上。增生样结节改变，单个或多个结节显示大小不等的圆球形，边界整齐，球体感强，回声均匀一致。前列腺增生的另一特点是常合并前列腺结石。

（4）动态观察尿道排尿分析：前列腺各断面探查后嘱受检者排尿，观察后尿道，表现各异，结节增生引起局限性狭窄，尿道受压变窄部分呈闭合状态，重者尿道局部受压全部呈闭合状态。观察中发现，前列腺体积接近正常值者，如增生结节使尿道局部压变窄，仍引起排尿障碍；而前列腺体积＞正常值，动态排尿过程发现后尿道排尿通畅，临床不出现下尿路梗阻现象。早在 20 世纪 80 年代 Rosenfied 提出，由于前列腺结节样改变，即使小的前列腺也引起排尿障碍，从而说明梗阻的程度与前列腺体积并不成正比，说明良性前列腺增生的超声形态学改变更为重要。动态观察排尿过程可以明确前列腺尿道的梗阻部位、压迫程度，该检测法对临床诊断、确定治疗方案以及对目前采用的前列腺支架置入法治疗前测量后尿道长度者为有效方法，且可作为微波或射频治疗后效果观察的指标。

2. 前列腺增生时膀胱改变

（1）膀胱黏膜粗糙呈小梁改变：多发生在膀胱后壁及两侧壁，是由于长期下尿路梗阻造成膀胱逼尿肌代偿性增生，声像图显示膀胱黏膜粗糙，增厚，高低不平，高起者为小梁，凹入者为小房，小房继续发展形成憩室。

（2）残余尿：膀胱黏膜呈小梁改变多半同时合并残余尿。残余尿是指排尿后膀胱内未能排出的尿量。

3. 治疗后声像图　TURP 及前列腺剜除术后探测前列腺纵断面显示，尿道内口呈三角形改变增宽，中叶增生术后表现凸入膀胱部分消失，尿道内口增宽。

前列腺增生网状支架置入前后观察，病例选择以两侧叶增生为宜，置入前经直肠纵断面测量后尿道长度，即尿道内口至前列腺尖部长度，置入后观察，以支架上下端不突出于尿道内口及前列腺尖端为宜，否则，支架过长影响尿道括约肌收缩引起尿淋漓不尽。

七、残余尿测定

在前列腺增生早期，由于膀胱逼尿肌可通过代偿以克服增加的尿道阻力，将膀胱内尿液全部排空而无残余尿。残余尿达 50~60 mL 即提示膀胱逼尿肌已处于早期失代偿状态，如残余尿进行性增加，提示前列腺增生进展，应采取积极有效的治疗措施。残余尿量可通过导尿等获得精确的数据，超声检查可提供无创的检测手段，尤其是在治疗过程中需要反复测残余尿量者更是最佳选择，缺点是残余尿量少时测量不够准确。

超声测量残余尿方法有以下几种：

1. 椭圆球体公式法　和前列腺体积测定类似。

$$V=4/3 \pi r_1 r_2 r_3 = 1/6 \pi d_1 d_2 d_3 = 0.5 \, d_1 d_2 d_3$$

式中：V 为膀胱容量（或残余尿量）；r_1、r_2、r_3 为膀胱的三个半径；d_1、d_2、d_3 为膀胱的三个直径。

此公式适用于大量残余尿测定，充盈膀胱，形态接近椭圆球体，对小量残余尿者不适用。

2. 经验公式法

$$V=5PH$$

式中：V 为残余尿量；5 为常数；P 为膀胱横切面的最大面积；H 为膀胱的高度。

第二节　良性前列腺增生的 CT 及 MRI 诊断

前列腺增生多发生于尿道周围的中央带及两侧叶的一部分。前列腺可比正常增大 2~4 倍。膀胱和输精管精囊 X 线造影可见膀胱底部抬高，底部光整。中央带增生时膀胱底部见一宽基底的充盈缺损，状如膀胱内肿瘤。射精管移位，侧位呈向下突的弓形弯曲，但不会发生阻塞截断现象。两侧叶增生膀胱则呈对称性的弧形压迫，左右输尿管开口之间距离增大，输尿管末端呈钩状弯曲。射精管向中线靠拢，管腔延长，超过 2.5 cm，精囊及壶腹部也可受压上移呈对应的弧形移位，精囊纵轴由斜行而变为水平，精囊可扩大。尿道造影前列腺中央带增生时，可压迫精阜以上尿道向前移位延长呈前倾征；侧叶增生时尿道横径变小前后径加大呈扁平状管腔。尿路不通畅可继发膀胱壁肥厚和扩张，随后可导致双侧输尿管及肾盂积水，排泄性尿路造影可见：双肾积水或显影不清甚至不显影，但这些改变都是非特异性的，CT 检查可以直接显示前列腺的大小和形态。

一、CT 所见

正常前列腺 CT 扫描密度均匀，大小、密度及腺体轮廓清晰，前列腺大小易于估计。但 CT 不能准确反应前列腺内部结构，不能区分前列腺体与包膜，而且前列腺边缘与肛提肌及直肠亦常难于准确区分。前列腺癌与前列腺增生组织的密度值有一定的重叠，故 CT 不能区分前列腺良性与恶性病变。当然，依前列腺结节或不规则的边缘影像可能提示为癌，但并非特指，而且光滑的边缘亦不能排除癌。因此，CT 不能可靠地区分良性增生与前列腺癌，亦不易于区分 A 期与 B 期癌。

CT 对前列腺癌的分期诊断准确性中等，CT 能够显示癌肿对腺体外邻近组织的浸润及淋巴结的肿大。一侧肛提肌增厚或直肠壁变薄可提示为浸润性病变，但 CT 对肿瘤向膀胱基底或精囊的侵及则显示不清。

尽管如此，CT 对显示淋巴结肿大则较为有效。当然，CT 不能诊断微转移灶，且不能显示淋巴结的内部结构。CT 诊断前列腺癌淋巴结转移的依据是淋巴结的大小，直径大于 1 cm 的淋巴结考虑为可疑转移，而对直径大于 1.5 cm 的淋巴结则考虑为转移。淋巴结肿大的原因除前列腺癌淋巴结转移外，还可能为炎症所致，故 CT 判断前列腺癌淋巴结转移时，有可能过高估计，而对淋巴结微小转移又可能估计不足。

正常前列腺上界一般不超过耻骨联合上缘 10 mm，如在耻骨联合层面以上 20~30 mm 仍可见前列腺组织则应考虑前列腺增生。前列腺增生可以是弥漫性或单发与多发结节性增生，其密度与软组织密度相仿，正常前列腺的 CT 值约为 40 HU，前列腺增生时 CT 值略低；增生的前列腺结节可向上压迫突入膀胱，CT 横断面图像可疑似膀胱内肿瘤，但冠状面扫描或重建的冠状面图像，可见突入膀胱的前列腺呈宽基底改变，并与增大的前列腺相连；增大的前列腺边界光滑锐利，密度一般较均匀，CT 能清晰地显示前列腺内的结石和微小的钙化灶，其 CT 值均在 100 HU 以上；前列腺明显增生时，其周边的脂肪层变薄或消失，CT 可以测量前列腺的体积。CT 能显示前列腺的大小和形状及其与膀胱、直肠等周围组织器官的关系，增强 CT 扫描周边带可有增强改变，但与前列腺癌的鉴别诊断很困难。

二、MRI 所见

MRI 作为一种最新的医学影像学检查方法，由于其分辨力高、无骨质伪影，可多层而多方位扫描，可三维成像，能做无创性血管造影，能增强扫描，解剖结构清晰，对全身各系统疾病均具有很高的诊断价值。自 20 世纪 80 年代初应用于临床以来，已成为临床诊断中一项重要的辅助检查手段。

MRI 诊断前列腺癌及分期的能力亦有一定限度。普遍接受的观念认为，对前列腺癌分期而言，MRI 优于 CT，但还不能认定它优于经直肠 B 超。

前列腺移行区是 BPH 的原发部位，而外周区则是恶性肿瘤易发部位。前列腺在 T_1 加权像上为中等信号强度，周围有低信号圈环绕，后者由前列腺包膜与周围组织构成。在 T_2 加权像上前列腺信号升高，各带之间的分界亦趋于鲜明。外周区信号最强，中央区与移行区为中等强度。

MRI 不应列为前列腺癌的筛选检查方法，因为它还难以确切鉴别前列腺增生与前列腺癌。正常前列腺与病变前列腺 T_1 与 T_2 值有明显的重叠带，因此 MRI 显示前列腺形态正常不能排除前列腺癌，而前列腺信号不均匀又缺乏特异性。有人报告在 T_2 加权像上前列腺周围正常的高信号带发生断裂，应高度怀疑前列腺癌。但亦有人报告前列腺癌与周围环形带可呈等信号，或前列腺癌呈长 T_2 高信号。近来有人报告 MRI 与病理相比较，其诊断前列腺癌的准确性为 67%，与周围正常的环形带相比，前列腺癌均呈较低信号。无论异常区的信号强度如何，前列腺的解剖学形态异常与周围高信号带断裂，对定性诊断最有帮助。

尽管 MRI 不易于鉴别良、恶性病变，但一旦组织学上诊断为前列腺癌，MRI 即可依据侵犯的范围、转移情况作出明确的分期诊断。对分期诊断的判断标准与 CT 类似，但对前列腺癌的分期能力 MRI 优于 CT。

在判断前列腺癌扩散方面必须兼用形态学与信号强度两个标准。肛提肌的耻骨尾骨部与前列腺外侧紧密相连，该肌的移位与断裂在 T_1 加权像上显影最清楚，是前列腺癌向外扩延的指征。有人认为，前列腺周围的静脉丛在第二回波像上的信号丢失是前列腺癌向外扩延的征象，但前静脉丛在老年人中 100% 可以显影，而侧静脉丛仅 50% 可以显影，应予注意。

前列腺周围的高信号脂肪环断裂作为诊断前列腺癌向外扩散的指标，其敏感性为 29%，特异性为 100%，准确率为 80%。前列腺周围静脉丛在第二回波上高信号消失的敏感性为 57%，特异性 86%，准确率为 80%。精囊受累的敏感性为 50%，特异性为 97%，准确率为 89%。

MRI 上前列腺弥漫性增生表现为中央带均匀增大并使整个前列腺体积增大，在 T_1W 和 T_2W 图像上与正常前列腺的信号强度相似或稍高，周边带因受压萎缩变得窄小或不显示。由于 MRI 检查可以多方位观察（三维成像），可清楚显示增大的前列腺突入膀胱呈宽基底改变，膀胱壁无不规则增厚，膀胱精囊角存在，可压迫直肠前壁但保持正常的间隔。

前列腺结节性增生可以是多发性或单发性，MRI 上显示前列腺外形异常，呈结节状增大。T_1W 图像上表现为中、低信号强度的结节影，许多增生结节的周围可见一环形低信号带（病理解剖上的包囊），中央带内多处结节增生使得中央带体积增大，压迫周边带变薄萎缩。T_2W 图像上由于增生结节的组织学成分不同，可呈等信号、低信号或高信号强度，腺体增生为主多呈高信号强度，并与腺体上皮分化程度及有无分泌功能有关；如以纤维组织和平滑肌组织增生为主则呈低信号强度。

行前列腺穿刺或电切的患者可见前列腺内出血灶，MRI 上均呈高信号改变。MRI 对前列腺内结石和钙化灶的显示不如 CT。

多数人认为前列腺增生的 MRI 信号表现并无特异性，仅凭 MRI 的信号表现尚不足以判定前列腺内增生结节的良恶性，更重要的是判断增生结节的部位，95% 的前列腺癌起源于周边带，MRI 检查能区分前列腺的中央带和周边带，为前列腺增生的鉴别诊断提供了很好的依据。

前列腺癌 MRI 的主要表现为：（1）前列腺不规则增大伴局限性隆起；（2）在 T_1 加权像上前列腺周围高信号脂肪带断裂；（3）在 T_2 加权像上肛提肌耻骨尾骨部移位与断裂；（4）精囊受累、膀胱受累，周围淋巴结肿大；（5）在 T_2 加权像的第二回波上前列腺周围的高信号消失：（6）骨转移常见于骨盆、椎骨、股骨和肋骨；（7）MRI 有助于前列腺癌的分期。

总之，MRI 检查与 CT 相比较，其优势在于平扫可以区分前列腺各带的结构，从而可以判定前列腺增生的起源部位。但还有不足 5% 的前列腺癌发生在中央带，在与前列腺增生的鉴别诊断方面较困难。

第三篇

前列腺剜除术临床实践

第十章 良性前列腺增生开放手术

李云龙

前列腺增生的外科治疗方法层出不穷，经尿道前列腺电切术仍被公认为"金标准"。然而，开放性手术解除梗阻较彻底，并发症少，尤其适用于较大的前列腺和合并较大膀胱结石、膀胱憩室患者，并发腹股沟疝亦可经同时进行修补。若术式选择得当，细致地做好术中及术后处理，疗效相当满意。

开放性手术的术式选择取决于手术者的经验。经会阴前列腺切除术因易损伤勃起神经，已很少被采用。耻骨上前列腺切除术适用于各种类型患者，手术时间短，由于剜出腺瘤是在盲目操作下进行，遇广泛粘连时，偶可造成包膜或外括约肌损伤。耻骨后前列腺切除术在直视下剥离腺瘤，不会损伤外括约肌，止血较彻底，尤其适用于较大（超过 80~100 g）的前列腺，但不宜用于腺体较小，尤其是以中叶增生为主者，膀胱憩室也不能经前列腺包膜切口处理。保留尿道的前列腺切除术不需进入尿路，术后康复快，但对中叶增生的处理比较困难，前列腺较小和较大者均不宜采用。腺体很小，梗阻严重的患者，选择开放性手术应特别慎重，此类患者增生腺体较硬实，粘连多，术后易发生膀胱出口瘢痕狭窄，选择经尿道前列腺切开术较为适宜。

第一节 耻骨上前列腺摘除术

耻骨上前列腺摘除术是从膀胱切开取石术发展而来的，1834 年 Amusset 进行了第一例前列腺摘除术，当时他在行膀胱切开取石术时剪掉了增生的前列腺中叶。此后该术式不断发展，1894 年 Fuller 进行了第一例耻骨上经膀胱的包膜内前列腺增生组织完整摘除术，并强调了完整摘除增生的前列腺组织的重要性。早期的手术均在盲视下进行，1909 年 Thomp-son-Walker 进行了第一例开放式耻骨上前列腺摘除术，并通过缝扎膀胱颈部出血点达到了较好的止血效果，必要时还可缝扎前列腺包膜止血。该术式操作比较简单，易于掌握，是各种良性前列腺增生开放手术中开展最为广泛的一种。

一、手术适应证

1.重度良性前列腺增生的下尿路症状已明显影响患者的生活质量，尤其是药物治疗效果不佳的；特别是当前列腺增生明显，体积较大（梗阻组织重量大于 75 g）且明显突入膀胱，估计经尿道切除难度较大。

2.出现良性前列腺增生导致的并发症时，如出现膀胱结石、膀胱憩室需要同时处理时。

3.前列腺增生伴有骨盆或下肢畸形，无法摆截石位进行腔内治疗者。而小的纤维化腺体、前列腺癌以及可能影响到达前列腺通路的先前的前列腺手术或盆腔手术史应视为开放手术的禁忌证。

二、手术步骤

1.切口　患者取平卧位，可略头低脚高。下腹正中纵行或弧形切口，进入膀胱前间隙，推开腹膜返折，正中切开膀胱前壁。先行处理膀胱结石或憩室。

2.牵开膀胱切口，显露膀胱颈及前列腺，在突入膀胱的前列腺增生腺体上切开膀胱颈黏膜及前列腺包膜，分离出增生腺体与外科包膜间的平面。

3.用食指伸入上述平面，将增生腺体从外科包膜内剥离。也可用示指伸入后尿道内撕裂前联合，再在外科包膜内剥离增生腺体。

4.剥离前列腺尖部后捏断或紧贴前列腺尖部剪断尿道。

5.前列腺窝填塞止血，用可吸收线"8"字深部缝合膀胱颈 5、7 点处及周围出血点，确切止血。

6.经尿道插入三腔气囊尿管，气囊注水并牵拉压迫膀胱颈部止血。缝合膀胱前壁及腹壁切口。

三、注意事项

1.完善术前准备　充分的术前准备可以减少手术并发症，提高手术成功率。术前准备包括：

（1）术前应常规检测 PSA 及直肠指诊，必要时行前列腺穿刺活检，以除外前列腺癌可能。

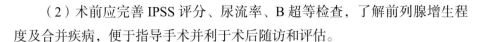

（2）术前应完善 IPSS 评分、尿流率、B 超等检查，了解前列腺增生程度及合并疾病，便于指导手术并利于术后随访和评估。

（3）慢性尿潴留致肾积水、肾功能不全者。应先引流尿液，待肾功能恢复后方可手术。

（4）伴有尿路感染者，应先用抗生素治疗感染，梗阻明显者也应先引流尿液以利于控制感染。

（5）接受前列腺增生手术治疗的患者多为老年患者，内科并发症多，注意评估患者心肺功能，积极进行相应治疗。

（6）术前常规备血 400 mL。

（7）术前向患者说明手术是摘除前列腺增生的腺体，并非切除整个前列腺，因此并不能防止前列腺癌的发生。

2.手术切开膀胱后应探查膀胱内有无结石、憩室、肿瘤等，并在条件许可时一并处理。

3.应注意双侧输尿管口与膀胱颈的距离，在二者相距较近时要注意防止损伤输尿管口，在膀胱颈缝扎止血时要注意避免误伤输尿管口。

4.止血是前列腺摘除手术的重点，关键在于对膀胱颈部前列腺窝边缘部位的止血。对于膀胱颈部的出血点应仔细排查、逐一缝扎。对于前列腺窝内的出血点无法完全在直视下处理，主要通过三腔气囊尿管压迫膀胱颈部，隔绝前列腺窝与膀胱的方法来止血。术后进行持续膀胱冲洗，保持尿管通畅。

四、并发症及其防治

1.术中术后出血　前列腺位置较深，耻骨上路径显露困难，增生腺体摘除后前列腺窝创面不能直视下缝合，而且前列腺血供丰富，所以术中术后出血是最常见的手术并发症之一。

造成术中术后大出血的常见原因有：剜除腺体的层次错误；膀胱颈出血点未做有效的缝扎；气囊位置大小不当，未能有效隔绝前列腺窝与膀胱；尿管冲洗引流欠通畅，可致膀胱过度充盈，加重出血；患者自身凝血功能障碍。

术后迟发性出血的常见原因有：因便秘、咳嗽等使腹压增加诱发出血；术后过早开始骑车或性生活以及尿路感染等会破坏创面诱发出血。

防治措施：对于膀胱颈部出血点要确切止血；使用优质尿管适当牵拉以隔绝前列腺窝；术后注意冲洗引流，及时清理血块；及时发现并纠正患者的凝血障碍；加强宣教，术后早期避免腹压增加或骑车等活动。若有大量血块填塞膀胱，可在膀胱镜下清除血块。若仍无效或有活动出血应再次手术探查，清除血块，彻底止血，并继续冲洗引流。

2排尿困难　前列腺术后排尿困难有多种原因，如长期下尿路梗阻致逼尿肌失代偿或伴有神经源性膀胱的尿动力方面的问题；膀胱颈水肿或膀胱颈挛缩；增生腺体切除不完全致腺体残留或多年以后继续增生再次造成梗阻；尿道狭窄等。防治措施：根据不同病因采取相应治疗：术前对于发生过尿潴留或有神经系统疾病或糖尿病病史的患者进行尿动力学检查，排查膀胱功能；对于膀胱颈后唇明显抬高者应楔形切除肌层或做膀胱颈切开，预防膀胱颈挛缩；术中分清层次，尽可能摘除增生腺体，若有腺体残留或继续增生引起排尿困难可行腔内手术治疗；选择口径合适的尿管并且牵拉力量应适度，不可过久。

3.尿失禁　术后出现真性尿失禁是一项严重并发症。前列腺摘除术后膀胱颈的内括约肌功能遭破坏，术后控尿主要依靠外括约肌的作用，如果手术时损伤了外括约肌，则可能出现尿失禁。此外，术前存在不稳定膀胱的患者术后可能出现急迫性尿失禁。

防治措施：部分患者在拔除尿管后出现暂时性尿失禁，多数可在短期内逐步恢复；对逼尿肌过度活动引起尿失禁的患者可以配合抗胆碱能药物治疗；术中剥离腺体后应紧靠前列腺尖部捏断或剪断尿道，避免损伤外括约肌；如果尿道外括约肌部分受损，可通过盆底肌训练在数周或数月后逐步得到恢复或改善；严重损伤的病例可出现完全性尿失禁，需进行抗尿失禁手术或佩戴集尿器。

4.前列腺包膜或直肠损伤　当增生腺体与包膜发生粘连或合并前列腺癌时，有可能在剜除时用力不当或方向不对而撕裂前列腺包膜甚至损伤直肠。

防治措施：剥离时应沿正确的层次紧贴增生腺体，粘连明显时可用另一手或助手示指伸入直肠向前顶起前列腺并做引导；当剜除十分困难时不可强行剜除，仅需剪除已剥离的腺体，建立通道改善梗阻即可；直肠损伤时由于损伤部位显露困难而无法直接缝合直肠，可留置肛管并加强抗感染治疗，必要时可行横结肠双腔造口术。

5.勃起功能障碍和逆向射精　前列腺摘除术后勃起功能障碍病因复杂，可予药物对症治疗。前列腺摘除术后，膀胱颈前列腺局部解剖发生变化，术后易出现逆向射精，对于有生育要求的患者应交代风险、谨慎选择，必要时可于术前保存或术后洗涤精子。

第二节　耻骨后前列腺摘除术

1909 年 Van Stockum 进行了第一例耻骨后前列腺摘除术，此后经历不断发展，1945 年 Terrence Millin 将该手术标准化：下腹部低位横切口，预先缝扎血管止血，经前列腺包膜横切口剜除前列腺后缝合包膜并留置导尿管引流，该手术也被称为 Millin 术。该术式的主要优点在于能充分显露前列腺及膀胱颈，可在完整摘除增生腺体的同时精确止血，且尿失禁的发生率较低。其缺点在于前列腺包膜表面有纵行的静脉丛，做横切口时需横断这些静脉，可能导致难以控制的出血；耻骨后区引流相对较差，如有尿外渗及感染时可导致前列腺周围及耻骨炎症；如果患者肥胖或骨盆窄深，显露和操作均困难。

一、手术适应证

1. 重度良性前列腺增生的下尿路症状已明显影响患者的生活质量，尤其是药物治疗效果不佳的；特别是当前列腺增生明显，体积较大，估计经尿道切除难度较大。

2. 前列腺增生伴有骨盆或下肢畸形，无法摆截石位进行腔内治疗者。但对小的纤维化前列腺、中叶增生明显者、有膀胱内并发症者则不适宜。

二、手术步骤

1. 下腹正中或下腹部低位弧形切口进入耻骨后间隙。

2. 显露前列腺包膜，在包膜上做两排缝线结扎血管，其间横行切开包膜；也可采用包膜直切口。在包膜下钝性和锐性分离，贴近前列腺尖部捏断或剪断尿道，向上剜除增生腺体至膀胱颈。

3. 直视下缝扎包膜出血点，膀胱颈 5、7 点缝扎止血。

4. 留置三腔气囊尿管，可吸收线缝合前列腺前包膜切口。

三、并发症及其防治

1.术中损伤输尿管口　前列腺重度增生或以中叶为主的腺体突入膀胱腔，在摘除腺体时注意不要带有太多的膀胱颈黏膜，否则可能伤及三角区及输尿管口。在分离剥除腺体时要紧贴腺体进行，腺体摘除后要检查两侧输尿管口是否完整。注意输尿管口与切缘的距离，避免在缝扎膀胱颈时伤及输尿管口。

2术中损伤直肠壁　在分离前列腺后方时手指要紧贴腺体表面，应时刻警惕向深处分离有可能撕破直肠壁。如术中发现直肠损伤，应分两层缝合直肠壁，术后进流质少渣饮食，必要时做暂时性肠道改道。

3.术中损伤尿道外括约肌　耻骨后前列腺摘除术在直视下进行，相对不易损伤外括约肌。但也应紧贴前列腺尖部捏断或剪断尿道，切忌强行牵拉撕裂尿道，使邻近的外括约肌同时受损。

4.耻骨后间隙感染和耻骨骨髓炎　耻骨后间隙引流不畅，有积血或外渗尿液存留，易形成经久不愈的局限性脓腔及耻骨骨髓炎。临床表现为局部疼痛，伤口有脓性分泌物，X线片可见骨质破坏，常迁延不愈。此时需加强引流，使用抗生素及物理治疗。

第三节　保留尿道的耻骨后前列腺摘除术

1970年Madigan首先提出了保留尿道的耻骨后前列腺摘除术，故也称为Madigan手术。该手术是经耻骨后前列腺包膜下尿道外将增生腺体摘除，保留前列腺段尿道和膀胱颈，保存了局部解剖生理的完整性。使术后出血、感染、尿失禁、尿道狭窄等并发症发生率明显降低，并且保留了膀胱颈能防止逆向射精，术后处理简单、恢复快。

一、手术适应证

1.手术适应证基本同耻骨后前列腺摘除术，两侧叶增生为主者更适合此术式。

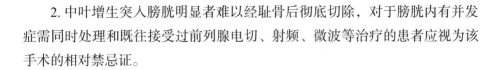

2.中叶增生突入膀胱明显者难以经耻骨后彻底切除，对于膀胱内有并发症需同时处理和既往接受过前列腺电切、射频、微波等治疗的患者应视为该手术的相对禁忌证。

二、手术步骤

1.下腹正中或下腹部低位弧形切口进入耻骨后间隙。

2.显露前列腺包膜，在包膜上做两排缝线结扎血管，其间横行切开包膜，暴露腺体，在腺体表面和包膜之间做钝性分离。

3.用牵引线将两侧叶腺体拉向外侧，以留置的尿管为标记沿中线切开腺体组织达尿道黏膜下，用剪刀在腺体与尿道黏膜下组织之间钝性、锐性分离，分别将两侧叶从尿道外剥离，保留完整尿道。

4.前列腺包膜可不缝合或部分缝合，留置耻骨后引流，缝合切口。

5.对于前列腺中叶增生明显者，可在两侧叶从尿道周围及膀胱颈完全分离时，将两侧叶同时向下牵拉，用弯剪刀从尿道后方将膀胱颈漏斗部黏膜从增生的中叶腺体表面游离，达中叶上缘，再用示指分离中叶腺体与后包膜达中叶腺体上缘，从而完整摘除增生的中叶。或另取膀胱切口处理膀胱内病变和增生的中叶，剜除腺体后缝闭膀胱颈部切口。

三、并发症及其防治

1.术中出血　前列腺血供丰富，有多支动脉供血。前列腺前方及侧方静脉丛有广泛的交通支，任何分支静脉的误伤或撕脱都可引起严重出血。因此清晰的暴露、准确完善缝扎动静脉是预防出血的关键。

2.尿道损伤　前列腺增生时前列腺部尿道随之增宽变形，其横切面呈星形突入增生腺体间，在解剖尿道时易误伤尿道。前列腺尿道无海绵体，仅黏膜及少许黏膜下结缔组织，很脆弱，应避免钝性剥离尿道或用力牵拉尿道。尿道损伤后可见到微蓝色黏膜及尿道内导尿管，此时应防止因牵引致尿道裂口扩大，腺体摘除后用可吸收线缝合尿道，术后适当延长留置尿管时间。

3.膀胱颈黏膜损伤　多发生在中叶增生明显的患者，如显露不清或黏膜脆弱时易受损伤。其预防与防止尿道损伤相同，即良好暴露、正确分离层面、锐性分离、牵引勿过度用力；此外剥离顺序应先剥离增生中叶前方膀胱黏膜，再剥离腺体与后包膜，如剥离困难时，应切开膀胱从膀胱颈后缘切开并摘除增生中叶。膀胱黏膜一旦损伤，可看到流出清亮尿液，在切除腺体后从尿管注入盐水并压迫膀胱，可找到裂口并予以修补。

第四节 经会阴前列腺摘除术

经会阴前列腺摘除术是在经会阴做膀胱结石摘除术的基础上发展起来的一种手术，直到 1903 年 Young 首次采取会阴部倒置 Y 形切口，设计并改良了经会阴暴露前列腺的前列腺牵引器等器械，使得这种手术能在直视下进行并得到大力提倡。

一、手术适应证

1. 重度良性前列腺增生的下尿路症状已明显影响患者的生活质量，或已引起膀胱、肾脏的病理生理改变。

2. 过度肥胖的患者，做耻骨上或耻骨后摘除前列腺较困难者。

3. 对合并慢性支气管炎、肺气肿及有心血管疾患，危险性较大年老体弱的患者。

禁忌证为对年龄相对较轻，要求保持性功能者，髋关节或脊柱强直；会阴部既往有过手术或感染，瘢痕组织严重；或会阴部有严重湿疹、皮炎等疾患。

二、手术步骤

1. 取过度截石位，经尿道插入 Lowsley 前列腺专用拉钩，帮助辨认尿道和前列腺尖部的位置，并使之向会阴切口处前移。

2. 在会阴部做倒 U 形切口，相当于肛门括约肌外缘，切开皮肤、皮下组织后，在会阴中心腱两侧钝性分离坐骨直肠窝，分离前面不要超过会阴浅、深横肌，以免切开尿生殖膈，损伤尿道外括约肌。

3. 切断中心腱后，沿直肠前面向上分离，显露并切断直肠尿道肌。显露 Denonvilliers 筋膜，沿此筋膜前后层之间平面继续分离，显露前列腺包膜。

4. 切开前列腺包膜，在包膜下潜行剥离腺体，在前列腺尖部横行切断尿道，将 Lowsley 前列腺拉钩从前列腺尿道插入膀胱，张开牵引器之两叶，将前列腺向下方做牵引，游离腺体与包膜，摘除前列腺腺体。

5. 止血后，从尿道插入三腔尿管至膀胱内，用可吸收线围绕导管做膀胱颈与膜部尿道断端间断缝合，再缝合前列腺包膜切口。放置引流，逐层缝合切口。

三、并发症及其防治

1. 术中出血　切开前列腺包膜后沿正确层次剜除增生腺体，之后对包膜上的出血点予电凝或缝扎止血，需要注意对膀胱颈 5、7 点位置进行缝扎止血。

2. 直肠损伤　术中术者示指在直肠内引导可帮助判断直肠与尿道及前列腺的相对位置关系，有助于减少直肠损伤。显露 Denonvilliers 筋膜后，切开其后层，在其前后两层之间进行分离，则容易解剖分离开直肠。前列腺尖部及基底部是容易发生直肠损伤的部位，更须谨慎操作。一旦术中发现直肠损伤，应分两层缝合直肠壁，用含抗生素的盐水冲洗伤口并留置引流，留置肛管排气减压，术后进流质少渣饮食，多可愈合。

第五节　前列腺联合部切开术

1985 年 Shafik 在治疗膀胱颈梗阻膀胱肌层切开术的基础上提出该术式，通过切开增生的前列腺联合部，解除前列腺增生压迫尿道引起的尿道梗阻。其优点是不切开膀胱，不切除前列腺腺体、不损伤尿道黏膜，可以保留尿道完整性。减少术中术后出血，避免膀胱冲洗。临床观察近期疗效较满意。

一、手术适应证

手术适应证基本同耻骨后前列腺摘除术。主要适用于高龄、有重要器官功能障碍无法耐受其他手术方式的患者，以前列腺两侧叶增生为主的效果较好。

二、手术步骤

1. 耻骨上纵切口，显露膀胱颈及前列腺前包膜。

2. 纵行切开膀胱颈与前列腺交界处，到达前列腺联合部，长约 3 cm，切开肌层，保留黏膜，显露膀胱颈部黏膜层。

3. 于膀胱颈切开处用长弯钳向下在尿道黏膜与前列腺联合部之间进行分离，到达耻骨前列腺韧带处。用两把长弯钳分别钳夹前列腺联合部中线旁0.5 cm 处，在其间切开前列腺联合部，避免损伤尿道黏膜。切开后可见尿道黏膜及膀胱颈黏膜明显膨出。

4. 缝合两侧切缘止血。留置尿管及耻骨后引流管，缝合切口。

三、并发症及其防治

1. 术中出血　紧靠前列腺包膜分离，避免损伤耻骨后血管。一旦损伤可先压迫再缝扎止血。

2. 尿道黏膜损伤　本手术要求在尿道与前列腺联合部之间进行分离，操作粗暴可导致尿道黏膜损伤。切开联合部后插入尿管可显露损伤情况，宜用可吸收线缝合尿道黏膜。预防方法是轻柔分离，逐渐反复扩开联合部和尿道间隙，对有粘连者可分段剪开，最终到达前列腺尖部。

第十一章 经尿道等离子前列腺剜除手术

樊彩斌

第一节 经尿道等离子手术器械设备发展简史

经尿道等离子电切器械，是由单极电切发展而来的。经尿道前列腺电切系统先后经历的四个发展阶段（图11-1）。

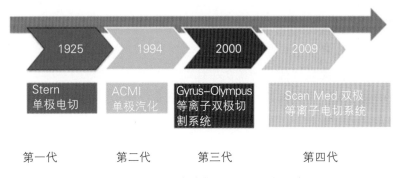

第一代 第二代 第三代 第四代

图 11-1 经尿道前列腺电切系统的发展阶段

1925年，美国顺康膀胱镜制造公司（ACMI）发明了第一代用于切割前列腺的电刀。单极电刀的工作原理是用一完整的电路来切割和凝固组织，电流由高频电刀的高频发生器产生，通过导线和电极穿过患者身体，再由电极板、电线返回高频电刀的发生器。由于当时的制造工艺落后，加上一定的操作难度，在经尿道前列腺电切（TURP）问世近20年的时间内，该技术只在美国及欧洲几家大型医院开展。二战结束后，德国、美国及日本将原高科技军工企业（尤其是光学仪器及新材料开发等）转而投向医疗市场，使得内窥镜硬件制造工艺有了质的飞跃。因此在20世纪50年代初TURP技术在发达国家及部分发展中国家迅速推广，TURP很快被欧美国家正式认定为治疗前列腺增生的金标准。

1994 年，美国顺康（CIRCON）公司针对环状电切袢止血效果差的弊病，用一种新的钨合金材料将环状电切袢制成铲状电极，因其工作时使部分前列腺组织汽化，故称之为经尿道前列腺汽化切除术（TUVP），此即单极汽化电切镜的问世。

2000 年，英国嘉乐（GYRUS）公司将一种全新的等离子技术用于前列腺切除，它由工作电极和回路电极组成，故称为双极汽化（TUBVP）。电流通过工作电极与回路电极释放射频能量，射频能量将导体介质（生理盐水）转化为围绕电极的高聚焦等离子体区。

何为等离子体？从形态来看，我们周围存在的物质呈现固体、液体、气体三种状态。其中，常态下的部分固体和液体可以导电，如金属、半导体和电解液，而气体在常态下则没有可导电的种类。当把不导电的固体、液体或者气体电离后，则都可以导电。而且这种电离后的固体、液体和气体总是呈现为"气态"，这种呈现为气态的"导电气体"由可以在电磁场中运动的荷电粒子组成，这种荷电粒子被称为"正离子"和"负离子"，人们便称这种由正、负离子组成的气体为"等离子体"，亦称"等离体"或者"等体"。这种物质状态人们可以在实验室获得，它更大量存在于自然界中，如地球大气层最外面的电离层，太阳表面正在燃烧的物质以及宇宙中大量存在的电离气体，这种状态的物质也被称为物质的"第四态"。它最重要的一个特点是，组成该物质的粒子具有比电离前初始状态中粒子大得多的动能，它们还容易继续从电磁场中获得能量。

等离子双极汽化电切内镜系统是一种与传统单极电切镜完全不同的全新概念产品。双极电切的工作电极和回路电极均位于电切环内，电流无须通过人体。当电极与靶组织充分接触时，围绕工作电极形成一个汽化层也称之为等离子体。术中产生的等离子体包含电子、离子、Na 原子、H 根和 OH 根等高能粒子。当靶组织进入次等离子体时，这些的高能粒子导致生物分子分离，产生低分子量的气体，组织细胞就被分解汽化（图 11-2）。其工作过程是由电能经介质形成等离子体借助电极把转换能量传递给靶组织。从术中看，环状电极经过前列腺组织时，电极接触的靶组织细胞汽化后留下空间，就形成一块前列腺组织被切除，才能形成不沾刀。而低温是由于把高能粒子能量控制在一定范围内并在极短的时间内把能量传递给靶组织后还原为基本粒子，被切割组织随即破碎汽化。其特点是靶组织表面温度 40~70℃，因高集焦，作用局限，切割精确，较浅的热穿透，对周围组织损伤轻微，故又称之为"冷切割"（图 11-3）。它避免了前列腺包膜外血管神经的损伤，有效防止了勃起功能障碍和尿失禁。

2009 年，司迈公司生产的双极等离子电切系统是第四代经尿道前列腺电切系统的典型代表。该双极电切系统采用数字智能技术，靶组织阻抗反馈及与此相适应的功率输出，反应时间极短，其高效的"SM 切割模式"具有超高输出效率，"等体"中的离子能量更大、更集中，切割速度更快，缩短手

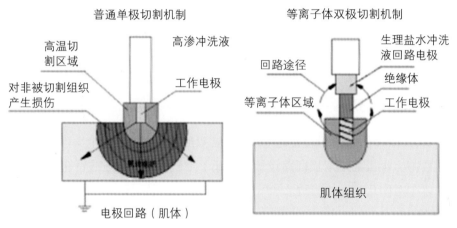

图 11-2　单极电切和等离子双极电切原理

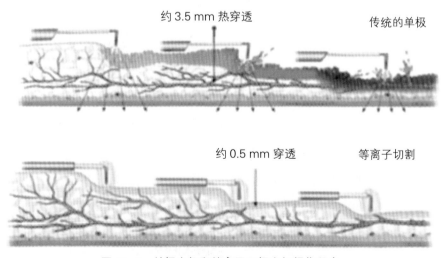

图 11-3　单极电切和等离子双极电切损伤程度

术时间。优化的"SC 智能止血模式"，止血快速可控。不仅止血快，而且能有效控制凝固面被灼穿和焦化，减少术中出血和止血时间。使用简便易控，即插即用。快速自检、自动识别电极并设定相应工作模式。腹腔镜电凝组织阻抗反馈提示功能，电凝效果可通过明显变音来提示并监控，明显提高了手术效率，是目前切除靶组织最快、凝血最好的、使用最具人性化的等离子电切产品。典型的四代前列腺电切系统特性对比见表 11-1。

表 11-1　四代前列腺电切系统对比

	电极	贴负极板	冲洗液	电极温度	凝血效果	切割效果	水中毒
第一代	单极	需要	高渗	高	一般	一般	常见
第二代	单极汽化	需要	高渗	高	良好	一般	常见
第三代	等离子双极	不需要	等渗	低温	较好	较好	无
第四代	等离子双极	不需要	等渗	低温	好	好	无

如图 11-4 所示，司迈公司生产的 SM 双极单环电极，医生操控方便，手术视野好，电极前端双极回路设计，保证了工作电流不会通过镜鞘，大大降低了术中对闭孔神经的刺激及术后尿道狭窄的发生率，安全性好，切割精确，不粘刀。

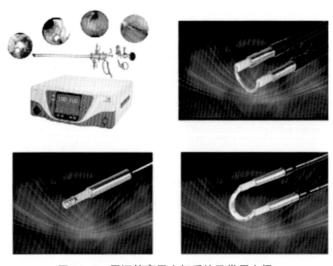

图 11-4　司迈等离子电切系统及常用电极

根据前列腺结构特性及结构力学特点而设计的司迈铲状电极，具有铲切和剥离组织的功能，剥离界面准确易控、易于腺体的剥离。在止血方面，电极触及范围广，方便了剜除腺体时的创面止血，减少手术中出血。

SM双极杆状电极，具有多方位汽化切割功能，可替代激光切割，操控性更好，止血更好，特别适合于习惯用激光做剜除术的医生。其他电极的特性及用途详细见表11-2。

表 11-2 司迈等离子电切系统常用电极

电极	使用科室	手术用途
环状	泌尿科、妇科	水下电切电凝，用于前列腺、膀胱肿瘤、子宫肌瘤、囊肿手术
铲状	泌尿科	水下电切电凝，用于前列腺剜除术
钩状	泌尿科、妇科	水下电切电凝，用于腔道病变收缩后的狭窄手术
杆状	泌尿科、妇科	水下电切电凝，用于腔道病变收缩后的狭窄手术
针状	泌尿科、妇科、五官科	水下电切电凝，用于腔道病变收缩后的狭窄手术
双极	泌尿科、妇科、外科、胸外科	无水下电切电凝，用于多科室腔镜下的组织切割、凝血及开放手术

第二节　经尿道等离子操作的解剖学

尿道、前列腺和膀胱颈部的一般解剖学其他章节已有描述，不再赘述，本节就经尿道前列腺等离子剜除相关的解剖学重点描述。

男性尿道兼有排尿和排精功能，起于膀胱的尿道内口，止于尿道外口，平均长度为18 cm，分三部分：前列腺部、膜部和海绵体部。男性尿道在行程中粗细不一，要认识三个狭窄、三个扩大和两个弯曲（图11-5，图11-6）。三个狭窄分别在尿道内口、尿道膜部和尿道外口。三个扩大在尿道前列腺部、尿道球部和尿道舟状窝。两个弯曲，一个为耻骨下弯，凹向上，在尿道前列腺部、膜部和海绵体的起始部，不管阴茎在任何位置，此弯曲均无变化。另一个弯曲在耻骨前弯，凹向下，在阴茎根和体的移行处，将阴茎上提，此弯

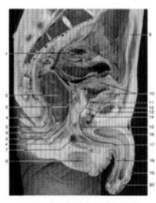

图 11-5　男性泌尿生殖系统

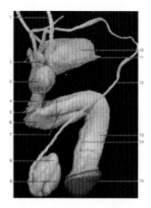

图 11-6　男性生殖器官

曲可以变直，向尿道内插入器械时均采取此位置。

在电切镜插入尿道时要注意三个狭窄、三个扩大和两个弯曲。尿道外口如不能直接插入，应用闭孔器或者尿道扩张探子扩张后再进入。经过膜部尿道时不能用力过猛，到达第二个狭窄（尿道膜部）时要动作轻柔，然后向下压，通过第二个弯曲，不能盲目用力，容易损伤膜部尿道，造成假道。

由于经尿道前列腺等离子剜除术术中要借用镜鞘的力量模仿人手指做前列腺剜除，所以术中应该辨认切除几个关键的解剖标志。首先要辨认前列腺尖部和尿道外括约肌的位置。尿道外括约肌的解剖位置一般位于精阜水平的稍远端，外括约肌由横纹肌及平滑肌组成，在肛提肌的上方，是控制排尿机制的关键部位，损伤后可导致真性尿失禁。术中可以明确看到外括约肌像肛门一样的收缩（图 11-7），术中严禁损伤外括约肌。

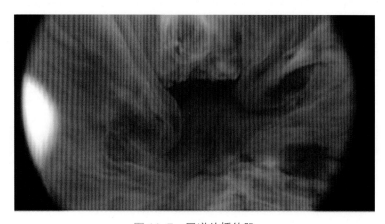

图 11-7　尿道外括约肌

前列腺在膀胱下方，包绕尿道的起始部，由腺体和肌组织构成，表面包有筋膜，称前列腺囊。前列腺呈前后稍扁的栗子形，上端宽大，称前列腺底，下端尖细，称前列腺尖部，底与尖部之间的部分称前列腺体。前列腺一般可以分为5叶：（1）前叶，是位于尿道以前的部分，较小，一般术中尽量保留；（2）中叶，位于尿道后方，射精管的前方，此叶突向上后方。当其增生时可以向前压迫尿道，影响排尿；（3）后叶，在射精管及其开口的下方，此叶较少增生；（4）侧叶，位于尿道的外侧，左右各一。所占体积最大，是前列腺增生的好发部位。所谓前列腺增生，多为中叶和侧叶的增生，因受前列腺包膜的限制而向尿道压迫，致使排尿困难。术中如发现中叶增生为主，一定要看清双侧输尿管的位置，避免撬动中叶的时候突破前列腺的包膜到膀胱的后方，损伤直肠或者双侧输尿管。另外，前列腺膀胱颈部交界有明确的内括约肌组织，尽量保留膀胱颈部，对术后早期尿控有很大的帮助。

第三节　等离子前列腺剜除术操作技巧及注意事项

经尿道前列腺等离子剜除术的术前评估与筛查、术前准备及麻醉同相关章节。

前列腺剜除的开放手术（经膀胱、耻骨后前列腺剜除术）应用于治疗前列腺增生已经有100余年的历史，虽然一开始适用于任何大小的前列腺，复发和再手术率很低。但因其创伤和出血逐渐被TURP取代。经尿道前列腺等离子剜除术（PKEP）和传统剜除术手术原理相同，只是经过尿道用内鞘的尖端钝形分离前列腺包膜，将腺体组织沿外科包膜向膀胱颈方向逆推钝性剥离，最终将增生的前列腺腺体完全剥离。所以从这个意义上讲，前列腺剜除术从一开始就是金标准，只是被TURP取代一段时间后重新成为金标准而已。目前的钬激光、铥激光以及等离子等只是能量平台不同，剜除成功与否更多地取决于外科医师对不同能量平台掌握的熟练程度，而非能量平台本身。

一、体位

患者采取超截石位，大腿和床垂直，轻度外展即可，臀部应与床边平齐，

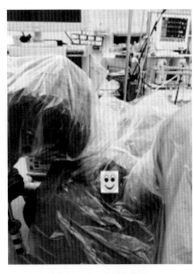

图 11-8 超截石位

以便与剜除术（PKEP）时镜鞘的 360° 旋转（图 11-8）。

二、操作技巧及注意事项

1. 安装等离子电切系统　将光源、摄像头、冲洗液胶管、电切环（杆状、环状或者铲状）与主机连接好，对焦并白平衡。

2. 直视下置入电切镜　观察相关的重要解剖学标志（图 11-9）。先插好闭孔器插入前尿道，拔出闭孔器，插入电切镜后直视下入镜。也可以带闭孔器直接置入膀胱，但笔者主张珠江医院的刘春晓教授的直视下入镜法，其优点有：①可以明确是否合并尿道狭窄等相关病变；②可以避免盲目入镜法造成的尿道膜部、前列腺中叶及膀胱颈部的撕裂等损伤；③较欧美国家先膀胱镜检查后入电切镜的方法节省了膀胱镜的需求。

3. 寻找和建立外科包膜平面　建议采取撕裂法（图 11-10）：将电切镜外鞘的头部先置于精阜的左侧或者右侧沟，向左 / 右侧摆动镜鞘产生螺旋性

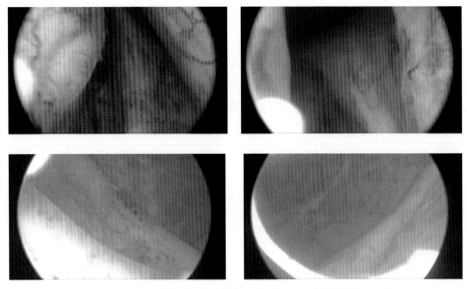

图 11-9　重要解剖学标志（精阜、膀胱颈、双侧输尿管开口）

推力，前列腺尖部的外科包膜即可裂开，不断沿增生的前列腺组织和外科包膜的间隙向两侧继续推进即可势如破竹般地剜除增生的前列腺组织。初学者一般不应大块的剜除增生的前列腺，而应循序渐进，边止血或者提前封闭穿支血管，做到视野清晰。

4.首先剜除中叶腺体　两侧叶的尖部剜除后电切切断精阜远端的中叶黏膜及部分腺体，初学者不必切到外科包膜，尖部中叶的腺体较薄，要谨防切穿腺体损伤直肠。然后从左到右方向摆动镜鞘头部即可显露中叶和外科包膜的间隙，顺势向前向上方向剥离中叶，直至膀胱颈部（图11-11）。一定要注意正确的包膜平面，中叶较小的穿入膀胱后将中叶从中间断开即可。中叶

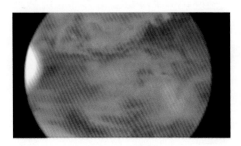
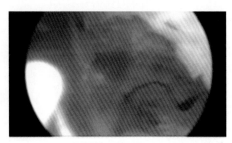

图 11-10　撕裂法处理双侧前列腺尖部

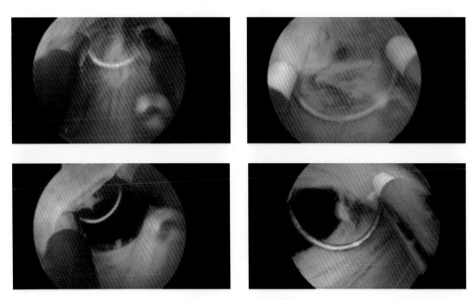

图 11-11　中叶剜除

较大的患者特别注意不要剥离到膀胱的后方，一般中叶较大或者以中叶增生为主者建议从 5、7 点剥离进入膀胱，然后断开后完整地把中叶翻入膀胱后再离断膀胱颈和腺体的交界处。如果两侧叶增生不明显的话，也可以仅剜除中叶，笔者发现在单纯中叶增生的患者中如果同时剜除了二侧叶，术后暂时性尿失禁的发生率明显大于二叶或者三叶同时增生的患者。

5. 剜除两侧叶的腺体　剜除中叶后可以分块剜除左 / 右叶，向左 / 右侧螺旋形向上向前剜除增生的前列腺组织，到颈部时锐性切断，注意保护膀胱颈部肌性组织。

6. 前列腺尖部和前叶的处理　当前列腺左右叶大部分剜除后，仅剩下尖部的尿道黏膜和尖部与外科包膜相连，这时要辨清尿道黏膜、中叶和外括约肌的关系，谨防损伤外括约肌。初学者无精确把握下尽量多留尖部尿道黏膜和前叶，待最后修整（图 11-12）。笔者建议从左右尖部黏膜交界处锐性切断两侧黏膜，并保留少许前叶组织。向膀胱颈部 12 点处逆行切断，并分别将左右叶推入膀胱。

7. 刨削系统收获剜除的前列腺组织　刨削器主要由系统控制器、剜除刨削器、负压吸引及收集组件组成（图 11-13）。刨削器术中操作过程：彻底止血后保证清晰的手术视野，上下两路灌洗液保证足够的膀胱容量，让膀胱

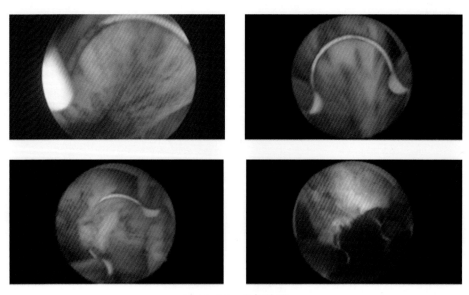

图 11-12　尖部处理

适当的过度充盈，将剜除刨削刀具组件开口朝下，靠近已剜除的目标组织，启动脚踏开关组件的吸引脚踏开关，利用负压泵产生吸力，并将目标组织吸至开口处，确认无误后，启动吸引＋剜除刨削脚踏开关，刨削刀头往复转动，开口边缘的多排刨削齿高效切除前列腺组织（图 11-14）。切除的前列腺组织经由刨削刀的中置负压吸引通道、手机控制器的负压吸引通道、负压及收集组件，吸至内置的组织收集网篮，组织剜除刨削手术结束。术中要保证清晰的视野、冲洗液的速度并注意吸住前列腺组织后必须移到膀胱的中央位置进行粉碎。

8. 电切环收获组织　如果在没有配备刨削系统的单位，可以在前列腺即将完全剜除的时候留 12 点处或者 5、7 点处的相连接处，便于电切环采取电切的方法收获组织。笔者单位的数据显示，和电切组相比，刨削组组织收获时间短 ［（4.33±1.57）min VS（27.65±10.53）min，P=0.000］，速度快 ［（9.96±2.36）g/min VS（1.52±0.21）g/min，P=0.000］，两组间差异有统计学意义。刨削组组织收获期间使用冲洗液量明显少于电切组 ［（2.91±1.34）L VS（9.13±4.58）L，P=0.000］，术中总出血量亦明显少于电切组 ［（47.59±21.58）mL VS（85.85±40.78）mL，P=0.001］。但两组的术后膀胱连续冲洗时间、留置导尿管时间、术后住院天数等分别为 ［27.39±29.26）h VS（24.78±21.19）h，P=0.752］［（3.70±1.49）d VS（3.17±1.20）d，P=0.228］［（4.91±1.70）d VS（4.33±1.33）d，P=0.242］，差异无统计学意义。

9. 修整创面、止血　如遇到较大的增生结节可以继续剜除或者电切后冲洗，12 点处的中叶和尿道黏膜在无准确把握的情况下不建议修整，即使修整的话注意动作要敏锐快捷，不要损伤外括约肌。止血的重点是看膀胱颈部是否有活动性出血。

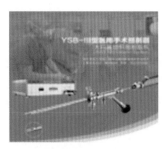

图 11-13　国产 HAWK 大白鲨刨削系统

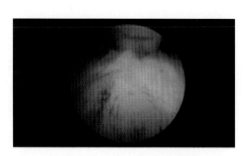

图 11-14　刨削系统收获组织

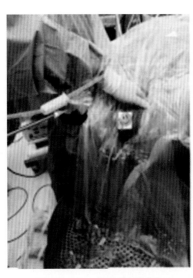

图 11-15　术后排尿试验

10. 排尿试验　膀胱充盈后退出电切镜，按压膀胱区有尿液畅通流出，停止后尿流立即变细或者滴沥状，提示正常，反之则提示外括约肌的功能较弱（图 11-15）。

11. 术后处理　术后即留置 F20-22 三腔导尿管，依据膀胱颈部的粗细情况气囊注水 20~60 mL，导尿管尿道外口处扎小纱布适当固定导尿管，并吸附术后尿道的渗血渗出等。一般第二天早晨即可将气囊的水抽掉至 20 mL 左右，可以明显降低患者的不适。冲洗液完全转清后即可拔除导尿管，一般需要 6~48 小时不等。70 岁以上患者不建议使用止血药物，建议早期床上或者下床活动。

第四节　等离子前列腺剜除术围手术期的治疗和护理

一、术前治疗和护理

1. 术前准备　前列腺增生有年轻化的趋势，但我国还是以老年患者为主，术前要充分了解患者的心肺、肝肾功能状况，评估能否耐受手术或者麻醉。还要进行尿流率测定、尿动力学检查，排除排尿困难是否存在非前列腺增生的原因。留取中段尿进行培养，对有尿路感染的术前要进行抗感染治疗。有糖尿病的患者将血糖稳定于较低水平后再行手术。对于长期服用抗凝药物的患者，至少要停药 3 天以上才能进行手术。

2. 心理护理　经尿道前列腺剜除术的麻醉一般选用腰硬联合麻醉或者硬膜外麻醉。患者常顾虑手术的安全性及费用等问题。因此紧张、焦虑、恐惧的心理问题突出。护理人员应有针对性地为患者实施心理护理。向患者及家属讲解经尿道前列腺剜除术全新术式的优点：如不需开腹、术中损伤小、出血少、安全、无疼痛。增强患者和家属的自信心，消除恐惧、紧张心理，积极配合治疗。解释术前注意事项，对较紧张者，手术前晚可给予镇静剂。

3. 营养支持　术前按病情给予高蛋白、高热量、高维生素半流质或流食。对体质弱、营养不良、消瘦者给予脂肪乳剂、氨基酸、高糖和复合维生素等，以期提高患者对麻醉和手术的耐受力和应激能力。

4. 胃肠道准备　按常规术前准备，术前 12 小时禁食，8 小时禁饮。手术前晚应使用缓泻剂或手术日清晨灌肠的方法清空肠道，防止术后腹胀及排便困难。

5. 消除腹内压增高的因素　指导患者深呼吸及有效咳嗽方法。如有咳嗽、便秘、排尿困难等均应给予相应地治疗。对吸烟者劝其戒烟。练习床上排便。

6. 术前治疗　继续口服 5α-还原酶抑制剂，如保列治等，有感染者需应用抗生素控制感染后再手术，必要时做中段尿液培养。

二、术中治疗和护理

严密监测患者的生命体征，注意水电解质的平衡，特别是手术时间长的患者，必要时使用呋塞米等加快水和钠的排除。冲洗量大的患者特别要注意灌洗液的温度控制，一般加温至 40℃左右。

三、术后治疗和护理

1. 术后常规护理　按术后护理常规心电监护，严密监测血压、心率、血氧饱和度及意识状态，是否出现烦躁、恶心、抽搐等，警惕电切综合征发生。电切综合征通常在手术接近结束到术后几小时内出现。一般早期表现为烦躁，之后出现神志恍惚、呼吸困难、头晕、恶心、呕吐、心动过缓等症状。术后患者生命体征的一些变化常是电切综合征的早期征象，所以在术后就应该严密观察患者的血压、脉搏和心电图的变化，特别对于手术时间较长，手术中出血较多，输液量多和患者身体状况较差的，要更加谨慎的观察。对于轻症患者可以暂不处理并进一步观察，对于有较明显症状者，要尽快检查血液生化，特别是钾、钠离子的浓度。术后给予患者高流量吸氧，维持血氧饱和度100%，可减少术后非切口疼痛的发生。

2. 三腔气囊尿管的观察与护理　持续膀胱冲洗确保引流通畅患者术后回到病房，应及时妥善固定好膀胱冲洗装置，防止脱落、堵塞、扭曲和受压。并根据引流液的性质调节冲洗速度，出血多时做到大冲洗，同时牵引导尿管，以达到有效的冲洗目的。尿管堵塞，需要通过快速冲洗及挤压尿管等方法恢复通畅。

3. 预防感染的护理　泌尿系感染多数是逆行性感染所致，常和手术中无菌操作不严格、术后停留尿管时间较长和护理不到位有关。当拔除尿管和应用敏感抗生素后多可治愈。由于患者留置尿管持续膀胱冲洗，易引起泌尿系感染，术后除常规应用抗生素预防感染外，在更换膀胱冲洗管及引流袋时应严格执行无菌操作，尿道口及尿管周围分泌物用碘伏稀释液擦洗干净，保持尿袋低于膀胱水平，以防逆行感染。术前有感染者予抗感染治疗，待感染控制后再手术；术中常规使用抗生素；术后鼓励患者多饮水，每日饮水量2 000~3 000 mL，每日行尿管护理2次，严格遵守无菌操作原则，定期更换引流袋，引流袋的位置要低于膀胱。

4. 术后出血的观察与护理　术后出血是经尿道前列腺手术不可避免的，多发生在术后24小时内，常因术中电凝止血不彻底，术后过早剧烈活动、久坐、用力排便等引起。术后膀胱冲洗是为了防止血块的形成，减少出血，冲洗液变清，即停止冲洗，故术后膀胱冲洗时间可间接反映术后出血量。术后出血预防及处理措施：患者术后返回病房妥善固定引流管，保持膀胱冲洗持续通畅；严密观察引流液的颜色及量的变化，冲洗过程中定时挤压引流管，以及时引流出膀胱内小血块，或用注射器加压膀胱冲洗，将引流管周围的血块冲碎，反复冲洗直至冲洗液淡红或澄清为止。及时应用止血剂；术后取平卧位24~48小时，患者翻身活动应在护士协助下进行；注意保暖，预防感冒；术后肛门排气即鼓励患者多饮水，多吃粗纤维蔬菜水果，积极防治便秘；避免腹内压增高的各种因素，如剧烈活动、提重物、咳嗽等。本组术后出血1例，经上述处理均获得缓解。

5. 膀胱痉挛的观察及处理　因手术创伤、导尿管气囊的压迫、引流不畅以及冲洗液反复刺激膀胱三角区、膀胱颈及后尿道等，使膀胱敏感性增强，引起膀胱平滑肌无抑制性收缩，出现膀胱痉挛；另外术后的疼痛刺激、焦虑和过度紧张也是诱发膀胱痉挛的主要原因之一。精神过度紧张者，其膀胱痉挛次数明显增高，出血程度加重，形成血块，血块又堵塞管道，诱发膀胱痉挛，形成恶性循环。膀胱痉挛性疼痛症状可分为主诉症状和可观察症状。主诉症状有：明显的膀胱憋胀感，急迫的尿意及便意感，膀胱痉挛性疼痛；可观察症状指膀胱持续冲洗滴数减慢或停止，发生逆流或冲洗液不自主从尿道口溢出等。处理措施：首先排除导尿管有无堵塞，确保引流通畅，如有血块及时冲洗；加强心理护理，消除紧张情绪，嘱患者全身放松，深呼吸，减轻各种不良刺激。适宜的温度和速度，根据引流液的颜色调节冲洗液速度，一般术后24小时冲洗液滴速为80~100滴/分，24小时后引流液颜色变淡减慢冲洗速度为40~60滴/分，具体情况可根据冲洗液的血色深浅而适当增减，如血色加深加快冲洗速度，如血色变浅或澄清可减慢冲洗速度。药物止痛。

6. 暂时性尿失禁的护理　在经尿道前列腺剥离过程中镜鞘有损伤外括约肌的可能。术后48小时膀胱冲洗无血性液流出，引流液澄清，活动后无出血，可适当减慢滴速或间断膀胱冲洗，观察12~24小时后无血性液可拔除导尿管。拔管后注意观察患者排尿情况。本组2例发生暂时性尿失禁，多为尿道外括约肌受损、剥离创面的疼痛刺激等因素造成。处理措施：护士及时向患者解释尿失禁是暂时现象，解除患者的思想顾虑，稳定情绪；指导患者进行提肛肌收缩训练，锻炼盆底肌；必要时给予口服解痉药物，经过1~4周后患者全部治愈。

7. 康复指导。出院后应注意休息，多饮水，多吃蔬菜、水果，多食高纤维饮食。术后3个月内避免剧烈活动、持重物、长途步行，禁烟酒，禁止性生活，防止前列腺窝过渡充血而引起继发性出血。指导患者注意排尿情况，如尿线变细，排尿困难应及时就诊。

小　结

经尿道前列腺剜除术是一种较新的手术方式，但基本原理同传统手术方式一样。这就要求护理人员加强专业知识的学习，术前充分做好患者的心理护理，消除患者的疑虑和担心，并重点做好术前准备和术后护理。前列腺剜除术具有创伤小、出血少、康复快、并发症少等优点，克服了以往前列腺手术的缺陷。术后应密切观察患者的生命体征，并注意经尿道前列腺剜除术的特殊性，采取针对性的护理措施，确保患者顺利康复。

第五节 等离子前列腺剜除术并发症的预防和处理

PKEP 的并发症相对少见，比较常见的并发症有出血、排尿障碍、尿失禁和尿道狭窄。

一、出血

术后出血比较常见，重要的是从术前、术中都要有预防术后出血的意识，预防胜于治疗。如患者术前抗凝治疗，需特别注意，如应用低分子肝素，术前 12 小时停用即可。如口服华法林，常需要停药 >5 天，PT 和 INR 恢复正常后方可手术。口服阿司匹林的患者，资料显示术后出血的概率不会增加，但前列腺较大的患者，还是建议停药 4~7 天比较安全。术后早期出血多与手术结束时止血不彻底有关，术后应该降低冲洗量，准确止血，特别注意膀胱颈部的黏膜出血。如出现出血，冲洗液鲜红，可以采取以下办法：（1）增加气囊内的水量，进口的库利艾特三腔气囊导尿管可以注水至 70 mL；（2）调整牵引的强度；（3）适当加快冲洗速度；（4）予解痉止痛药及 M 受体阻滞剂，避免膀胱痉挛；（5）如膀胱内血块较多，需及时冲洗干净或者再次手术冲洗血块并止血治疗，膀胱张力较大的情况下，往往不能有效控制出血。晚期出血大部分和感染、会阴部压迫有关，注意多饮水，控制感染，避免骑自行车、电动车等。

二、排尿障碍

排尿障碍大部分和术后膀胱颈部粘连有关，前列腺剜除一般不容易复发。排尿障碍大部分发生在术后 2~3 个月期间，可能与前列腺炎症及膀胱颈部挛缩有关，术中一般见瘢痕性粘连，严重者针孔状，大部分需要重新电切切除瘢痕组织，这是 PKEP 再次手术的主要原因。

三、尿失禁

PKEP 术后暂时性尿失禁主要发生在有糖尿病、脑血管病史体质虚弱者及重度肥胖患者，重在预防，详细见手术章节。

第六节　等离子前列腺剜除术的展望

前列腺剜除仅仅是剜除，和开放剜除有 100 多年的历史一样。PKEP 不需要添加额外设备，不增加费用。初学者术中如不能继续，可以顺利转 TURP。学习曲线短，经过 30~40 例操作即可以顺利掌握。PKEP 完美结合了开放前列腺手指剜除术与腔内电切术的优势，适合在中国大部分医院开展。PKEP 和其他经尿道前列腺剜除技术一样，疗效显著，适应证广泛，创伤小，恢复快，在发展中国家比应用其他能量行经尿道前列腺剜除术更值得推广，必将和其他剜除术一起成为前列腺增生外科治疗的金标准。

参考文献

［1］Johannes W.Rohen, Chihiro Yokochi, Elke Lütjen-Drecoll. Color Atlas of Anatomy 7th, Lippincott Williams & Wilkins, 2011.

［2］刘春晓，徐啊白，邹用.经尿道前列腺解剖性剜除术.现代泌尿外科杂志，2014, 19(8): 495-498.

［3］郑少波，刘春晓，徐亚文，等.腔内剜除法在经尿道前列腺汽化电切术中的应用.中华泌尿外科杂志，2005, 26(8): 558-561.

［4］Michalak J, Tzou D, Funk J. HoLEP: the gold standard for the surgical management of BPH in the 21(st) Century. Am J Clin Exp Urol, 2015, 3: 36-42.

［5］Cornu JN, Ahyai S, Bachmann A, et al. A systematic review and meta-analysis of functional outcomes and complications following transurethral procedures for lower urinary tract symptoms resulting from benign prostatic obstruction: an update. Eur Urol, 2015, 67: 1066-1096.

［6］Fayad AS, Sheikh MG, Zakaria T, et al. Holmium laser enucleation versus bipolar resection of the prostate: a prospective randomized study. Which to choose? J Endourol, 2011, 25: 1347-1352.

［7］Thomas RW. Herrmann, Enucleation is enucleation is enucleation is enucleation. World J Urol, 2016, 34: 1353-1355.

[8] Fraundorfer MR, Gilling PJ. Holmium: YAG laser enucleation of the prostate combined with mechanical morcellation: preliminary results. Eur Urol, 1998, 33: 69-72.

[9] Neill MG, Gilling PJ, Kennett KM, et al. Randomized trial comparing holmium laser enucleation of prostate with plasmakinetic enucleation of prostate for treatment of benign prostatic hyperplasia. Urology, 2006, 68: 1020-1024.

[10] Liu C, Zheng S, Li H, et al. Transurethral Enucleation and Resection of Prostate in Patients With Benign Prostatic Hyperplasia by Plasma Kinetics. J Urol, 2010, 184(6): 2440-2445.

[11] Herrmann T, Bach T, Imkamp F, et al. Thulium laser enucleation of the prostate (ThuLEP): transurethral anatomical prostatectomy with laser support. Introduction of a novel technique for the treatment of benign prostatic obstruction. World J Urol, 2010, 28(1): 45-51.

[12] Lusuardi L, Mitterberger M, Hruby S, et al. Update on the use of diode laser in the management of benign prostate obstruction in 2014. World J Urol, 2015, 33(4): 555-562.

[13] Gomez Sancha F, Rivera VC, Georgiev G, et al.Common trend: move to enucleation-Is there a case for GreenLight enucleation? Development and description of the technique. World J Urol, 2015, 33(4): 539-547.

[14] Feng L, Song J, Zhang D, et al. Evaluation of the Learning Curve for Transurethral Plasmakinetic Enucleation and Resection of Prostate Using a Mentor-based Approach. Int Braz J Urol, 2017, 43(2): 245-255.

[15] 田文华，钱洁，姚宏燕，等 . 经尿道前列腺等离子汽化电切术后膀胱痉挛的预防及护理 . 护理与康复，2013, 12(2): 141-142.

第十二章　良性前列腺增生钬激光剜除手术

黄邦高

第一节　腔内泌尿外科钬激光手术发展简史

Ho：YAG 激光器是目前众多外科手术用激光器中最新的一种，为脉冲式激光器，工作介质是包含在钇铝石榴石晶体中的钬。钬激光波长 2 140 nm，可通过软光纤传送。钬激光是目前外科领域中最新的高能脉冲式固体手术激光，它是以脉冲形式发射，其发射时间很短（0.25 ms），而瞬时功率可达到 10 kW，各种成分及各种密度的结石均可粉碎，因此在前列腺增生合并膀胱结石的患者能一并处理。特点为：（1）易被水吸收，组织穿透深度仅为 0.4 mm，热作用深度为 0.5~1.0 mm，对浅表组织的切割和分离效果好。（2）止血作用好，可凝固 1 mm 的血管。光纤末端与组织表面的水被汽化，形成空泡，使能量传至组织，将外科解剖层面暴露出来。但由于水吸收了大量的能量，从而减少了对周围组织的损伤。钬激光能粉碎任何成分的坚硬结石，具有极佳的切割、汽化和凝固止血功能，由软光纤传导，可广泛应用于微创腔镜外科（图 12-1）。

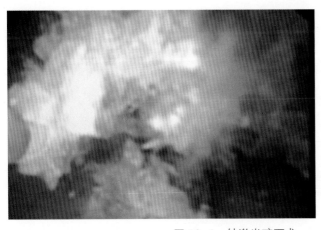
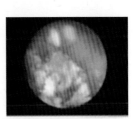
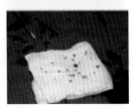

图 12-1　钬激光碎石术

第二节　经尿道钬激光手术器械设备发展简史

钬激光为脉冲式激光，无组织选择性，波长为 2 140 nm，组织汽化深度 0.5 mm，对周围组织热损伤深度小于 1 mm，具有精确而高效的切割作用（图 12-2，图 12-3）。

Gilling 等于 1995 年首次报道钬激光前列腺剜除术（HoLEP），由于早期的钬激光功率在 60W 以下，仅能施行经尿道钬激光前列腺切除术（HoLRP），费时且切除效率不高，切除重量仅占前列腺全重的 25%，与文献报道 TURP 切除组织的比例类似。早期手术方法主要是经尿道钬激光前列腺切除术（HoLRP），近年来在此基础上发展了经尿道钬激光前列腺剜除术（HoLEP）。HoLRP 需将前列腺用钬激光切成许多大小能够安全地经尿道取出的碎块，是将前列腺分层、分块，手术时间较长，学习过程长，组织块病理检查可信度低。

近年由于大功率钬激光的开发及组织粉碎器的使用，实施经尿道前列腺剜除术（HoLEP）成为可能。1998 年 Fraundorfer 等首先报道使用 100 W 大

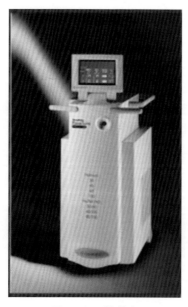

图 12-2　钬激光

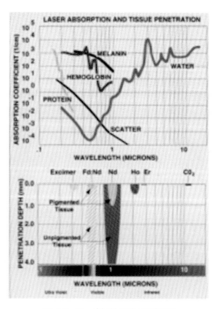

图 12-3　钬激光组织特性

功率钬激光联合组织粉碎器治疗梗阻性前列腺增生，由于在术中用光纤如同"伸入尿道的食指"沿增生腺体与外科包膜之间潜在间隙将前列腺整块剜除，称 HoLEP 可达到与开放手术完全相同的解剖学目标，且该项技术应用可避免产生 TUR 综合征，减少术中出血量，且其预期切除的前列腺组织重量大于 TURP。Moody 等报道对大体积的前列腺（>100 g）HoLEP 获得的组织平均重量甚至超过开放手术。Kuo 等也发现 HoLEP 获得组织的平均重量是 TURP 的 3.1 倍。

目前，钬激光由于可以零距离贴近尿道外括约肌进行切割，对前列腺尖部的切除尤显安全与优越，同时，手术以找到间隙"剥离"为标准，从而保证了增生组织的充分切除。因此 HoLEP 被临床认为具有良好的临床应用前景。

钬激光剜除前列腺一般采用 550 μm 直射光纤，功率一般在 80 W 以上，低于 60 W 功率不足以切割前列腺组织。一般使用 2.0Energy（J），50Frequency（Hz），功率 100 W，它切割速度快，激光光纤振动均匀，手术视野好。

一、器械准备

运输及存储环境要求：

温度范围：10~50℃。

湿度：40%~60%。

手术室保持室温恒定：20~25℃。

电源频率：50/60 Hz。

电压：220 V。

电流：30 A，需配备独立供电 40 A 空开。接地良好的单相供电电路。

二、钬激光剜除手件使用要点

外鞘管径：选择 F25~27 为适宜口径，既可以保持口径不过大，同时保持连续低压灌注。

连续性灌洗：使手术连续进行，避免了排水等中断手术的环节，实现低压灌注，不加重水吸收及避免 TUR 综合征。

三、钬激光参数选择

根据每台设备功率不同选择能量 2.0~2.5 J，频率为 40~60 Hz，频率越高，

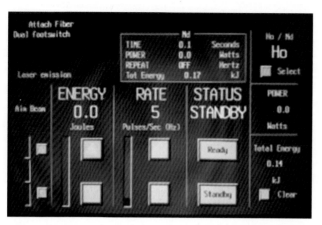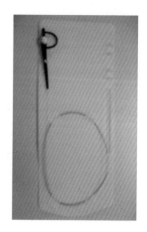

图 12-4　钬激光参数设置及光纤

钬激光爆破能力越强，大功率能缩短手术时间，提高前列腺组织清除效率。光纤选择 550 μm，可承受更大的能量输出（图 12-4）。

四、摄像系统的选择

随着摄像系统的不断更新，摄像系统朝着高清或超高清的分辨率进展，为术者提供了更好的视野，便于对组织、前列腺包膜的识别。

1. 定位　始终将摄像头标志点放于 12 点，无论内窥镜如何转动，摄像头始终朝向一个方向。

2. 聚焦与对白　聚焦使视野更清晰，而对白使得影像色彩更接近正常色泽。

3. 保护视野　如果镜头观察时有水雾形成，会严重影响视野，此时应及时擦拭保持视野清晰。

4. 导尿管选择　直径以 F20-22 为宜，选择三腔导尿管便于术后冲洗，硅胶导尿管组织相容性最好。

第三节　经尿道钬激光操作的解剖学

HoLEP 则与开放性前列腺切除术类似，所用钬激光光纤如同"伸入尿道的食指"，掀起整个腺体，逆行将增生的腺体分叶从外科包膜完整的剥除再通过经尿道组织粉碎器搅碎游离的前列腺组织，将其粉碎吸出，与 HoLRP

相比，明显缩短了手术时间，对组织块病理检查结果无影响。

钬激光前列腺剜除方法　首先检查尿道外括约肌、精阜、前列腺尖部、尿道腔内前列腺增生形状、膀胱颈以及双侧输尿管口、膀胱内情况，然后确定切开的点、线，远端以射精孔为标志。

"三叶法"参照首先切除中叶，然后切除右侧叶，最后切除左侧叶。

剜除中叶：从7点和5点分别纵向切到靠近精阜并连接，然后逆行向膀胱方向切除中叶腺瘤直达环形纤维，将游离中叶推入膀胱。

剜除右侧叶：从7点切线延伸顺时针方向切至前列腺尖部，围绕腺瘤切至约9点处位置，然后再从12点沿前列腺长度方向转内镜180°，向前切开，直达腺瘤与前列腺包膜环形纤维之间，逆时针方向切至约9点处位置，及12点切线与7点切线。最后内镜与前列腺包膜呈45°旋转从前列腺尖部开始切除腺瘤至膀胱颈，将整个右侧叶切除。

剜除左侧叶：与右侧叶切除方法相同，逆时针向上分离腺体并将腺体推至包膜环形纤维处。

标准钬激光切除前列腺是以切下三大叶而完成手术，每切下一大叶，即将其推入膀胱。

"整叶法"剜除前列腺的方法有两种：一是从5点、7点或6点切开一沟槽至精阜前，从前列腺尖部开始剜除一个侧叶，将前列腺推过12点，继续向对侧叶剥离前列腺至5点、7点或6点并相连，并将整个腺体推入膀胱，完成手术。二是在精阜前做一弧形切口至前列腺尖部，切开黏膜，找到前列腺包膜，将中叶及两侧叶一并剥离剜除，将整块前列腺推入膀胱，完成手术（图12-5）。

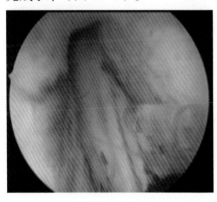
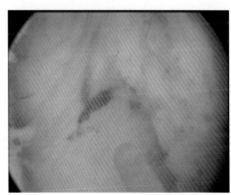

前列腺增生腺体　　　　　　　　　　显露包膜

图12-5　钬激光前列腺"整叶法"剜除术

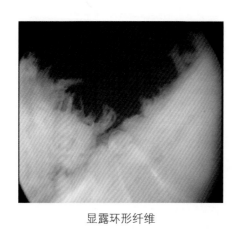

显露环形纤维

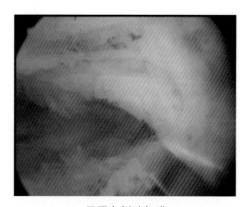

显露左侧叶包膜

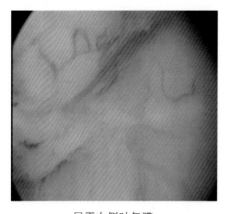

显露右侧叶包膜

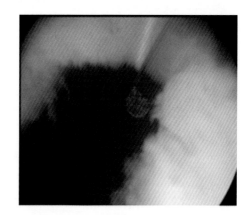

12 点切开

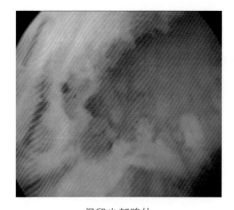

保留尖部腺体

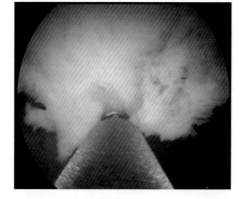

组织粉碎

图 12-5（续）

手术注意事项（图 12-6）：

（1）在膀胱颈口切开 5 点、7 点时切至环形纤维（内括约肌）即可；过多切除（开），颈口过度扩张可造成逆行射精；过多切开可造成 5 点、7 点前列腺动脉出血（来自膀胱下动脉，还有膀胱上、直肠下、闭孔动脉）；

（2）前列腺尖部必须剜除彻底，以免手术效果不佳，方法是沿外括约肌分离剥除前列腺，标志是外括约肌与前列腺之间有一皱襞区分线；（3）前列腺尖部及精阜处的 5 点、7 点处，钬激光切剥时，时间尽量缩短，更不能穿孔，以免损伤支配阴茎海绵体的神经—血管束（位于前列腺包膜和狄氏筋膜外侧），导致勃起功能障碍；（4）切开 12 点时，切除前列腺联合部环形纤维包膜平面即可，切忌过多切开，以免损伤背血管复合体（前列腺静脉丛、阴茎背深静脉的浅支），其出血难以控制；（5）在外括约肌与前列腺尖部界限明显时，在做剜除前，可先行断开尿道黏膜，保留尖部部分腺体，有利于术后控尿；（6）增生部分需切除完全，保持手术通道的通畅性（图 12-6）。

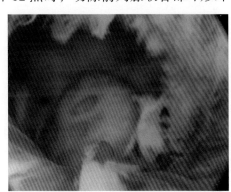

图 12-6　术后观察

第四节　钬激光研究基础及现状

目前 HoLEP 是国内外临床应用及研究最多的前列腺增生术式。多项 Meta 分析比较了 HoLEP 与开放手术、经尿道前列腺电切术等治疗前列腺的疗效。在这些对照研究中，结果显示两组间国际前列腺症状评分（IPSS）、最大尿流率（Qmax）、生活质量评分（QOL）、术后残余尿（PVR）等参数没有显著性差异。HoLEP 组具有更少的出血量、更短的留置导尿时间以及住院时间。早期手术时间较开放手术组长，随着学习曲线的形成，以及对组织粉碎器的充分利用，目前手术时间较开放手术明显缩短。

在这些研究中，手术相关并发症如尿道狭窄、膀胱颈口挛缩、尿失禁发生率等相关手术方式之间均无明显差异。Meta 分析表明在疗效相近的前提下，

HoLEP 更为安全。HoLEP 围术期出血量显著减少等相关的手术安全性已经得到公认。但是否能取代目前的"金标准"手术 TURP 仍有待于进一步研究。

第五节 术前准备及麻醉

一、一般检查

除一般的心肺功能，肝肾功能、血常规、凝血功能、肿瘤指标筛查等常规检查之外，对准备接受 HoLEP 术的患者术前的直肠指诊是必须的。对怀疑前列腺恶性肿瘤的要进行穿刺排除。

二、尿流动力学检查

是评估膀胱尿道功能的唯一检查，也是唯一能证明确实存在膀胱出口梗阻的检查方式。通过尿动力学检查，我们可以了解膀胱逼尿肌收缩力、膀胱顺应性、膀胱有效容量、逼尿肌不稳定收缩等。并且可以鉴别尿频的病人是否由于前列腺梗阻引起，以及鉴别哪些是由于膀胱逼尿肌收缩无力造成的尿流率下降的病人。建议接受 HoLEP 患者术前均接受尿流动力学检查。

三、B 超检查

能够检查前列腺的大小、膀胱逼尿肌有无增厚及憩室、输尿管有无反流、肾积水、残余尿等，经直肠检查可以帮助我们更加清楚地了解前列腺内外腺比率，了解有无其他疾患，如前列腺恶性肿瘤、前列腺结节钙化等。对于 PSA 升高或 B 超怀疑前列腺恶性肿瘤的患者可先行在 B 超定位下行前列腺穿刺活检明确诊断。

四、尿培养

合并尿路感染的患者应做此项检查，可以明确尿液中的细菌种类和药敏试验，并根据这些检查选择相应的抗生素进行治疗，残余尿较多的患者应留置导尿帮助控制感染。

五、血型检查

对于前列腺体积较大的患者，术前应进行血型检测并术中备血，降低围术期相关风险。

六、麻醉

患者取截石位，硬膜外麻醉、蛛网膜下腔阻滞或全身麻醉均可行，根据患者身体状况及基础疾病来选择麻醉方式。

第六节 操作技巧及注意事项

HoLEP 手术剜除的关键在于确定界限，操作手法为弧形旋转，目前的操作手件均支持旋转，切除的深度以前列腺包膜为标志性参照物，近端以膀胱颈为界限，远端以精阜为界限。前列腺包膜为致密的环形纤维，表面光滑且血管纹理清晰，易给术者带来愉悦的操作体验，术中不难辨认。在剜除过程中应紧贴前列腺包膜，避免走过深或过浅导致手术时间延长、包膜穿孔、水中毒等并发症。

组织粉碎是 HoLEP 术的关键一环，通过组织粉碎使手术时间可大大缩短。前列腺组织粉碎器是国外近些年来专门为大功率钬激光切除前列腺组织而设计的，能够对前列腺组织进行快速搅碎并吸出体外的专门器械。但前列腺组织粉碎技术如使用不当可造成膀胱损伤甚至穿孔，造成大出血、尿外渗等严重并发症。所以组织粉碎应该保证视野清晰、膀胱充分充盈，操作杆前端应远离膀胱黏膜，仔细辨认前列腺组织。如视野仍不够清楚，可借鉴以下方式来鉴别：（1）前列腺切除下组织块可活动，其表面可粘有不规则的血凝块，血凝块中间可有凸起的不规则白色棉花样组织，血块与组织块黏合牢固，并可一起运动，而膀胱黏膜上的血块为红色块样组织且基本规则，中间无白色凸起样组织。（2）钬激光剜除的前列腺组织块为白色，似棉花团块，无血管组织，而膀胱组织为有毛细血管的非白色组织，部分病人虽为白色组织但有膀胱小梁等。（3）如操作过程中吸住膀胱组织，及时关机降低负压吸引力，如出现膀胱损伤，需进行止血操作，避免术后活动性出血（图 12-7）。

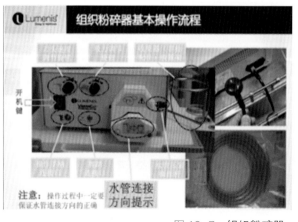
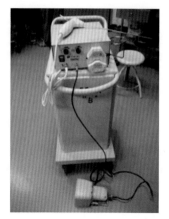

图 12-7　组织粉碎器

第七节　围术期的治疗和护理

HoLEP 术后常规留置三腔气囊导尿管。导尿管的直径一般用 F20 或 22，太粗不利于尿道分泌流出，太细容易被小的血凝块堵塞。经尿道放入导尿管后，将气囊注水 40~50 mL，气囊大小视前列腺大小而定，轻轻牵拉，避免过度牵拉，特别是过大的前列腺组织剜除所残留的外周带腺体很薄，过度牵拉可能引起外周带撕裂引起活动性出血，导尿管牵拉的目的主要是为了使前列腺创面与膀胱隔离开；通过导尿管冲洗膀胱，观察冲洗液颜色，如冲洗液颜色为清亮的，说明术中止血彻底，但如果颜色变红，或者冲洗液阵发性变红，提示存在活动性出血，必要时需进行手术止血。

术后适当给予抗生素预防感染。导尿管一般可在术后 24~48 小时拔除，视术前尿流动力学检查可以帮助判断拔管时间，对于术前逼尿肌收缩力亢进的患者可尽早拔管，但对于逼尿肌收缩乏力或无力患者建议导尿管留置 5~7 天再行拔除。

术后应告知患者术后可能仍有血尿，为创面愈合过程，但术后如有大量出血则需要提高警惕，及时来院复诊。3 个月内应保持大便通畅，避免剧烈活动，并且避免硬板凳、骑自行车，忌饮酒和房事，多吃些高蛋白质富于营养的食物，多吃蔬菜、水果，保持大便通畅，必要时给予通便药或缓泻药。术后两周以后患者可能发现尿液内会有絮状物排出，为创面愈合过程中结痂物脱落所致。

第八节　并发症的预防和处理

一、出血

任何术式的前列腺切除术都存在出血的风险，HoLEP 术同样也不例外。对于术中静脉出血钬激光可以实现较好的止血，如果结果波长更短的半导体激光可以获得更好的止血效果。如损伤静脉窦则需止血后尽快结束手术，放置导尿管进行牵拉即可以止血。无论术者技术多么熟练，术前仍必须做好输血的准备。术前可应用非那雄胺片等药物，有感染的情况下预先控制感染可减少术中出血量。术后近期的出血往往与术中止血不彻底、切穿包膜等有关，膀胱内前列腺组织碎块冲洗不彻底，术后冲洗过程中前列腺组织或血凝块等堵塞导尿管，导致膀胱过度充盈，对于前列腺体积巨大的患者，前列腺外周带往往很薄，膀胱过度充盈容易导致包膜的撕开导致活动性出血，这与术后处理不当有关。远期出血与创面结痂脱落有关。如出血短时间无法止牢，二次手术止血势在必行。

二、输尿管口损伤

这种意外很少发生，只有在术中视野不清楚的情况下误切输尿管口所致，如未表层损伤，常会自行愈合，无后遗症。但如果损伤较深，可能导致输尿管口闭塞，两侧可能会导致无尿，需紧急处理，必要时放置双 J 管通畅引流。

三、尿道括约肌损伤

常在切除前列腺组织过多或超越精阜范畴导致。由于精阜长短存在明显差异，而射精孔相对稳定，故我们建议 HoLEP 术远端界限为精阜的射精孔。部分的术后尿失禁并不是损伤了尿道外括约肌，而是由于气囊导尿管压迫导致缺血，进而影响外括约肌收缩力，故建议术后气囊导尿管不应过度牵拉。

四、尿道狭窄

常在术后 3~6 周出现，临床表现为尿线变细或排尿困难，甚至比术前排尿困难症状更加剧烈，尿道狭窄的位置有尿道外口、尿道膜部、膀胱颈口等。原因可能与镜鞘太粗、术后留置导尿管时间过长、橡胶过敏、术中由于镜鞘摆动幅度过大导致损伤加重所致、术后尿道炎症、疤痕体质等都可以造成尿道狭窄。所以对于不同的患者应该有效控制术后感染，选择合适的导尿管，对于有尿道狭窄高风险的患者应该进行早期预防（尿道扩张），严重者需行尿道狭窄内切开术。

第九节 术后随访

经尿道前列腺钬激光剜除术术后随访按 1、3、6 个月进行，随访的内容包括患者的最大尿流率 Q_{max}、膀胱残余尿 PVR、排尿日记、QOL 评分、IPSS 评分、并发症的发生率等内容。前列腺增生这一梗阻性疾病已由相对烦琐的开放手术逐渐向更加微创、缩短手术时间的前列腺激光术进展，目前已采用更新的技术克服了治疗大前列腺的困难，并发症较 TURP 有了更为显著的降低。

参考文献

［1］Gilling PJ, Cass CB, Malcolm AR, et al. Combination holmium and Nd: YAG laser ablation of the prostate: initial clinical experience. Journal of Endourology, 1995, 9(2): 151-153.

［2］Fraundorfer M, Gilling PJ. Holmium: YAG laser enucleation of the prostate combined with mechanical morcellation: preliminary results. Eur Urol, 1998, 33(1): 69-72.

［3］Moody JA, Nakada SY. Holmium laser enucleation for prostate adenoma greater than 100 gm.: comparison to open prostatectomy. The Journal of urology, 2001, 165(2): 459-462.

［4］Kuo RL, Paterson RF, Siqueira TM, et al. Holmium laser enucleation of the prostate: morbidity in a series of 206 patients. Urology, 2003, 62(1): 59-63.

[5] ChenPang Hou, YuHsiang Lin, TienHsing Chen, et al. (2018) Transurethral resection of the prostate achieves favorable outcomes in stroke patients with symptomatic benign prostate hyperplasia. The Aging Male, 2018, 21(1): 9-16.

[6] Lei Yin, Jingfei Teng, ChienJung Huang, et al. Holmium laser enucleation versus transurethral resection in patients with benign prostate hyperplasia: an updated systematic review with meta-analysis and trial sequential analysis. J Endourol, 2013, 27(5): 604-611.

[7] Chute CG, Panser LA, Girman CJ, et al. Meta-analysis of functional outcomes and complications following transurethral procedures for lower urinary tract symptoms resulting from benign prostatic enlargement. Eur Urol, 2010, 58(3): 384-397.

第十三章 良性前列腺增生的 1470 nm 激光剜除手术

杨晨迪

第一节 1470 nm 激光介绍

1470 nm 激光是目前在经尿道腔内泌尿外科手术中应用于治疗良性前列腺增生（BPH）、膀胱肿瘤等的一种新型半导体激光。1470 nm 激光的波长为 1470 nm，位于光谱的近红外区，是一种人眼安全的不可见光。激光的波长决定了它被水和血红蛋白吸收的程度，1470 nm 激光的波长被水和血红蛋白的吸收比例约为 7:3，为水和血红蛋白最佳的联合吸收率（图 13-1），因而其具备了良好的组织消融和止血能力。与绿激光相比其良好的水吸收功能，决定了高效的汽化切割效率；与钬激光相比其良好的血红蛋白结合能力确保术中几乎没有出血。激光主要能量集中在表层，在组织热作用深度为 1.0~2.0 mm，当光纤管和组织靠近时，才会出现组织汽化效果，当光纤管与组织距离拉远时，激光发出的能量被灌注液吸收，避免了像其他类型激光在手术中出现无意损伤组织的风险，同时组织内水和血红蛋白的双重吸收使汽化切割创面平整，并且通过头端的摆动控制切除范围及切割深度，增加了操作稳定性及切割精确性。

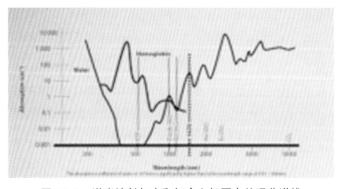

图 13-1 激光波长与水和氧合血红蛋白的吸收谱线

临床上 1470 nm 激光应用于 BPH 手术治疗的光纤包括侧出式、弧形和直出式三种（图 13-2），其中前二者主要用于汽化术，后者则可应用于汽化术、汽化切除术和剜除术等。临床使用的 1470 nm 激光手术设备主要有：（1）德国 Bliolitec 研发，侧出式光纤，输出功率为 100 W。（2）武汉奇致激光技术股份有限公司研发，直出式光纤，最大输出功率 150 W。

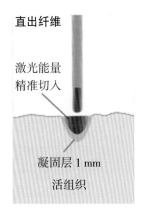 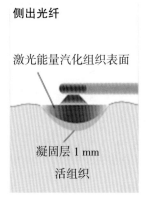 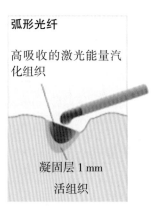

图 13-2　三种 1470 nm 激光光纤

笔者所在单位采用的是武汉奇致激光技术股份有限公司生产的 1470 nm 双效能激光手术系统（图 13-3）。基本参数如下：半导体激光器；激光波长 1470 nm；输出汽化功率 30~150 W，步进增量为 10 W；输出凝固功率 5~50 W，步进增量为 5 W；瞄准光为红色半导体激光，635 nm，<5 mW 可调节；汽化及凝固双脚踏开关；组织穿透深 1 mm；凝固层厚度 0.6 mm。供电要求 220 VAC，60/50 Hz，10 A 单相；运行温度 10~30℃；储存 / 运输温度 5~40℃；湿度 10%~80%，无凝结；尺寸宽：37 cm、深：67 cm、高：116 cm；重量 50 kg。配备德国 SCHÖLLY 激光电切镜，武汉奇致 200~1 000 μm 直出式激光光纤（该光纤可兼容大族科瑞达钬激光系统）。

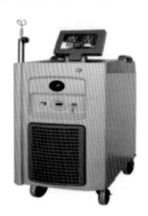

图 13-3　武汉奇致 1470 nm 双效能激光手术

第二节 1470 nm 激光应用于经尿道前列腺手术

1470 nm 半激光治疗 BPH 的术式主要有汽化术（侧出光纤、弧形光纤和直出光纤均可）、汽化切除术及剜除术（直出光纤）等。自 2014 年起，国内多位学者陆续报道采用 1470 nm 激光行经尿道汽化及剜除手术治疗前列腺增生。术后随访 3 个月至 1 年，临床短期效果良好，安全有效，短期并发症少，尤其适于服用抗凝药物且不能停药及大体积前列腺患者，术后 IPSS、残余尿量、生活质量评分（quality of life，QOL）、最大尿流率等指标均得到明显改善。刘萃龙等使用侧出式光纤提出"刀削面式"手术模式，汽化时先由前列腺中叶开始，先汽化出一层通道，由于前列腺包膜自身的不断挤压及弹性回缩作用，周围的前列腺组织不断被挤向通道，再如刀削面一样逐层汽化切除。该手术模式不但避免汽化创面过大，引起广泛出血，还降低了尿道括约肌及输尿管口损伤的风险，尤其适合巨大前列腺中叶汽化切除。手术过程中要确保光纤头与组织距离保持在 1/4 光纤头直径的距离（约 0.5 mm），出血需要光凝时，应保持 2~3 mm 的距离，其他时间避免工作距离较远时发射激光，这样能减少光凝所致的组织水肿和坏死过多。刘志峰等采用 600 μm 侧出光纤行前列腺汽化时注意到，在进行高功率汽化时光纤与组织之间应该保持 0.5 mm 左右的距离。随着距离的增加其汽化效率降低，以致出现凝固。若光纤与组织间的距离过近，不但会导致创面高洼不平，寻找出血点困难，而且组织碎片会黏附在光纤末端，导致汽化效率下降甚至损坏光纤。侧出光纤旋转角度以 30° 左右较佳，旋转角度过大，汽化效率下降，旋转角度过小，不利于汽化创面的暴露和止血。膀胱颈口处应避免长时间激光照射，以防止发生膀胱颈口挛缩。赵永伟等开展了 150 W 1470 nm 激光直出式光纤蜂窝式前列腺汽化术，具有以下几方面优势：（1）效率高，适用面广，大体积的前列腺不再是激光手术的禁区。（2）术中可根据需要留取切除的组织碎块送病理学检查。（3）同等体积的前列腺，采用蜂窝式汽化技术实施手术时，因用于止血的时间明显缩短，整体手术的时间已经小于 TURP。（4）术中无须更换手术器械，降低了术中耗材的使用。夏海波等改良的 1470 nm 激光"五分法"汽化切除术，将前列腺分成五部分，其中前列腺中叶一部分，前列腺左侧叶及右侧叶各两部分，分别将每部分逐个切除。达到了手术界限清晰，防止损伤尿道外括约肌而发生尿失禁；逐部分切除，防止腺体残留；层次清晰，防止前列腺穿孔发生；手术快，手术时间短的优势。陈忠等提出 1470 nm 激光直出光纤 TURP 式前列腺汽化剜除术的基础上继而改良为 1470 nm 激光六步法行经尿道前列腺分叶剜除术（DioLEP），术中使用 100~150 W 直出式 1470 nm 激光，遵循"识别标志，谨防损伤；中叶优先，建立通道；分叶剜除，点状修理；由里及表，由后向前"的原则，发现其具有术后出血时间短，继发性出血机会少，术后膀胱持续冲洗的时间明显缩短、手术切除彻底、术后复发性小的优点。赵永伟等在不断改良总结中提出了 1470 nm 激光直出光纤前列腺锐性剜除术的术式。其将激光发生器输出功率设定为 80 W。沿精阜前缘紧贴括约肌将尿道黏膜汽化 1 周作为标志线，于 5~7 点处汽化切开至前列腺包膜。在 80 W 功率下，前列腺组织呈黄色，向深部切割过程中当组织颜色变为白色即为纤维编织样外科包膜，这个黄白交界即为剜除标志线。沿包膜轻推轻拨，始终沿白色包膜走行，可避免穿孔发生。锐性切除至膀胱颈口形成一条隧道，顺隧道左右两侧紧贴外科包膜给予锐性切割并逐渐至 3 点及 9 点处，于 12 点处自颈口至精阜前缘切割纵沟至包膜，并沿包膜锐性切割至 3 点及 9 点处，将前列腺整体推入膀胱内，颈口与三角区持平，尖部呈圆形张开，更换刨削系统将切除的组织块取出。该术式将镜鞘的钝性撬拨改为 1470 nm 激光的锐性切割，可减少剜除时包膜血管离断造成的出血，保持术中视野清晰，减少术中迷路的可能。相较于钬激光前列腺剜除术有以下优势：（1）效率高，适用面广：大体积的前列腺不再是激光手术的禁区。（2）留取的前列腺标本可以做病理学切片检查，对穿刺不能发现的偶发癌可以提高检出率，避免漏诊。（3）相对于钬激光术后仍然增高的膀胱颈口，此术式处理后的膀胱颈口更加平整。（4）因 1470 nm 激光的持续发光光纤，端头摆动小，精确度高，使手术中的出血更少。（5）降低了前列腺剜除术的难度，更适宜在各级医院推广应用。（6）激光采用 80 W 功率进行锐性切割，创面碳化作用弱，层次清晰，不容易迷路，同时将传统钝性剥离剜除改为锐性切割，减少了对括约肌的牵拉损伤，术后尿失禁发生的概率明显降低。（7）相较于大块剜除，锐性剜除更为彻底。

第三节 1470 nm 激光经尿道前列腺手术实践

笔者所在单位于 2016 年购入武汉奇致激光技术股份有限公司生产的国产 1470 nm 双效能激光手术系统，并开展 1470 nm 激光经尿道前列腺手术实践。开展术式包括经尿道 1470 nm 激光前列腺汽化术、经尿道 1470 激光前列腺蜂窝式汽化切除术、经尿道 1470 nm 激光前列腺剜除术以及经尿道 1470 nm 激光前列腺汽化 + 选择性分叶剜除术。所有 1470 nm 激光手术均采用 800 μm 直出式光纤，激光功率 80~150 W。

手术适应证及禁忌证参照相关指南不在此赘述。值得指出的是在病人选择方面，因 1470 nm 激光的优秀性能，在临床筛选及监控下可适当放宽某些手术指征，包括年龄、出血倾向（口服抗凝药物）、心肺功能相对低下等。可根据病人情况灵活选择汽化、汽化切除、剜除、汽化 + 选择性分叶剜除等术式，并且在术中进行相应的手术策略调整，这种灵活性是等离子、钬激光等其他能量工具所没有的。

一、经尿道 1470 nm 激光前列腺汽化术（汽化切除、蜂窝式汽化切除）

对于前列腺 <80 g 的患者及高龄、有出血倾向、高心肺脑风险的患者，笔者多采用 150 W 1470 nm 激光前列腺汽化术（图 13-4），手术方法类似于绿激光的"刷漆样"汽化，但因笔者采用的是直出式光纤，在汽化手法上与侧出式光纤的绿激光汽化有很大不同。手术先在膀胱颈和精阜之间分别于 1、5、7、11 点各汽化形成一条纵沟，逐步汽化至外科包膜，然后再退至精阜远端，观察括约肌位置，于其近端圆形汽化至外科包膜，总体上将前列腺分为中叶及两侧

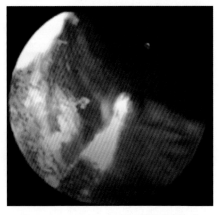

图 13-4 1470 nm 激光前列腺汽化

叶三部分，首先将中叶沿包膜从精阜汽化至颈口，同法将左右侧叶沿包膜从精阜汽化至颈口。汽化过程中为提高效率，可以发挥直出式光纤的优势，做层叠状的切割汽化，此法还可以取得小块的前列腺组织进行病理检查，避免了汽化手术缺少组织病理的缺点。注意在汽化接近包膜时调小激光功率避免损伤或穿孔。如果前列腺某侧叶较大，可以采用蜂窝式汽化的方法，将较大的组织块保留悬挂在膀胱颈口，将光纤呈蜂窝式分布插入前列腺组织块内汽化，再沿组织块横向及纵向将其切成小块后用冲洗器吸出。最后沿汽化修整创面，保留前列腺 11~1 点处尿道黏膜。

二、经尿道 1470 nm 激光前列腺剜除术

对于前列腺 >80 g，且一般情况较好的患者，笔者多采用 80 W 1470 nm 激光前列腺剜除术。笔者在接触 1470 nm 激光前已开展了多年双极等离子剜除术，前期多采用双极等离子蘑菇头电极，后转为使用双极等离子电切环，采用的术式为珠江医院刘春晓教授开创的经尿道前列腺解剖性剜除术。故在开始实践 1470 nm 激光前列腺剜除术时，是按照解剖性前列腺剜除的术式操作，即利用电切镜的镜鞘当成手指，结合 1470 nm 激光优秀的切割和止血的特点，直视下真正沿前列腺外包膜将增生的腺体逐渐剥离下来（图 13-5）。先用撕裂法在精阜前找到包膜平面，将激光电切镜头部先置于精阜左侧（于左侧沟时），或向右侧（于右侧沟时）水平给予推力，致使左侧叶或右侧叶与外科包膜分裂开，此时可见黏膜撕裂开，左侧叶或右侧叶腺体向上后侧抬起，外科包膜与精阜连续，此时用镜尖部推剥腺体，从左向右（左叶裂开）或从右向左（右侧叶裂开），扩大外科包膜平面，跨过 6 点中线时用激光切断精阜上缘黏膜及连续的腺体组织。当看到剥离面有裸露的腺体供应血管，部分可见腺液潴留、纤维粘连带、前列腺结石等，说明界面正确。找到正确平面后利用镜鞘逐步剜除前列腺中叶、两侧叶到膀胱颈口。离断前叶 12 点部时，用激光将 12 点部连接的尿道黏膜与组织切断，渐推进激光电切镜向膀胱颈方向，逐步切断纤维组织和腺体组织至膀胱颈体前叶及整个腺体组织，与 12 点部外科包膜分离。靠尖部组织邻近外括约肌容易损伤而造成尿失禁，因此应适当保存一些尿道黏膜组织，切勿太靠近外括约肌切断 12 点连接组织。简单来说此手术方法即将电切环改换成 1470 nm 激光直出式光纤，利用激光的切割和止血完成原来电切环的工作。切割及止血时激光功率一般设定

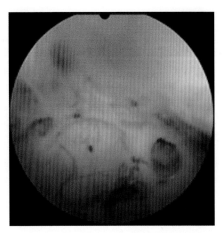 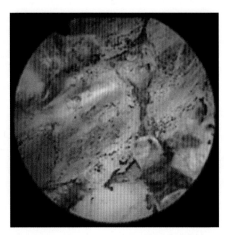

图 13-5　1470 nm 激光解剖性剜除包膜　　图 13-6　1470 nm 激光锐性切割剜除包膜

在 80~100 W，利用直出式光纤止血时注意需要保持光纤与出血点"若即若离"，即所谓的"非接触式发射"。随着手术实践的深入，笔者发现采用锐性切割剜除（图 13-6）的方法更能发挥出 1470 nm 直出式光纤的优势，但对于术者辨识前列腺包膜的要求更高：既要求做到精准的解剖性剜除，又要求不能损伤包膜。锐性切割前列腺剜除的方法已在前面介绍过，故不在此重复。目前笔者在操作时倾向于将钝性剜除与锐性切割剜除的技术结合起来，以期最大限度发挥前列腺解剖性剜除术式及 1470 nm 激光各自的优点。

三、经尿道 1470 nm 激光前列腺汽化 + 选择性分叶剜除术

行汽化 + 选择性分叶剜除充分体现出了 1470 nm 激光高效灵活的优点。对于某些选择性病例，如前列腺中叶或某侧叶明显增大，患者合并某一种或几种高危因素，在充分兼顾手术效果及手术安全的情况下，笔者开展了数例此类手术。即术中剜除明显增大的前列腺中叶或某侧叶，其余前列腺予以汽化（图 13-7）。经临床观察发现在患者术中耐受、手术出血、术后恢复及手术效果方面均达到满意的效果。表明 1470 nm 激光在前列腺汽化及剜除方面均有优秀的表现，并且可以在一次

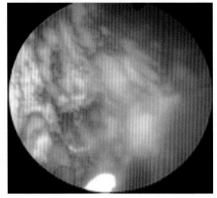

图 13-7　中叶剜除侧叶汽化

手术中进行无缝切换,这一特点对于初学前列腺剜除手术者尤为友好。

四、1470 nm 激光在泌尿外科手术的其他应用

1470 nm 激光除了应用于 BPII 手术外,还可以应用于其他泌尿系统疾病的诊治中,在此予以简单介绍。

1. 泌尿系结石　1470 nm 激光治疗泌尿系结石优势并不突出。在 BPH 手术中往往合并有膀胱结石需要激光碎石,1470 nm 激光处理结石时表现出"烧灼、切割"的效果,而非钬激光碎石的"爆破"效果,故而对于体积较大、质地较硬的结石 1470 nm 激光处理时效率较低,对于体积较小、质地松软的结石,可以使用 1470 nm 激光处理,以免更换激光设备带来的成本增加。因主流腔内碎石能量设备如钬激光、EMS、气压弹道等处理结石效率较高,故 1470 nm 激光尚未作为常规碎石能量设备应用于泌尿系结石。

2. 膀胱肿瘤　1470 nm 激光具有汽化率高、凝固层薄、出血少等优点,使之在膀胱肿瘤中的应用优势凸显(图 13-8,图 13-9)。最初激光治疗膀胱癌的主要限制是组织病理检查不够,限制了其在膀胱肿瘤治疗中的应用。而 1470 nm 激光精准切割保证了可以进行膀胱肿瘤的分层切割,获得完整的病理标本,便于做出准确的病理分级与分期诊断。李功成等采用 1470 nm 激光经尿道膀胱肿瘤整块切除对非肌层浸润性膀胱肿瘤进行精准整块切除,与传统的 TURBT 手术比较,具有出血少、冲洗时间短、并发症少等优点。

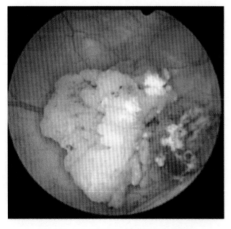

图 13-8　整块剜除的膀胱肿瘤

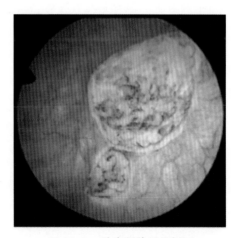

图 13-9　肿瘤剜除后的创面

1470 nm 激光无电流产生，组织穿透力浅，不会造成闭孔神经反射，对于侧壁肿瘤可以从容的精准完整切割，且膀胱不易穿孔。笔者应用 1470 nm 激光直出式光纤行经尿道膀胱肿瘤整块切除手术体会与上述报道相似，其优点在于避免闭孔神经反射、出血少、切割精准；目前尚存在的局限性在于：（1）水流容易扰动光纤，在精确切割时对于光纤的操控力不够；（2）光纤缺少电切环的勾、推、拉等操作方式，一定程度上限制了切除肿瘤时手法的多样性，尤其当肿瘤较大或者肿瘤位置特殊时对操作有一定阻碍；（3）对于较小的肿瘤可能在喷射激光时即把肿瘤组织汽化了，从而失去肿瘤组织标本。

3. 上尿路腔内疾病　笔者使用输尿管硬镜、输尿管软镜应用 1470 nm 激光处理输尿管息肉、肾盂旁囊肿内切开等上尿路疾病取得了良好的效果。1470 nm 激光的连续切割相比钬激光的间断爆破更适合于上尿路腔内手术锐性切割的处理。奇致 1470 nm 双效能激光可以适配其生产的 200 μm、365 μm 直出式光纤通过输尿管硬镜、软镜进行操作，但使用细光纤时必须注意控制激光输出的能量，以免输出能量过大烧毁光纤。一般使用 365 μm 光纤输出能量设定不大于 20 W。

4. 在泌尿系统的其他应用　1470 nm 激光还可以应用于尿路狭窄、尖锐湿疣、腹腔镜及开放手术中的肿瘤切除，但尚无可靠的临床报道，需要在临床实践中进一步探索与研究。

参考文献

［1］刘萃龙，周茂军，赵豫波，等.1470 nm 半导体激光汽化术治疗良性前列腺增生症.微创泌尿外科杂志，2014, 3(2): 112-114.

［2］邱晓拂，张化儒，杨国胜.1470 nm 半导体激光治疗良性前列腺增生的研究进展.现代泌尿生殖肿瘤杂志，2017, 9(3): 190-192.

［3］刘志峰，赵永伟，刘义东，等.1470 nm 半导体激光汽化术治疗前列腺增生（附 156 例报告）.微创泌尿外科杂志，2015, 4(1): 20-22.

［4］赵永伟，郝晓航.1470 nm 激光直输光纤蜂窝式汽化技术在前列腺增生手术中的应用研究.现代泌尿生殖肿瘤杂志，2015, 7(4): 219-222.

［5］夏海波，任晓磊，包国昌，等.1470 nm 激光"五分法"汽化切除术治疗 BPH 63 例.河北医科大学学报，2016, 37(10): 1119-1122.

［6］陈忠，马俊，杨竣，等.1470 nm 激光直出光纤 TURP 式前列腺汽化剜除术治疗良性前列腺增生初步报告.现代泌尿生殖肿瘤杂志，2015, 7(1): 5-8.

［7］陈忠，杨为民，叶章群，等.1470 nm 激光六步法前列腺分叶剜除术治疗良性前列腺增生症（附 46 例报告）.临床泌尿外科杂志，2016, 31(6): 497-500.

［8］赵永伟，郝晓航，刘志峰，等.1470 nm 激光直射光纤前列腺锐性剜除术的临床研究.现代泌尿生殖肿瘤杂志，2018, 10(03): 149-152.

［9］刘春晓.经尿道前列腺解剖性剜除术的研究进展.微创医学，2015, 10(3): 263-268.

［10］李功成，潘铁军，文瀚东，等.1470 nm 激光经尿道膀胱肿瘤整块切除疗效观察.临床泌尿外科杂志，2017, 32(4): 264-266.

第十四章　良性前列腺增生的绿激光剜除手术

朱　进

第一节　腔内泌尿外科绿激光手术发展简史

经尿道前列腺电切术使用至今已数十年，但适应人群有限，手术并发症较多，且操作复杂，对医生技术要求高，所以人们一直探索比电切术更安全、更有效的手术方式。多年来，尽管不断有新的治疗方法出现，但都因不同的局限性而不能完全取代电切术的地位。20 世纪 90 年代绿激光技术开始被应用于治疗良性前列腺增生，经过多年的发展，已走向成熟，其安全性及确切的手术效果已为广大泌尿外科医师所共识。20 世纪 80 年代绿激光开始应用于泌尿外科，由于最初没有解决输出功率小的问题，只局限于膀胱癌、尿道狭窄、膀胱颈挛缩等疾病的治疗，对于前列腺增生，还处于动物实验阶段或辅助治疗阶段。20 世纪 90 年代末，绿激光开始应用于泌尿外科临床。1996 年 Kuntzman 等采用 60 W 绿激光汽化活体犬前列腺获成功。在此基础上，1998 年美国 Mayo 医学中心第一次成功使用 60 W 的绿激光对 10 例 BPH 患者进行手术。2003 年，美国推出第一代绿激光治疗系统，最大输出功率 80 W。该系统的诞生标志着绿激光开始广泛应用于泌尿外科临床。Te 等报道了应用 80 W 大功率绿激光做 PVP 的全球第一个多中心前瞻性临床研究结果，证实 PVP 能产生一个类似 TURP 术后的开放的排尿通道，术中止血良好，无液体吸收，操作简单易学，术后留置尿管时间短，病人能在短期内恢复正常的活动，有望替代金标准术式 TURP。2006 年，第二代 120 W 绿激光治疗系统诞生，增加了一个双功率模式加两个脚踏：一个用于高功率有效汽化组织，另一个用于低功率凝固组织。改进后的绿激光治疗系统主要优点是汽化切除组织的能力得到加强，同时由于能量密度增加，光纤有效作用组织的距离由原来的 3 mm 增加到 5 mm，手术后效果更好。2011 年，第三代 180 W 绿激光系统始见报道，汽化组织变得更快，最重要的是采用了内部冷却以及光纤的改变，更好地保护了光纤，在汽化过程中不会失去光泽和爆裂，使治疗 1 例患者只耗费 1 根光纤成为现实。Malek 等报道采用 180 W 和 120 W 绿激光进行活体动物试验，显示 180 W 绿激光具有更快的汽化速度和凝固深度，但对正常组织的影响和治愈率与 120 W 绿激光没有明显区别。高功率绿激光系统的出现使绿激光汽化效果明显提高，对组织汽化更为彻底，手术时间明显缩短。随着操作技术的熟练以及设备的改进完善，绿激光逐渐扩展应用于尿道狭窄、泌尿系统肿瘤等其他泌尿外科疾病的治疗。

第二节　经尿道绿激光手术器械设备发展简史

2003 年，美国推出第一代绿激光治疗系统，最大输出功率 80 W（图 14-1A）。第一代的绿激光是波长为 1 064 nm 的 Nd：YAG 激光穿过磷酸钛氧钾（KTP）晶体后转化为波长 532 nm 的激光，又称为 KTP 激光。位于光谱中可见光的绿色区，因此也称之为"绿激光"。绿激光被血红蛋白高度选择性吸收，快速汽化、浅光凝带 KTP 绿激光用于治疗 BPH，产生了一种治疗 BPH 的新的微创方法——前列腺选择性光汽化术（Photoselective Vaporization of the Prostate, PVP）。但实际使用过程中发现，汽化效率不够高，对于大体积前列腺组织去除率较低，因此仅适用于体积在 80 mL 以下的腺体。

2006 年，第二代 120 W 绿激光治疗系统诞生（图 14-1B），除了功率增大为 120 W 之外，增加了一个双功率模式加两个脚踏：左脚踏用于高功率有效汽化组织，右脚踏用于低功率凝固组织。改进后的绿激光治疗系统主要优点是汽化切除组织的能力得到加强，同时由于能量密度增加，光纤有效作用组织的距离由原来的 3 mm 增加到 5 mm，手术后效果更好。作者对比第一代和第二代绿激光在相同的功率设置（80 W）设定时，二代绿激光汽化效率显著高于第一代。但是，对于体积更大的前列腺（120 mL 以上）汽化能力仍显不足，甚至需要两根光纤。

2011 年，第三代 180 W 绿激光系统始见报道（图 14-1C），更大的功率使得汽化组织变得更快，最重要的是采用了内部冷却以及光纤的改变，更好地保护了光纤，在汽化过程中不会失去光泽和爆裂，使治疗 1 例患者只耗费

1根光纤成为现实。Malek等报道采用180 W和120 W绿激光进行活体动物试验，显示180 W绿激光具有更快的汽化速度和凝固深度，但对正常组织的影响和治愈率与120 W绿激光没有明显区别。

2011年起，国产高功率绿激光崭露头角(图14-1D)，最大功率达到160 W，汽化效率不逊于进口高功率绿激光。值得一提的是，国产绿激光除了传统的侧出光光纤外，还有直出光光纤可选，这就使得采用绿激光进行汽化切割、汽化剜除成为可能。

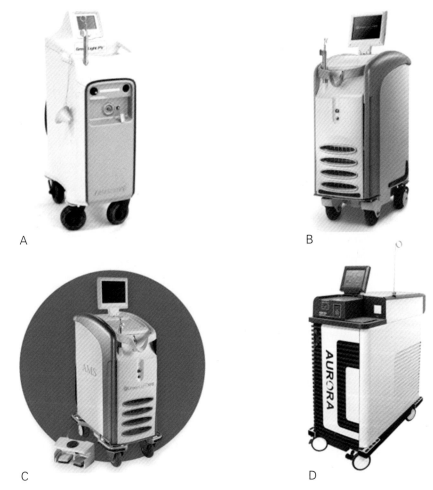

A

B

C

D

图14-1　绿激光机器：A，80 W；B，120 W；C，180 W；D，国产160 W

第三节　经尿道绿激光操作的解剖学特点

绿激光前列腺手术应遵循经尿道前列腺手术的共同解剖学要求，近端以膀胱颈为界，远端以精阜为界，汽化深度达前列腺外科包膜，汽化完成后使得前列腺窝形成漏斗形结构。

对于经尿道绿激光单纯汽化术，其操作的特点是以非接触方式近距离照射，即在光纤蓝色三角箭头标识及红色瞄准光斑的指引下，以精阜近端为标志，用均匀、慢速、稳定的"刷漆样"动作，对增生的前列腺组织进行汽化（图14-2）。一般先汽化中叶，如中叶巨大，可从中叶与侧叶交界沟处开始汽化。首先打通一个从膀胱颈口至精阜水平的通道，使镜体操作更加灵活，灌注水流更为通畅。为减少术中渗血，保持视野清晰，建议从一个平面逐步汽化，不要同时汽化多个面。汽化时注意侧照光纤距离前列腺组织约 0.5 mm，即侧照光纤直径的 1/3；需要止血时光纤离开前列腺组织 2~3 mm 或将激光功率降低至 40 W。手术结束时要求膀胱颈口与膀胱三角大致平齐，前列腺部尿道宽敞，尽可能汽化至前列腺包膜，尖部汽化形成圆形通道。120 W 和 180 W 绿激光较 80 W 绿激光极大地提高了手术效率，但随着功率的增加，潜在的风险也增加，尤其是术中出血和包膜穿孔。术中及时调低功率或调远光纤头与前列腺组织的距离进行止血，可以有效避免出血过多，保持视野清

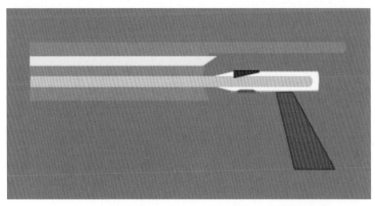

图 14-2　绿激光操作的特点是以非接触方式近距离照射

晰。在汽化到接近前列腺包膜时，需要适时调低汽化功率，以避免前列腺包膜穿孔。其他时间避免光纤距离较远时发射激光，减少光凝所致的组织水肿和坏死过多，降低手术后尿道刺激症状和尿潴留的风险。由于绿激光汽化温度较高，汽化至尖部时，宜降低功率汽化，避免较高的温度损伤括约肌造成术后尿失禁。顶部十二点处有静脉丛，不宜大功率长时间照射，否则可能导致静脉窦出血、术后持续较重的尿痛等症状，甚至感染破溃形成窦道。

对于经尿道绿激光汽化切除术，除了前述原则外，也要注意切除层次，切忌在某处切除过深突破包膜引起无法控制的出血或直肠损伤等严重并发症。

对于经尿道绿激光剜除术，其解剖学特点与使用等离子、钬激光、红激光等能量平台进行剜除并无大差异。

第四节　绿激光研究基础及现状

绿激光又称 KTP 激光或倍频 YAG 激光，波长 532 nm，由磷酸钛钾晶体将 Nd：YAG 激光倍频获得，为绿色可见光，组织穿透浅（仅 0.8 mm），易被氧合血红蛋白吸收，而几乎不被水吸收，因此也称为"选择性激光"。工作模式为脉冲式，脉冲频率高，被称为"拟连续"波。根据光的互补原理（蓝黄、红绿、黑白色互补），该波长能被组织内的血红蛋白强烈吸收，这是绿激光具有优良止血性能的物理基础（图 14-3）。绿激光对富含血液的前列腺腺体组织汽化效率高，但对包膜等少血管组织汽化效率低，故又被称为光选择性前列腺汽化术（PVP）。PVP 手术的冲洗液为生理盐水，绿激光可以几乎没有阻挡地从光纤尾端射出，到达富含血红蛋白的前列腺组织，迅速被前列腺表面富含血红蛋白的"靶"组织吸收，凝固层深度一般 1~2 mm。深度合适的凝固层不但可以起到有效的止血效果，而且不会形成大的焦痂而影响视野及后续操作，也不会导致严重的组织水肿、坏死以及腐肉形成等不良后果。但实践应用过程中发现其存在汽化速度慢、效率低的致命缺点，致使手术时间较 TURP 长，前列腺切除亦不彻底，前列腺增生复发率明显高于 TURP，手术后再次出现尿路梗阻等相关症状。对于大体积 BPH 的治疗一直是一种挑

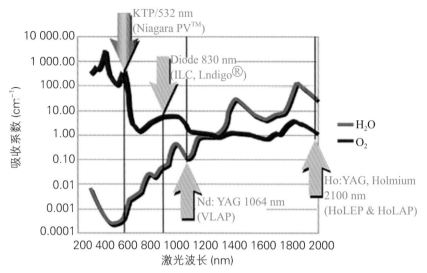

图 14-3　绿激光具有优良止血性能的物理基础

战（组织去除率、出血）。

超过 5 年的临床经验表明 532 nm 波长 KTP Green Light（80 W）系统需要进一步更新，提高汽化效率，以适应更大的腺体。第二代的绿激光是波长为 1 064 nm 的 Nd：YAG 激光穿过三硼酸锂（LBO）晶体后转化为波长 532 nm 的绿色可见光，又称为 LBO 激光。输出功率也由原来的 80 W 提升至 100 W 以上。120 W 高功率绿激光治疗系统和 180 W 超高功率绿激光治疗统已相继于美国 AMS 公司推出，现国内某公司也生产出输出功率为 160 W 的高功率 LBO 激光。其主要优势是手术时间明显缩短，可以不受前列腺体积大小限制。另外，系统更新附加了双功率踏板：高功率汽化、低功率凝固。前者使前列腺组织迅速汽化，后者能够瞬间选择低功率凝固止血，应用 20~40 W 近距离接触刷照技术凝固止血。

第五节　术前评估与筛查

根据中华医学会泌尿外科学分会编写的《前列腺增生诊断治疗指南》，具有前列腺增生手术指征的患者均可考虑采用经尿道绿激光进行治疗。一般来说，当前列腺增生导致以下并发症时，建议采用外科治疗：反复尿潴留（至少在一次拔管后不能排尿或两次尿潴留）；反复血尿，5α-还原酶抑制剂治疗无效；反复泌尿系统感染；膀胱结石；继发性上尿路积水（伴或不伴肾功能损害）。前列腺增生患者合并膀胱大憩室，腹股沟疝，严重的痔疮或脱肛，临床判断不解除下尿路梗阻难以达到治疗效果者，应当考虑外科治疗。

禁忌证包括：全身严重病变如严重高血压未得到控制，急性心肌梗死，未能控制的心衰、严重心律失常，近期脑血管意外发生偏瘫，严重 COPD 肺功能显著减退，严重肝肾功能异常，全身出血性疾病，未控制的糖尿病，精神障碍不能配合治疗的。局部病变包括急性泌尿道感染、严重尿道狭窄经尿道扩张后仍不能通过操作镜、髋关节强制不能截石位。

一些情况对于经尿道前列腺电切属于风险较大的情况，例如长期口服高效抗凝药且不能停药、高龄高危患者（心脏起搏器、冠心病置支架、血小板减少）、前列腺体积 80 g 以上等，经尿道前列腺绿激光手术可以安全处理。

术前应经直肠超声计算前列腺体积，排除前列腺癌的可能，行尿流率检查，必要时行尿流动力学检测。

第六节　术前准备及麻醉

经尿道绿激光手术术前准备与经尿道前列腺电切术前准备基本相同。前列腺增生的病人绝大部分是老年人，往往伴有不同程度的高血压、心脑血管疾患、肺部阻塞性疾病、糖尿病、慢性肾功能不全等。术前如不充分了解病情，不进行充分准备，术中术后很容易出现并发症，手术风险较大，甚至发生意外。为充分估计病人对麻醉与手术的耐受性、可能出现的并发症及术后能否顺利康复等，术前必须对病人一般活动能力有所了解，对病人的心脑血管、呼吸、内分泌及神经系统情况进行全面仔细的检查。

常规检查。包括肾、输尿管、膀胱超声、膀胱残余尿超声、尿流率、心电图、胸片、血尿常规、尿培养、凝血功能、肝肾功能、电解质、血糖、前列腺特异性抗原。对于高龄患者应进行心超及肺功能检查。心电图如果发现异常应当请心内科进行会诊，协助治疗并确定病人耐受手术的可能性。急性心肌梗死及脑血管意外的患者，一般至少宜延期到发病 6 个月后待病情稳定后再进行手术。肺部阻塞性疾病患者，如老年性慢性支气管炎、哮喘和肺气肿等，应拍摄胸片并做肺功能测定，术前做血气分析，全面了解呼吸功能。如果肺通气功能明显减退，肺部感染未得到彻底控制或哮喘发作期间，应暂缓手术。糖尿病患者术前如果空腹血糖显著高于正常，应控制饮食并使用降糖药物，使病人围手术期空腹血糖降至 8 mmol/L 以下比较理想。

特殊检查。前列腺增生常继发膀胱结石、憩室、肿瘤或血尿，为了查明病情及血尿原因，应做尿脱落细胞学检查、泌尿系平片、静脉尿路造影及膀胱镜等检查。直肠指诊、超声发现前列腺有硬节或前列腺特异性抗原水平升高者，术前应常规做经直肠前列腺穿刺活检，以排除前列腺癌。某些患者前列腺体积不大，但尿频、排尿困难症状却很严重，且残余尿量较多，为了排除神经源性膀胱功能障碍，除询问病史及详细神经系统检查外，还应做尿动力学检查及膀胱镜检查，明确膀胱逼尿肌功能情况及膀胱出口有无梗阻存在。

尿液引流。前列腺增生长期梗阻膀胱出口，可使膀胱顺应性明显下降或膀胱逼尿肌失代偿、膀胱高度扩张，最终引起肾积水及肾功能损害。严重者出现食欲下降、恶心、贫血，血尿素氮及肌酐明显升高。有慢性尿潴留、肾积水及肾功能不全的病人，术前应及时经尿道留置导尿管或行耻骨上膀胱穿刺造瘘引流膀胱尿液，这对肾功能的改善与恢复时非常重要的。待病人肾功能恢复至正常或接近正常，病情平稳，全身状况明显改善后再择期手术较为安全。

术前处理。有尿路感染者，术前应给予抗生素治疗。长期经尿道留置导尿管引流尿液，如并发尿道炎或附睾炎，应在术前一周拔出导尿管，改做耻骨上膀胱穿刺造瘘引流尿液，同时抗感染治疗，以减少术后因感染引起高热等并发症。术前一天行下腹部耻骨上及会阴部备皮，口服缓泻剂或术前晚灌肠。一般不需要备血。大致向病人及家属讲明手术过程及术后情况，让病人解除顾虑，配合手术治疗，有利于病人术后康复。

麻醉。一般多采用腰麻或连续硬膜外麻醉，如果病人无脊髓麻醉禁忌证，最好选用腰麻。腰麻的优点是麻醉作用快，麻醉剂用量少，效果满意确切，手术区域肌肉松弛良好，有利于切除镜通过尿道外括约肌进入膀胱。此外，膀胱张力小，高压冲洗时有利于冲洗液进入膀胱。连续硬膜外麻醉优点是，对老年高血压患者可通过导管分次小剂量给药，易于对血压调整控制，术后头痛比腰麻发生率低。缺点是手术区域肌松差，作用较慢。如病人腰椎有病变不能行上述两种麻醉，必要时也可采用全麻。

第七节　绿激光前列腺剜除术操作技巧及注意事项

病人取截石位，臀部应超过床沿 5 cm 左右，以利于术者操作。冲洗一般采用商品化的三升袋生理盐水两袋同时冲洗，冲洗袋放在高于膀胱 40~50 cm 处，冲洗液通过连续灌注式镜鞘进行连续冲洗，保证膀胱内低压，手术视野清晰。

绿激光剜除术手术采用国产豪克剜除专用镜系统，此套设备适用于钬激光、绿激光、2μm 激光、红激光等各种激光剜除手术（图 14-4）。最新的 AMS 进口绿激光系统光纤较粗，无法通过其光纤操作通道，且设置有光纤专用冷却系统，因此只能侧出光，不能剪掉头部形成直出光。目前我们主要用国产绿激光系统做剜除。国产绿激光系统选择直出光纤，也可将侧出光纤剪去头部变成直出。

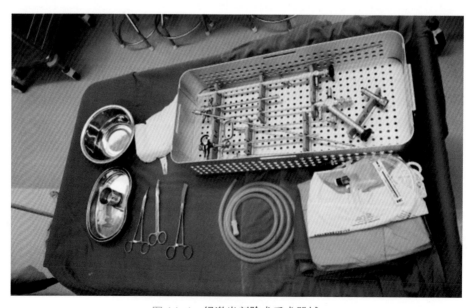

图 14-4　绿激光剜除术手术器械

以三叶法为例，详解直出绿激光前列腺剜除步骤（图14-5）：

1. 激光功率为30~60 W。直视下插入剜除镜，观察尿道与前列腺中叶及两侧叶增生情况，前列腺与膀胱颈及双侧输尿管口关系，膀胱内有无肿瘤及结石，明确精阜、尿道外括约肌等解剖标志，确定切开的点与连线。

2. 于精阜近端用激光"Ω"形切开尿道黏膜，然后于精阜与左侧叶间用镜鞘将左侧腺体组织向外侧推挤，可见到部分左侧增生腺体从包膜上分离，剥离面可见裸露的腺体供应血管，此即正确剜除平面。同法显露右侧的一部分包膜。因中叶常包膜不成熟，这样先显露两侧的部分包膜使得中叶剜除有了重要的参考平面。

3. 于精阜近端，切断尿道黏膜，以两侧包膜为参考平面，用镜鞘钝性推挤结合激光锐性切割的方法，将腺体组织沿外科包膜向膀胱颈方向逆推剥离。此时可见腺体向膀胱方向上翻。

4. 激光在膀胱颈5点与7点处各切沟，因已经有部分中叶与包膜分离了，

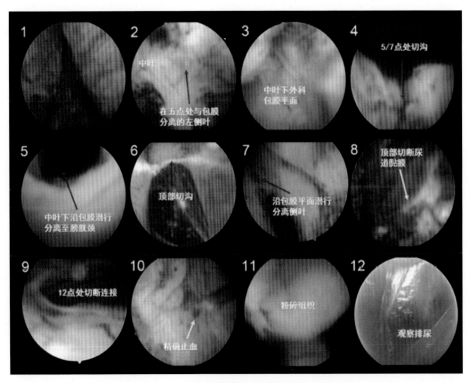

图 14-5　直出绿激光前列腺剜除步骤

因此能够精确掌握切沟的深度，使得远端的中叶游离，又不会切得过深。

5. 重复上述两步，直到中叶完全被掀起到达膀胱颈部。在此过程中注意心中要有前列腺窝的整体概念，向膀胱颈部分离时按照前列腺窝的弧度进行，避免沿直线推挤进入错误的层面到达膀胱颈下方造成损伤。最后在膀胱颈部从5点至7点方向离断中叶与膀胱颈部的连接。

6. 12点处自精阜近端至膀胱颈激光汽化切沟，不要太深，并于膀胱颈部向11点及1点处扩大汽化范围，使得后续两侧叶的剜除容易在11点及1点处找到突破口。

7. 精阜旁5点处开始、逆时针方向、镜鞘推挤为主、锐性切割为辅，沿外科包膜剥离左侧叶，到达1点处，此处能很轻松地沿正确层面贯通到膀胱。重复逆时针推剥过程直至6点至1点腺体均游离，激光于膀胱颈部沿弧度切断腺体与颈部的连接。剜除过程中，有出血点随时激光止血。

8. 于精阜近端水平距顶部1 cm横行切断尿道黏膜，使尿道黏膜从腺体上分离，使得进一步的剜除过程中外括约肌不会受到机械牵拉，避免尿失禁的发生。

9. 继续从1点钟方向逆时针推剥腺体，直到超过中线。此时12点处即有了正确的外科包膜平面，激光于12点处汽化切断连接。此时可能还有一些区域腺体尚未完全剥离，因此需要切断这些连接的地方。当腺体全部连接都被除去后，左侧叶立刻会离开前列腺窝进入膀胱。同法剜除右侧腺体。

10. 降低激光功率，点射精准止血，使整个前列腺窝达无明显活动性出血。

11. 换粉碎专用镜，连接"大白鲨"组织粉碎机器，粉碎吸出前列腺组织，注意不要损伤膀胱。

12. 前列腺窝内再次止血，确认双侧输尿管口及括约肌未损伤。膀胱内保留足量的冲洗液，退镜，按压膀胱观察尿线，停止按压观察有无失禁。F20三腔硅胶导尿管保留导尿，气囊一般注水20 mL，无须牵拉。

注意事项：

1. 对于中叶不大的前列腺，可采用两叶法剜除，即在6点处向膀胱颈方向剥离。

2. 绿激光是非接触式激光，因此一般操作不需要将光纤接触组织。对于包膜面的止血，功率无须太高，一般设置为20~30 W即可；进行组织汽化切割时，可将功率设定为60~80 W。

3. 操作过程中遇到出血特别是活动性出血一定要随时彻底止血，特别是 100 g 以上前列腺，切不可有侥幸心理，认为可在剜除结束后再止血，结果往往是到处渗血，视野看不清，无法继续手术，勉强换个地方操作，出血的创面更多，更加看不清，如此徒劳无功，不得不转为用电切镜止血，甚至可能需要转开放手术。

4. 对于一侧叶特别大的患者，可能存在空间受限剜除操作困难的情况。可以先用直出光纤汽化切除掉该侧部分腺体，扩大操作空间后再进行剜除。也可先用侧出光纤先大功率快速汽化掉部分腺体，达到同样的目的，再剪掉光纤头部变成直出光纤进行剜除。

5. 剜除完成如果发现前列腺窝或膀胱颈部有难以用激光控制的出血，可三腔硅胶导尿管保留导尿，气囊注水至较大体积，导尿管用适当力量牵拉固定于一侧大腿，使得气囊压迫膀胱颈部止血，并接持续点滴冲洗。一般情况下牵拉后引流尿液立即转清无出血。但要注意如果气囊打的体积不够大，则可能被拉到腺窝内，反而使腺窝撑开出血更加加重，此时切不可盲目换电切镜止血，而是应当将气囊抽水退回膀胱，继续注水使气囊体积足够大后再重新牵拉。

6. 外科包膜上有时会有一些残留的独立增生结节，可用激光汽化除去。

7. 30 g 以下小体积前列腺，宜在剜除完成后于膀胱颈部 12、3、6、9 点位置用激光切断部分环行纤维，避免术后膀胱颈部挛缩。

第八节 绿激光前列腺汽化术围手术期的治疗和护理

1. 心理护理 高龄患者较多，病程长，对微创手术不了解、对手术效果的担忧，易使患者产生焦虑、烦躁情绪；家属对手术效果及患者年龄、体质能否耐受手术也存有顾虑。护理人员应多关心体贴患者，与家属多沟通，向患者及家属认真交待麻醉方式及手术基本过程，请同类病种的术后患者与其交流，介绍亲身体会，让患者知道绿激光手术创伤小，效果明显，增强患者的信心，减轻焦虑。在因治疗并发症等待手术期间，耐心向患者及家属解释如不进行充分准备，术中、术后很容易出现并发症，手术风险较大，取得患者及家属的配合。

2. 术前准备　术前认真评估患者身体状况，对患者的心脑血管、呼吸、内分泌等系统情况进行全面而仔细地检查，积极治疗并发症，改善重要脏器功能，达到稳定或接近稳定状态。重视术前呼吸功能锻炼，指导患者缩唇呼吸、膈肌呼吸锻炼，入院戒烟，避免着凉，对慢性支气管炎症患者使用雾化吸入等措施。由于老年人盆底肌肉松弛，为减少术后尿失禁、尿频的发生率，入院后即指导患者进行括约肌收缩训练，吸气时缩肛，呼气时松肛，以增加盆底肌肉收缩力，协调尿道括约肌功能。

3. 术后护理　老年人代偿机制减退，手术、麻醉的影响和机体的应激反应易致生命体征波动。术后给予持续心电监护，密切监测血压、脉搏、呼吸变化。保持呼吸道通畅，给予拍背，协助咳嗽、咯痰，应用双孔鼻导管持续低流量氧气吸入。保持导尿管引流通畅，妥善固定，防止扭曲受压，高度不可超过耻骨联合水平，以防尿液倒流造成逆行感染，留置导尿管期间，每日2次用0.1%苯扎溴铵棉球清洁尿道外口。保持膀胱冲洗通畅，冲洗液温度25~30℃，温度过低容易刺激膀胱逼尿肌引起痉挛，导致继发出血，观察引流液的颜色、性质、量并做好记录。根据前列腺体积的大小决定术后留置尿管时间，拔除尿管前间断夹管，训练膀胱功能。术后当日以平卧为主，勿侧卧，以减少前列腺创面出血；经常按摩受压部位，预防压疮发生。由于硬膜外麻醉，下肢肌肉持续松弛，血管扩张，且术中采用截石位，使双下肢过度外展，或金属架压迫双下肢，可使静脉血流受阻而淤积，加上术后应用止血药物、老年人血液黏稠度高，均可诱发下肢深静脉血栓形成。术后麻醉效果未消失之前，协助患者进行腿部肌肉按摩，以利腿部深静脉回流，腿部有知觉后指导患者进行主动运动。术后第2天即可半卧或下地活动，下地之前先在床上坐立数分钟，避免突然站立，以防止直立性低血压。激光手术不干扰腹腔，对胃肠道无刺激。患者麻醉期过后，生理反射恢复，一般在术后6小时左右，患者如有食欲、饥饿感或有肠鸣音而无腹胀，鼓励患者进食少量流质食物，推荐饮食为米汤、菜汤，以菜汤为佳，因为菜汤不但能增进食欲，还可补充电解质；次日半流质饮食，推荐饮食为稀饭、面条或菜汤泡馒头；第三日普通饮食，忌生冷干硬。进食水果、蔬菜，多饮水，保持大便通畅，必要时给予缓泻剂，避免大便干燥（否则向前挤压前列腺创面导致出血）。入院后即开始指导患者进行提肛训练，在术后2~3天，待患者体力恢复，尿液颜色变清后即可行提肛锻炼，患者直立或扶墙站立。吸气时缩肛，持续 2~3 秒，呼气时松肛，连续做 30 次缩松训练为 1 组，早中晚各 1 组，持续 3 个月，如患者心肺功能好，可配合下蹲动作。因肛门括约肌与尿道括约肌有协同作用，故加强提肛训练能起到良好的改善尿失禁的效果。

4. 出院指导　前列腺增生术后，前列腺腔内创面修复时间为 3 个月左右，嘱患者出院后继续多饮水，按时服用药物。注意休息，避免劳累，预防感冒，保持大便通畅，多食含粗纤维较多的食品，3 个月内忌饮酒，忌食辛辣食物，避免久坐。继续服药治疗并发症，继续行提肛训练，注意观察排尿情况，如尿液颜色有无改变、排尿次数有无增加、有无疼痛等，病情有变化随时就诊。

第九节　绿激光前列腺剜除术并发症的预防和处理

经尿道前列腺绿激光剜除术并发症与 TURP 相比，发生率较低且程度更轻。

1. 出血　经尿道前列腺绿激光剜除术后一般不会有出血。有时因剜除层次不对损伤外科包膜导致周围静脉丛出血，有时是膀胱颈部出血，此时将气囊注水至 70 mL，牵拉尿管止血，24 小时后一般出血均会停止。对于体积较大的前列腺，术中术后常有较长时间的渗血，一般不必担心，也不必牵拉，保持引流通畅，口服 5α–还原酶抑制剂，嘱患者多饮水，术后 4~5 天拔除导尿管，即使仍有少量血尿也可出院。类似于前列腺电切后那种焦痂脱落引起的迟发性出血很少发生。

2. 尿失禁　经尿道绿激光剜除不易损伤括约肌，所以不会产生真性尿失禁，但个别患者出现用力或咳嗽时有少量尿液从尿道流出，这是压力性尿失禁，特别是腺体体积巨大者，发生率更高。术后出现压力性尿失禁的原因可能是：增生腺体剜除完全，前列腺部尿道明显扩大，尿道压力明显降低，导致尿道内压低于膀胱内压；前列腺尖部剜除完全，导致尿道外括约肌关闭不全；患者增生腺体长期压迫尿道外括约肌导致其慢性损害，收缩功能减弱；患者年纪大，外括约肌功能减退；术后尿管水囊充水量过多，或牵拉过紧和时间过长，造成暂时性外括约肌麻痹松弛；剜除术需摆动镜体的角度较大，可能牵拉尿道外括约肌，致暂时性功能受损。预防方法：避免在靠近尿道外括约肌处做高功率汽化或凝血；在剜除两侧叶后，离断 12 点尿道黏膜时有意保留少量腺体。盆底肌功能锻炼是很有效的方法，患者多在 3 个月左右恢复完全控尿，未发现需要做其他治疗。另外停止口服 α 受体阻滞剂。

3.尿道狭窄　尿道狭窄常见于尿道外口及膀胱出口狭窄。主要诱因是手术对尿道的刺激、创伤以及术后黏膜屏障减弱引发的尿路感染，感染可导致局部水肿、溃疡和瘢痕生成，从而导致尿道狭窄的发生。主要预防措施包括彻底控制尿路感染、保留完整膀胱颈部，对于尿道较细进镜困难者，不要暴力进镜，用直视尿道刀切开尿道后再进镜。

4.包膜穿孔与外渗　一般发生在腺体较小的病例，因前列腺外科包膜不成熟，包膜寻找困难，进入错误的层面，导致包膜穿孔、冲洗液外渗。预防措施是对于包膜层次不清晰处要谨慎处理，可以先剥离附近层次清楚区域的腺体，以附近正确的层面为参考，钝性撬拨加锐性切割结合分离腺体。即使发生小的包膜穿孔也不要紧张，一般不会引起严重后果，调整至正确层次，尽快完成手术即可。

5.性功能障碍　经尿道前列腺绿激光剜除因保留膀胱颈部，逆行射精发生很少。勃起功能障碍发生也较少，甚至部分患者手术以后勃起功能较术前增强，可能是由于梗阻解除后下尿路症状、睡眠、焦虑情况均得到改善的原因。

6.尿路感染　发病原因和防治原则与传统经尿道前列腺电切术并无不同。

第十节　绿激光前列腺汽化术术后随访

与其他手术一样，在接受绿激光前列腺剜除术后，应安排患者在手术后 1 个月时进行第一次随访，第一次随访的内容主要是了解患者术后总体恢复状况，术后早期可能出现的相关症状并告知患者病理检查结果。术后 3 个月基本就可以评价治疗效果。术后随访期限建议为 1 年。

随访内容包括：国际前列腺症状评分、尿流率检查、残余尿测定。

参考文献

[1] Chen Dong xue. GreenLight HPS 120-W laser photoselective vaporization of the prostate as early therapy for acute urinary retention in advanced prostate cancer patients. Lasers in Medical Science, 2013, 28(5): 1339-1344.

[2] Tao W, Zang Y, Sun CY, et al. The application of 120-W high-performance system GreenLight laser vaporization of the prostate in high-risk patients. Lasers in Medical Science, 2013, 28(4): 1151-1157.

[3] Xue B. GreenLight HPS 120-W laser vaporization versus transurethral resection of the prostate for treatment of benign prostatic hyperplasia: A prospective randomized trial. Journal of X-ray science and technology, 2013, 21(1): 125-32.

[4] Gomezsancha F. GreenLight laser vaporization of the prostate: has it come of age? Current Opinion in Urology, 2015, 25(1): 40-44.

[5] 单玉喜, 薛波新, 崔勇, 等 . 绿激光光气化术治疗良性前列腺增生 . 江苏医药, 2006, 32(6): 516-518.

[6] 臧亚晨, 单玉喜, 薛波新, 等 .80W 和 120 W 绿激光汽化治疗高危良性前列腺增生的疗效及安全性分析 . 中华男科学杂志, 2012, 18(5): 436-440.

[7] 张翼飞, 梁朝朝, 江长琴, 等 . 绿激光汽化剜除术治疗大体积前列腺增生的临床效果分析 . 安徽医学, 2015, 37(3): 282-284.

[8] 李先林, 瞿曦, 马进华 . 绿激光前列腺汽化剜除术治疗大体积高危前列腺增生症 . 临床外科杂志, 2012, 20(1): 50-52.

第十五章　良性前列腺增生的红激光剜除手术

陈玢屾

第一节　腔内泌尿外科红激光设备现状与进展

激光自 1960 年问世以来一直为医学工作者所重视。泌尿外科的激光医用早在 1966 年就有了初步尝试，至 20 世纪 80 年代，腔内泌尿外科技术的迅速发展更为激光的体内应用提供了良好平台。20 世纪 90 年代以来，随着科学的进步和激光技术的发展，医用激光器与电子计算机、纤维内镜、图像分析、摄像录像、荧光光谱、X 线和超声等新技术不断结合，使医用激光器朝着高性能、智能化、微型化及专科化方向发展。从泌尿科激光应用的发展来看，最早从 1990 年钕钇石榴石激光开始，逐步经过了钬激光（1995 年）、绿激光（2000 年）、铥激光（2003 年），到红激光（2007 年）的不断演进，激光功率也从 15 W 到 30 W、50 W、80 W、100 W，直至红激光的 120 W/150 W。

而实际上无论采取何种激光，手术手法、手术速度、术后效果等都是由激光同人体组织的物理作用原理所决定的，不同波长的激光对于人体内组织中的水分子以及组织中含有的血红蛋白的吸收效率存在差异，其物理效率图谱如下（图 15-1）：

980 nm 红激光由于选择性被组织中的水及血红蛋白同时吸收的特点，使其具有优秀的组织切割效果，且有可靠的止血效果，在将组织高效汽化切割的同时，将血管凝住，临床上保障手术视野清晰。

980 nm 半导体红激光在 2007 年获得了美国 FDA 认证应用于临床治疗，由于采用全新的纳米级多元素半导体晶体激光发生系统、单一透镜光路系统、纳米激光前耦合系统和计算机控制系统，激光直接输出，无损耗，只需风冷，功率输出稳定。

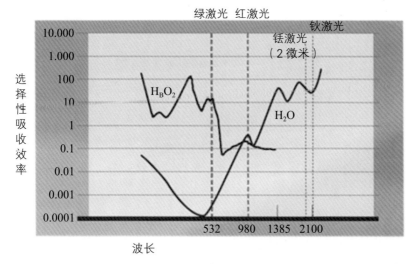

图 15-1 红激光物理效率图谱

早期 980 nm 半导体红激光主要进行前列腺气化切除术，虽然在止血，切割等方面有着良好的表现，但是研究显示凝固层厚，热损伤较大，术后有着较多的并发症，远期术后效果不优于 TURP 等缺点。

经过改良的第一代红激光可以进行经尿道前列腺剜除术，但由于热穿透深度与其他激光相比较深，易凝穿包膜，组织热损伤大，所以进行剜除时需要调整至较小功率，如 80 W 左右进行手术。目前经技术升级的第二代红激光加入了"二极管软件控制系统"，实现了超薄凝固层，150~200 W 热穿透仅为 0.16~0.41 mm，进行经尿道前列腺剜除术较为安全。

红激光的主要技术优势：

1. 功率较大。120 W（可升级至 150 W）；采用单一稀有元素纳米技术晶体光源，可直接输出，无须泵浦及冷却系统。

2. 效率较高。汽化、切割速度最高可达到 2~3 g/min。

3. 止血效果好，出血少。文献显示，红激光前列腺手术出血量仅为电切手术出血量的 1/200。

4. 应用较广。红激光可采用连续及脉冲两种出光方式随意切换，临床适应证范围较宽。

第二节 术前评估与筛查

术前应对患者进行临床评估与筛查。主要项目除了相关的病史询问外，还应包括：血清前列腺特异性抗原（PSA）测定、直肠指检、血液分析、尿培养、前列腺超声及其体积测定、国际前列腺症状评分（IPSS）、生活质量评分（QOL）、最大尿流率（Q_{max}）测定、残余尿（PVR）测定。同时应鉴别诊断尿道狭窄、膀胱肿瘤、神经源性膀胱、前列腺肿瘤等疾病。怀疑前列腺癌的患者，术前应先行前列腺穿刺活检以排除；合并有其他内科疾病均应行相应治疗以达到围术期要求。

第三节 经尿道前列腺红激光剜除术前准备及麻醉

经尿道前列腺红激光剜除术术前仅需常规准备工作，甚至在术前是否停用抗凝药物选择上，比传统 TURP 更为宽松。最新的 AUA 指南及 EAU 指南都指出，采用红激光外科治疗前列腺增生，多数患者可照常服用阿司匹林、NSAIDs、华法林或其他影响血小板及凝血功能的药物。这是因为红激光良好的止血效果允许患者有选择地继续使用抗凝药物，但术前需明确告知患者出血风险。

直肠指诊及血清 PSA 水平为必查项目。如遇异常，可根据年龄、一般情况等进一步行经直肠前列腺超声引导下穿刺活检。少数膀胱出口梗阻的患者可能合并反复泌尿系感染或较严重的脓尿，术前应加以控制，否则可能导致难治性前列腺炎，甚至脓毒血症。

红激光前列腺剜除术术前知情同意书与 TURP 相似，告知患者需行常规麻醉及麻醉风险；常规泌尿外科介入性操作的潜在风险，例如出血、尿路感染、尿道狭窄、尿失禁、勃起障碍、逆行射精等；最后，告知患者术后残留组织可能继续生长导致复发，需再次手术。

同时需告知患者目前红激光前列腺剜除术术后随访数据有效时间仅

2~3 年，5 年甚至 10 年的长期疗效仍有待临床观察。

关于麻醉方式，目前可采用全身麻醉及椎管内阻滞，一般多采用单纯硬膜外或硬腰联合麻醉。如果病人没有椎管内阻滞的禁忌证，腰硬联合麻醉更适合老年人经尿道前列腺电切术，相对于单纯硬膜外麻醉，硬腰联合麻醉可利用腰麻效果确切、起效时间快、麻醉剂量少等优点，保证手术区域肌肉松弛良好，有利于电切镜通过尿道外括约肌进入膀胱。此外，膀胱张力小，高压冲洗时有利于冲洗液进入膀胱。且对于腺体较大，预计手术时间超过 120 分钟的患者，可通过硬膜外腔追加麻醉药，延长阻滞时间，满足手术要求，同时能够留置硬膜外镇痛泵，可取得良好的术后镇痛效果。对老年患者也可行单纯硬膜外麻醉，分次小剂量给药可减轻对呼吸循环的影响，术后头痛发生率低。但缺点是麻醉效果不确切、起效时间较慢等。条件允许的病人也可行骶管内阻滞，骶管阻滞具有操作简便、穿刺损伤小、耗时短、费用低、对呼吸循环干扰小、易于麻醉管理等优点，可为这种微创手术提供安全有效的麻醉，更适合于门诊手术的要求。对于有椎管内阻滞禁忌证的患者，可改用全身麻醉以达到手术要求。

第四节　经尿道红激光前列腺剜除术操作技巧及注意事项

本章的经尿道红激光前列腺剜除方法，采用南方医科大学珠江医院泌尿外科的前列腺剜除技术，主要依靠镜鞘的机械性撬剥力量，结合红激光高效可靠的切割和凝血性能完成，标本取出需采用组织粉碎器。方法及步骤描述如下。

麻醉满意后，取截石位，常规碘伏消毒铺巾。连接红激光切除设备，连接好各仪器和连线。由于裸眼直视红激光可能会对视力造成不可逆伤害，因此需做好防护工作，如佩戴护目镜，避免光纤在体外或无遮罩情况

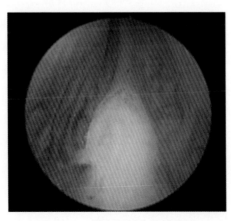

图 15-2　精阜解剖位置的确认

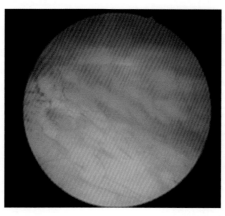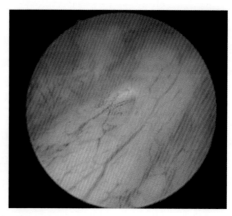

图 15-3　双侧输尿管口的确认

下激发等，以免发生意外。充分润滑尿道，红激光镜鞘置入顺利进入尿道。

镜检：闭合器或直视下经尿道置入电切镜，镜下应辨别清楚前列腺的增生情况，明确精阜、膀胱颈、双侧输尿管开口和外括约肌等解剖标志，了解膀胱内是否有病变（图 15-2，图 15-3）。

寻找前列腺外科包膜：以精阜为标志，于该处前方以点切结合方式切开前列腺，可用激光点切或镜鞘逆推方式找到增生腺体与外科包膜的间隙，找到前列腺外科包膜（图 15-4）。

按照先中叶再两侧叶的顺序，剜除前列腺增生腺体：自膀胱颈部 5 点、7 点，用红激光切开尿道黏膜，精阜前方同法自 5 点、7 点切开尿道黏膜，由外向内，利用镜鞘沿外科包膜将前列腺中叶推向膀胱腔内，前列腺两侧叶于顶壁 1、11 点处断离，分别将两侧叶沿外科包膜剥离并推入膀胱腔内，将垂下的 12 点处增生组织黏膜切开，于前列腺尖部保留少量增生组织，避免损伤尿道外括约肌，于膀胱颈口处，将增生前列腺组织离断并推入膀胱腔内，同时保留膀胱颈环状结构，避免损伤尿道内括约肌，注意妥善采用红激光进行创面止血。将剜除下来的腺体全部推入膀胱内，采用粉碎器将腺体粉碎取出（图 15-5~ 图 15-9）。

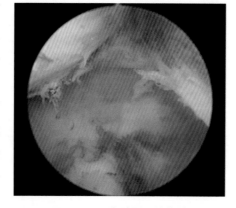

图 15-4　外科平面的找寻

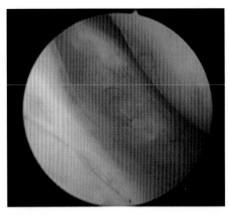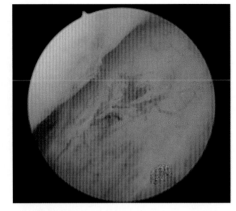

图 15-5 左右侧叶的剜除平面

术后置入20号三腔气囊导尿管，并气囊内注入生理盐水30~35 mL以固定尿管。将切除之组织送病理检查。

注意事项：

1. 认真止血，为了使视野清晰，应尽可能将每一处包膜面出血点加以激光凝固止血，只有彻底止血，才能为进一步剥离创造好的手术视野；红激光的止血可采用非接触方式或接触方式两种。非接触止血指红激光

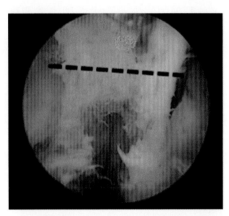

图 15-6 12点尿道瓣膜处理

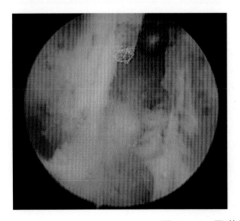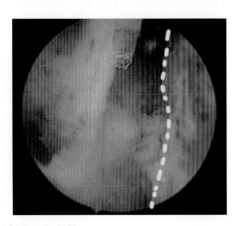

图 15-7 尿道外括约肌的保护

光纤在止血时需离开出血点一定距离，术者踩下控制脚踏的电切档位（功率100~120 W），此时红激光以光斑形式投射到出血点上，获得良好的止血效果。接触止血指红激光光纤在止血时直接接触出血点，术者踩下控制脚踏的电凝档位（功率15 W左右），以小功率输出进行点对点精确止血。这两种止血方式的灵活运用，可以获得优异的止血效果。

2.整个剥离过程应该沿着包膜平面逐渐进行，需注意方向、力度以及剥离的层面以防止突破包膜，甚至穿破包膜进入周围组织。

3.剥离过程应采用以钝性剥离为主，锐性切割为辅，钝锐性结合的方法。对于某些患者术中可能发现包膜粘连严重，面对这种情况在钝性剥离难以奏效时，应适当采用红激光光纤直接沿包膜面进行锐性分离的方法，将粘连带或粘连组织切开以达到游离增生腺体的目的。

4.采用腔内剜除术无须修整前列腺尖部，因此，不会损伤尿道括约肌（图15-10，图15-11）。

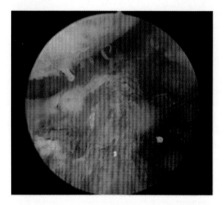
图 15-8　完全保留精阜的解剖性剜除

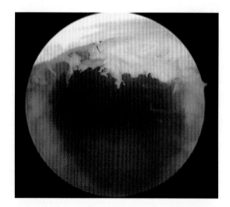
图 15-9　最大限度地保留膀胱颈

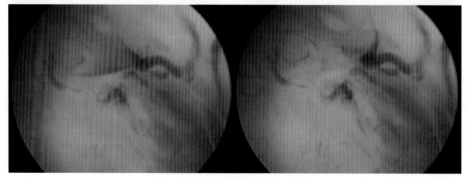
图 15-10　红激光非接触式止血

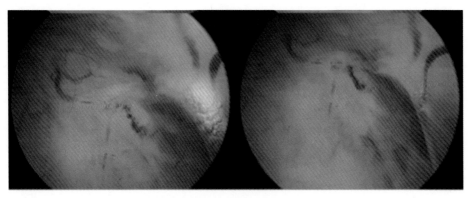

图 15-10（续）

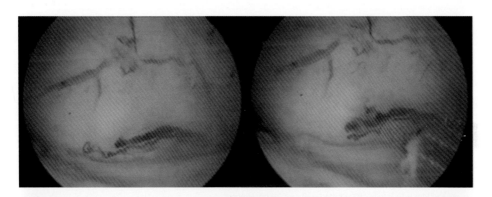

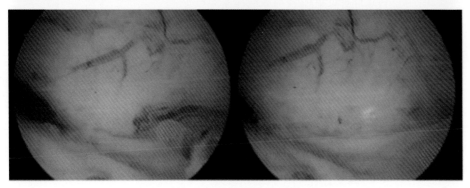

图 15-11 红激光点对点接触式止血

第五节　经尿道红激光前列腺剜除术围手术期的护理

一、术前护理

术前应常规对患者进行宣教，指导患者的饮食，术前可加强营养，食用高蛋白、高维生素饮食，避免不卫生或者难以消化食物的摄入，防止腹泻及便秘。术前一天晚上应行清洁灌肠，嘱患者术前 6 小时禁食水。此外，可与患者进一步沟通，消除紧张焦虑心理。

二、术后护理

生命体征监测：前列腺增生多为老年病人，常常合高血压、糖尿病、冠心病等基础疾病，加上手术及麻醉的刺激、术中体位等影响，有可能出现血压异常、血栓等。术后应 24 小时持续心电监护，同时给予低流量吸氧 4~6 小时，改善心功能，双下肢可垫高，以利于双下肢功能恢复。

尿管护理：尿管应固定良好，注意观察血尿转清情况；观察尿管是否堵塞，若发生堵塞、引流不畅，可用灌洗器行负压抽吸，必要时可行金属尿管清除血凝块。此外应加强对集尿袋与尿管维护。

拔管：由于红激光止血效果良好、创面平整，术后提倡早期拔管，最快术后 6~8 小时即可拔管，拔管后注意观察记录患者排尿情况，注意观察尿线粗细、排出尿液是否有残余组织，有无尿失禁或排尿困难。

第六节　经尿道红激光前列腺剜除术并发症的预防和处理

由于红激光在止血、切割和汽化方面良好的表现，术后患者的 IPSS 评分、QOL 评分、Q_{max}、PVR 等方面常能有较好的转归，在出血量、术后再出血风险及拔管时间方面明显降低，也较传统的前列腺电切术优化不少，且医师在掌握其性能方面更加容易。现阶段的临床研究中主要并发症为尿失禁、术后尿道狭窄等。

尿失禁多因术中操作不慎引起尿道括约肌损伤或神经功能障碍而引起自控排尿能力丧失，无意识的自主流出尿液，术后尿失禁可归纳为永久性尿失禁和暂时性尿失禁两类。红激光剜除术造成尿失禁的原因可能是术者在剜除前列腺增生组织时使膀胱镜鞘摇摆的幅度过大，在钝性分离前列腺时用力过猛，伤及了尿道括约肌。对于暂时性尿失禁，在术前要做好充分的检查，尤其是尿流动力学检查，可以判断患者是否已经合并有膀胱逼尿肌不稳定，如果患者已经合并不稳定膀胱，术前可留置尿管待膀胱逼尿肌功能恢复后再进行手术。术中注意操作规程，仔细认真操作，避免伤及尿道外括约肌。术后积极抗感染和消除尿道的水肿，并且嘱咐患者自己积极锻炼盆底肌功能，如进行提肛运动加强尿道括约肌能力。同时需要多饮水，保持膀胱冲洗通道畅通。

其他并发症包括：出血、尿道损伤、尿路感染、电切综合征、性功能障碍、附睾炎等。

1. 出血　可归纳为术后出血和继发性出血。术后当日出血，常发生在病人送回病房后数小时之内。主要原因是术中止血不完善所致，这与术者的手术经验、操作熟练度有关。出血严重时，病人可表现为心率加快、面色苍白、出冷汗、血压下降。继发性出血多发生在术后1~4周内，这和手术创面较大、静脉窦被切开、术后焦痂脱落后出血有关。患者自身角度来讲，术后用力大便、骑自行车、尿道感染、饮酒、进食刺激性食物等也可能引起继发性出血。由于红激光可以同时被水和血红蛋白吸收，止血效果好，在切割前列腺组织的同时可以封闭凝固血管，因此术中出血很少，再加上红激光前列腺剜除术手术创面整齐，这两个因素结合在一起使患者术后出血可能性减少。患者如果发生术后出血，可嘱患者大量饮水，绝对卧床休息，保持大便通畅。根据患者所合并的基础疾病给予合理地处理。检查膀胱冲洗管是否通畅，适当加快冲洗速度，必要时给予止血药物。如果膀胱内有血凝块致冲洗不畅，可给予50 mL灌洗器注射液反复加压抽吸，一般患者经过上述处理后，术后出血可以得到有效控制。

2. 尿道损伤　对红激光前列腺剜除术初学者，如操作技术不够熟练，在放置电切镜时，有可能损伤尿道或者造成假道。因此，在操作过程中，应顺着尿道缓慢推进，严禁使用暴力，必要时可拔出闭孔器，插入有窥镜的把手直视下进入。

3.尿路感染 导致尿路感染的原因较多,术前感染未控制、术中未严格地无菌操作、术后留置尿管时间过长均可能引起尿路感染。必要时术前行尿培养检查,进行药敏试验,采用敏感抗生素治疗;手术器械消毒应严格遵守消毒规程;术者在手术过程中严格遵行无菌操作原则;术后嘱患者多饮水,尽量早期拔管;定期清洗尿道口,保持尿道外口清洁。必要时可选用抗生素治疗。

4.电切综合征(TURS) 即稀释性低钠血症,是传统前列腺电切的常见并发症,主要是由于切破前列腺外科包膜导致组织吸收液体过多或冲洗液通过前列腺创面内开放的静脉窦吸收而发生的稀释性低钠血症,冲洗压力过高、手术时间过长,都是液体吸收增多的因素。红激光剜除术采用生理盐水为灌注液,且手术时间较短,发生 TURS 的概率很低。

5.性功能障碍 表现为逆向射精、性欲低下等改变。Dilep 术后由于尿道内括约肌及膀胱颈关闭不严,致精液进入膀胱,不能射出体外,称为逆向射精。术中膀胱颈不应切除过多,勿损伤精阜。术后性欲低下,可能与手术造成的精神创伤有关,也可能是前列腺尖部两侧神经血管束损伤有关。术前对有性生活的病人也应交代清楚。

6.附睾炎 少数病人术后 1~4 周内出现附睾肿胀、疼痛,严重者高热,主要由于尿道内细菌经射精管及输精管逆行感染附睾引起。附睾炎治疗,急性期可选用适合的抗生素、托起附睾,局部热敷或理疗。

第七节 红激光前列腺剜除术术后随访

在行红激光剜除术后,应在手术后 1~3 个月内对患者进行第一次随访。随访的目的主要是了解患者术后总体恢复情况以及术后是否出现相应的并发症,有无尿失禁或者排尿困难等并发症出现。随访内容主要包括 IPSS 评分、尿流率检查及残余尿测定。必要时可进行尿液细菌培养、直肠指诊及血清PSA 测定等。此次随访可基本评价治疗效果,此后随访的时间点及内容视病人具体情况而决定。

第十六章　良性前列腺增生的铥激光剜除手术

杨登科

第一节　腔内泌尿外科铥激光手术发展简史

铥激光最初应用于良性前列腺增生（BPH）的治疗是由 Bach 和夏术阶于 2005 年报道的。这两篇文章报道显示铥激光具有良好的止血效果，同时可改善患者的尿流率、残余尿量、国际前列腺症状评分、生活质量评分；术后血红蛋白下降方面优于经尿道前列腺电切（TURP）。根据铥激光物理特性和手术原理，先后发展了多种术式和应用。总体而言，大约有以下几种手术方式：（1）铥激光前列腺汽化术（ThuVP）；（2）基于切除基础上的汽化切除术，即铥激光前列腺汽化切除术（ThuVRP）；（3）汽化与剜除相结合的手术方式，即铥激光前列腺汽化剜除术（ThuVEP）；（4）近年来，在铥激光前列腺汽化剜除术的基础上结合开放性前列腺手术中用手指剥离增生腺体的类似经验，又发明了一种纯剜除技术，即铥激光前列腺剜除术（ThuLEP）。

铥激光前列腺剜除术（ThuLEP）在 2010 年由 Herrmann 等最先报道，并将其与其他的激光剜除技术对比。其特点是应用钝性分离技术剜除腺体，用镜鞘前端逆向的将增生腺体从外科包膜上钝性剥离，而非使用能量剜除。在整个剥离过程中，随时准备用激光切断粘连不易剥离的组织，并对包膜上的出血点止血，以此来保持手术视野清晰。ThuLEP 相对于传统的 TURP 具有几个优势：第一，其具有和开放性手术类似的切除彻底性，即增生腺体完全切除，长期效果好，复发率低。第二，其紧贴在前列腺包膜上方剜除，可为术者提供清晰的解剖学标记，并提供定位参考，这一点在剜除较大体积腺体前列腺尤为重要，因为较大的前列腺剜除中，不可能始终看到精阜和膀胱颈；另外，钝性分离减少了对周围组织的热损伤，可能减少术后发生膀胱刺激症状的概率。第三，铥激光止血效果极好，在包膜平面剜除，遇到出血点，铥激光容易止血，术后血红蛋白下降很少。

ThuLEP 由于具有切除的彻底性，手术的安全性等优势，在各种主要指南中均得到推荐。在 2018EAU 指南中关于激光前列腺剜除术中，推荐了两种激光前列腺剜除技术，一种是钬激光剜除术（HoLEP），另一种就是ThuLEP。另外，在 2018AUA 指南中也提到，无论是大体积前列腺、中等体积前列腺，还是小体积前列腺，均可以采用 ThuLEP。

第二节 经尿道铥激光手术器械设备发展简史

TURP 曾被认为是微创治疗 BPH 的金标准，但随着 TURP 术式相关并发症风险逐渐被学者认识，其标准地位受到质疑。现代科技发展日新月异，各种新技术不断涌现并应用于医学领域，激光就是其中典型代表之一。激光光纤类型和波长是形成不同手术及效果的重要影响因素，不同的激光波长决定其被组织中不同的成分所吸收。当激光被组织吸收后，光能转化为热能，导致组织的温度升高，当达到蛋白质分解的足够温度时，组织产生凝固坏死，如继续升温超过沸点时，组织产生汽化效应。吸收率越高，光－热转化越快，热效应作用越表浅，即组织穿透深度越浅。

铥激光是一种接触式激光，其发展经历了两代，第一代铥激光称为2 μm 激光，其波长为 2 013 nm，采用的是灯泵浦固体激光发生器；第二代铥激光波长为 1 940 nm，又称为 1.9 μm 铥激光，采用的是半导体光纤激光发生器，作用原理是半导体激光作用于掺杂铥元素的光纤产生的激光，其性能更加稳定，光电转换效率高，激光不易于衰减，工作寿命长。铥激光是水吸收激光，其中 1.9 μm 铥激光接近于水对激光能量吸收的峰值，激光能量的吸收优于 2 μm 激光。铥激光的组织穿透深度仅为 0.2 mm，以连续波模式工作，切割和止血效果均满意，既可以行组织汽化、汽化切除，也可以行剜除术。目前临床常用的第二代铥激光主要有两种，一种是德国产的维拉（Vela）铥激光，一种是上海瑞柯恩激光公司产的锋瑞铥激光，后者于 2016 年开始应用于临床，通过在体外实验表明，其汽化、止血功能与进口维拉铥激光无差异，在切割速率方面更快。

铥激光的物理学特性决定了其优势：（1）切割高效精确，铥激光接近水分子的吸收峰值，能被水分子高效吸收，从而使热损伤深度浅（0.2 mm），不损伤周围组织，有利于勃起神经的保护；（2）应用范围广，组织中无处不在的水分子为铥激光提供了恒定的作用介质，水分子的高效吸收，使温度迅速升至沸点，进而汽化，因此，铥激光能够穿透介质表面浅层，不依赖于组织中牛色团的浓度，特别是血红蛋白中的生色团，因此激发频率较高；（3）以生理盐水为冲洗液，避免甘露醇或葡萄糖水作为冲洗液过多进入体液，引起机体低渗，减少了经尿道电切综合征（TURS）的发生，安全性高；（4）光束直径较小，铥激光的光束直径只有 18 μm，具有高质量、小直径的特性，因此能与膀胱软镜联合使用；（5）术后能获取前列腺组织，铥激光进行前列腺组织切割时，能获取保留组织，术后可以送病理，有助于及时发现肿瘤，并进行 Gleason 评分，进而指导后续治疗；（6）使用石英光纤，有不同直径规格，常用的有 550 μm、600 μm、800 μm 光纤等。石英光纤柔韧结实，经久耐用，价格便宜，可反复使用，使手术成本降低，有利于铥激光技术的大规模推广；（7）设备维护简单，设备工作时，无须手术室提供专业水冷设备，110V 电压即可正常工作，对外部条件要求少，易于维护；（8）能与多种内镜配合使用，铥激光前列腺切除时，与激光膀胱镜配合使用，直径较细的光纤还可与膀胱软镜联合使用。

第三节　经尿道铥激光操作的解剖学特点

正常前列腺外形如同一个倒置的栗子，底部横径约 4 cm，纵径 3 cm，前后径 2 cm，位于膀胱颈的下方，分为前面、后面及侧面，表面由胶原、弹性蛋白及较多的平滑肌组成的包膜，在侧面及后面包膜 0.5 cm，部分传入正常的腺体中，在侧面及前外侧面的包膜与盆底筋膜层相延续。在前列腺尖部耻骨前列腺韧带将前列腺固定于耻骨；在内侧，前列腺固定于肛提肌的耻骨尾骨段并被覆着盆底筋膜，前列腺尖部与尿道外括约肌相延续。在组织解剖学上 McNeal（1972 年）将前列腺分为中央带、移行带、周围带、尿道周围带。中央带的导管包绕射精管开口并投射至膀胱基底部，占前列腺的 25%。移行带包绕尿道近端到射精管，正常情况下，移行带占前列腺腺体的 5%~10%。

外周带构成前列腺尖部、后面及侧面，占前列腺腺体的 70%。临床上常用的经典分法 Lowsley 将前列腺分为前叶、中叶、后叶和两侧叶。其中前叶很小，位于左右两侧叶和尿道之间，临床没有重要意义。后叶位于中叶和两侧叶的后面，在直肠指诊时扪及的即为此叶，其中间有一个生理中央沟，在直肠指诊时，常根据中央沟是否变浅或消失判断前列腺是否增大。前列腺增生的部位主要是中叶和两个侧叶。

所有前列腺增生结节发生于移行带和尿道周围腺体区。早期尿道周围腺体区的结节完全为间质成分，而早期移行带结节则主要表现为腺体组织的增生，并有间质细胞数量的相对减少。间质组织中的平滑肌也是构成前列腺的重要成分，其平滑肌及前列腺尿道周围组织受肾上腺素能神经、胆碱能神经或其他酶类递质神经支配，其中以肾上腺素能神经起主要作用。在前列腺和膀胱颈部有丰富的 α 受体，尤其是 α_1 受体，激活肾上腺素能受体可以明显提高前列腺尿道阻力。

前列腺的解剖包膜和下尿路症状（LUTS）密切相关。由于有包膜的存在，增生的腺体受压而向尿道和膀胱膨出从而加重尿道梗阻。前列腺增生后，增生的结节将腺体的其余部分（主要是外周带）压迫形成"外科包膜"，增生腺体与外科包膜有明显界限。铥激光前列腺手术无论是汽化术、汽化切割术、汽化剜除术还是解剖性剜除术，均是在外科包膜内，将增生腺体部分或全部切除，解除增生腺体对尿道的压迫以缓解下尿路梗阻症状。其中铥激光剜除术，是在外科包膜与增生腺体之间找到解剖间隙，沿着包膜表面，采用钝性剥离与锐性切割相结合，在外科包膜表面将增生腺体采用分叶或整体方式剜除，剜除后手术创面平滑，切除彻底不易复发。铥激光汽化术或汽化切割术主要利用激光的汽化和切割效能，而不用镜鞘的钝性剥离作用，将增生腺体分块或分叶切除至包膜或接近包膜水平，以达到解除梗阻的目的。

第四节　铥激光研究基础及现状

一、铥激光的原理

掺铥光纤激光器是指工作介质内掺杂铥稀土元素的激光器。目前，医用掺铥光纤激光治疗机有两种类型，一种是波长为 2 010 nm 或者 2 013 nm 的掺铥固体激光（Tm3+：YAG），也称为 2 μm 激光，另一种是波长为 1 940 nm 的掺铥光纤激光（Tm fiber）。掺铥固体激光器是掺杂 Tm 离子的 YAG 晶体作为工作介质，二极管泵浦的固体激光器，产生波长在 2 μm 波段附近的激光。

随着大功率光纤激光技术的发展，输出功率高达百瓦的掺铥光纤激光器也得到研究和发展。采用芯径为 20 μm 掺 Tm 增益光纤，泵浦出激光中心波长为 1 940 nm，平均功率可高达 120 W 激光。根据生物组织对不同波长的吸收光谱，波长 1 940 nm 铥光纤激光的汽化效率是波长 2 010 nm 铥固体激光的两倍。由于掺铥光纤激光是直接在增益光纤两端镀膜或者刻光栅，激光器的光路结构更加稳定。光纤激光的平均无故障时间可达 10 ~100 K 小时。输出激光光束质量好，光斑直径可小至 30 μm，易于耦合进入治疗传输光纤，传输光纤的损坏率较低。目前掺铥光纤激光是连续激光，但是随着光纤激光技术的进步，铥光纤激光也可以脉冲模式工作。

生物体的主要成分是水，此外还有蛋白质、脂肪、无机物等。皮肤、肌肉、内脏的软组织（soft tissue）中的水分约占生物体重量的 70%。水对红外光有着很强的吸收带，因此，若在这些软组织上照射红外光，可以高效地把光能转换成热能。在生物体中除了水以外的典型光吸收体，有血液内红细胞中的血红蛋白，血红蛋白有被氧化的状态与未被氧化的状态，这两种状态的吸收光谱是相同的（图 16-1）。

对于波段在红外的激光，主要考虑波长被水吸收，可以看出，1 940 nm 位于水吸收峰值处，吸收系数约为 129.85 cm^{-1}，2 013 nm 波长的吸收系数约为 64.58 cm^{-1}，铥光纤激光的吸收系数为铥固体激光的 2 倍。

铥激光与生物组织的主要作用机制为热相互作用，光能被组织吸收转换成热能，热能可以使组织温度升高，从而组织发生一系列反应。根据组织到达某一温度的时间和峰值，可以发生凝固（coagulation）、汽化（vaporization）、碳化（carbonization）和熔融（melting）。这些效应可以通过光学显微镜或者电子显微镜观察到。表 16-1 中给出了不同温度条件下生物组织发生的反应，可以看出，当温度达到 60℃时，组织中蛋白质和胶原蛋白发生变性、凝固，当温度达到 100℃时，组织中的大部分水分子开始汽化。由于水蒸气的产生带走了多余的热量，并且有助于临近组织温度的大幅度升高，所以水分子大

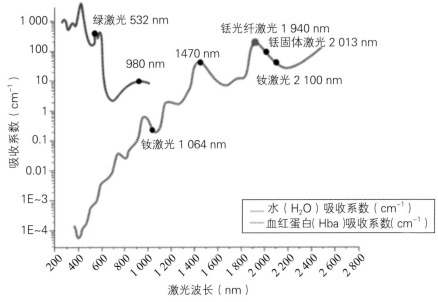

图 16-1　为血红蛋白和水的吸收系数与波长的关系

量的汽化热是有益的。因为水分子汽化相位转换，组织体积会增大，形成了气泡，从而使组织破裂形成碎片，产生热分解。仅当所有的水分子都被汽化，而且激光继续作用于组织上，温度才会继续升高。当温度高于 100℃时，碳化作用就会发生。此时，临近组织会变黑并产生烟雾。为了避免碳化作用的发生，我们通常用水或冷气来冷却组织。最终，当温度高于 300℃时，根据靶组织的特性，会发生熔融。图 16-2 为生物组织中热效应的位置。

表 16-1　温度对生物组织效应的影响

温度	生物效应
37℃	正常
45℃	体温过高
50℃	酶活性减弱，细胞固定
60℃	蛋白质和胶原蛋白变性凝固
80℃	生物组织膜通透性
100℃	水分子汽化组织热分解（蚀除）
> 100℃	碳化
> 300℃	熔融

二、铥激光参数对生物组织的影响

波长决定了组织吸收系数，即决定了光能到达组织的深度。激光照射强度（W/cm²）与吸收系数（cm⁻¹）的乘积表示组织表面的加热速度（W/cm³）。若加热速度远远高于蒸发组织所需的速度，则组织被很快汽化（vaporization）。波长首先决定了激光的应用领域。如泌尿手术，为了不穿透膀胱壁，再根据切除病灶组织的大小，应选择激光的穿透深度应在毫米级别。铥激光的光学穿透深度为 0.1~0.2 mm，可以做到精准切割，同时此波长只是被水吸收，手术过程中比较安全。

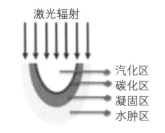

图 16-2　生物组织中热效应的位置

连续激光作用于组织，只是产生光热效应，汽化切割组织，若提高汽化效率，只需提高平均功率。而脉冲激光作用于组织，同时存在热效应与热—机械效应，需要考虑这两种机制的平衡，哪种占主导作用。在做前列腺增生剜除术时，脉冲热-机械效应有助于帮助找到包膜并在汽化的同时撕裂包膜，热-机械效应占主导作用。而在做组织切割时，若热-机械效应占主导作用，不利于组织汽化，反而降低汽化效率。从激光参数上考虑，则需控制脉冲激光单脉冲能量，脉宽和重复频率。在平均功率不变的情况下，减小热-机械效应就需要加脉宽，减小单脉冲能量，提高重复频率。

手术过程中出血是因为血管（静脉和动脉）受到外力作用，血管破裂；钬激光剜除中出血是因为脉冲激光产生冲击波压力，作用到血管，导致破裂。汽化可使组织分离产生切割的效果，若组织吸收激光的能量较低，产生的温度在 40~100℃之间时，虽不足以汽化组织，却可使组织和血管脱水、收缩和凝固，形成凝固层，从而起到止血作用；同时，温度的升高可促使大量的纤维蛋白原转化为纤维蛋白，促进血凝块的形成，加速血液凝固的过程，也起到止血的作用。

三、铥光纤激光在临床医学上的应用

铥激光可用于治疗泌尿系统良性前列腺增生症（BPH）、膀胱肿瘤、输尿管癌、尿道狭窄、肾部分切除等；在妇科可以用于宫颈癌和湿疣的治疗；消化科可以进行胃癌根治术、全胃切除术、远端胃大部分切除术、食管癌根治术；胸肺科用于肺结节切除术、支气管内膜切除、取支气管合金支架。但是由于泌尿外科大部分疾病是在输尿管膀胱内进行治疗，输尿管膀胱是天然的水存储环境，减少铥激光的热效应且无烟雾，所以泌尿科是铥激光应用最成熟的科室。

BPH 是老年男性常见疾病，经尿道前列腺电切术（TURP）是 BPH 患者手术治疗的金标准。但在过去十年中，各种激光手术逐渐代替了 TURP。夏术阶等在 2005 年首次提出铥激光治疗 BPH，首创了剥橘式铥激光前列腺切除术（TmLRP-TT）。该研究证实了铥激光治疗 BPH 中良好的止血效果，同时可以改善患者的尿流率、残余尿量、国际前列腺症状评分、生活质量评分。传统治疗膀胱肿瘤是经尿道膀胱肿瘤电切术（transurethral resection of the bladder tumors，TURBT），但是该方法为分散切割，不能一次性整个切除肿瘤，而铥激光可以实行膀胱肿瘤汽化术和剜除术。铥激光可以与膀胱软镜联用，镜头弯曲幅度大，视野宽阔，手术过程中无盲区，即使位于膀胱颈口肿瘤也能发现。铥激光不会对膀胱壁产生电刺激，减少了闭孔神经反射，避免了膀胱穿孔发生。

第五节　术前评估与筛查

以下尿路症状为主诉就诊的 50 岁以上男性患者，首先应该考虑 BPH 的可能，为明确诊断，需做以下临床评估。

一、初始评估

（一）病史询问

1. 下尿路症状的特点、持续时间及其伴随症状。

2. 手术史、外伤史，尤其是盆腔手术史或外伤史。

3. 既往史，包括性传播疾病、糖尿病、神经系统疾病、可能与夜尿症有关的心脏疾病病史。

4. 药物史，可了解患者目前或近期是否服用了影响膀胱出口功能或导致 LUTS 的药物。

5. 患者的一般状况。

6. 国际前列腺症状评分 IPSS。IPSS 是 BPH 患者下尿路症状严重程度的主观反应，它与最大尿流率、残余尿量及前列腺体积无明显相关性。

IPSS 患者分类如下：（总分 0~35 分）轻度症状 0~7 分，中度症状 8~19 分，重度症状 20~35 分。

7.生活质量（QOL）评分：QOL 评分（0~6 分）是了解患者对其目前 LUTS 水平的主观感受，其主要关心的是 BPH 患者受 LUTS 困扰的程度及是否能够忍受。因此，又称之为困扰评分。以上两种评分尽管不能完全概括下尿路症状对 BPH 患者生活质量的影响，但是它们提供了医生与患者之间交流的平台，能够使医生很好地了解患者的疾病状态。

（二）体格检查

1.外生殖器检查：除外尿道外口狭窄或其他可能影响排尿的疾病（如包茎、阴茎肿瘤等）。

2.直肠指检（DRE）：DRE 是 BPH 患者重要检查项目之一，需要在膀胱排空后进行。DRE 可以了解前列腺的大小、形态、质地、有无结节及压痛、中央沟是否变浅或消失以及肛门括约肌肌力情况。DRE 对前列腺体积的判断不够精确，目前经腹超声或经直肠超声检查可以更精确描述前列腺的形态和体积。DRE 还是前列腺癌筛查的一个重要手段。DRE 异常的患者最后确诊为前列腺癌的比例为 26%~34%，而且其阳性率随着年龄的增加呈上升趋势。

3.局部神经系统检查（包括运动和感觉）：肛周和会阴外周神经系统的检查以提示是否存在神经源性疾病导致的神经源性膀胱功能障碍。

（三）尿常规

尿常规可以确定下尿路症状患者是否有血尿、蛋白尿、脓尿及尿糖等。

（四）血清前列腺特异抗原（PSA）

血清 PSA 不是前列腺癌特有的，前列腺癌、BPH、前列腺炎都可能使血清 PSA 升高。另外，泌尿系感染、前列腺穿刺、急性尿潴留、留置导尿、直肠指检及前列腺按摩等也可以影响血清 PSA。血清 PSA 与年龄和种族有密切关系，一般 40 岁以后血清 PSA 会升高，不同种族的人群 PSA 水平也不相同。血清 PSA 升高可以作为前列腺癌穿刺活检的指征。一般临床将 PSA ≥ 4 ng/mL 作为分界点。血清 PSA 作为一项危险因素可以预测 BPH 的临床进展，从而指导治疗方法的选择。

（五）前列腺超声检查

可以了解前列腺的形态、大小、有无异常回声、突入膀胱的程度，以及残余尿量。经直肠超声还可以精确测定前列腺体积［计算公式为前列腺

体积 =（前后径 × 左右径 × 上下径）× 0.52〕。经腹部超声检查可以了解膀胱壁的改变以及有无结石、憩室或占位性病变。

（六）尿流率检查

尿流率检查有两项主要指标（参数）：最大尿流率（Q_{max}）和平均尿流率，其中最大尿流率更为重要。但是最大尿流率下降不能区分梗阻和逼尿肌收缩力减低，必要时行尿动力学等检查。最大尿流率存在个体差异和容量依赖性，因此，尿量在 150~200 mL 时进行检查较为准确，重复检查会增加可靠性。

二、根据初始评估结果需要的进一步检查

（一）排尿日记

以夜尿或尿频为主的下尿路症状患者应记录排尿日记，24 h 排尿日记不但可发现饮水过量导致的排尿次数增加，而且也有助于鉴别尿崩症、夜间多尿症和膀胱容量减少。

（二）血肌酐

BPH 导致的膀胱出口梗阻可以引起肾功能损害、血肌酐升高。

（三）静脉尿路造影检查

如果下尿路症状患者同时伴有反复泌尿系感染、镜下或肉眼血尿，怀疑肾积水或者输尿管扩张反流、泌尿系结石，应行静脉尿路造影检查。应该注意，当患者造影剂过敏或肾功能不全时禁止行静脉尿路造影检查。

（四）尿道造影

怀疑尿道狭窄时建议此项检查。

（五）尿动力学检查

对引起膀胱出口梗阻的原因有疑问或需要对膀胱功能进行评估时建议行此项检查。BPH 患者拟行手术及微创治疗前如出现以下情况，建议行尿动力学检查：（1）尿量 ≤ 150 mL；（2）50 岁以下或 80 岁以上；（3）残余尿 >300 mL；（4）怀疑有神经系统病变或糖尿病所致神经源性膀胱；（5）双侧肾积水；（6）既往有盆腔或尿道的手术史。

（六）尿道膀胱镜检查

怀疑 BPH 患者合并尿道狭窄、膀胱内占位性病变时建议行此项检查。通过尿道膀胱镜检查可了解以下情况：（1）前列腺增大所导致的尿道或膀胱颈梗阻特点；（2）膀胱颈后唇抬高所致的梗阻，（3）膀胱小梁及憩室的形成；（4）膀胱结石；（5）残余尿量测定；（6）膀胱肿瘤；（7）尿道狭窄的部位和程度。

（七）上尿路超声检查

可了解肾、输尿管有无扩张、积水、结石或占位性病变。尿常规异常、大量残余尿、肾功能不全或有泌尿系统疾病史的患者推荐该检查。

（八）计算机断层扫描（CT）和磁共振成像（MRI）

由于检查费用高，一般情况下不建议做该项检查。

三、铥激光前列腺手术适应证

铥激光前列腺手术适应证与 TURP 手术适应证基本相同，有中、重度 LUTS 并已明显影响生活质量的 BPH 患者，尤其是药物治疗效果不佳或拒绝接受药物治疗的患者可选择铥激光手术或其他微创治疗。当 BPH 导致以下并发症时，建议采用手术治疗：（1）反复尿潴留（至少在 1 次拔管后不能排尿或两次尿潴留）；（2）反复血尿，药物治疗无效；（3）反复泌尿系感染；（4）膀胱结石；（5）继发性上尿路积水（伴或不伴肾功能损害）。BPH 患者合并腹股沟疝、严重的痔疮或脱肛，临床症状不解除、下尿路梗阻难以达到治疗效果者，应当考虑手术和微创治疗。膀胱憩室的存在并不是绝对的手术指征，除非伴有反复性尿路感染或渐进的膀胱功能障碍。

第六节 铥激光前列腺剜除术前准备及麻醉

一、术前准备

绝大多数 BPH 是老年人，术前需要密切观察全身情况，任何异常都应该尽可能得到纠正，待病情稳定后才考虑手术。约有 1/3 BPH 病人合并有心脏病，如心电图异常、心衰病史、心绞痛或冠状动脉狭窄等，应给予适当药物治疗，必要时请心血管内科医生会诊。少数病人有心肌梗死病史，此类病人的手术应在病情稳定后 3~6 个月手术。其他内科疾病，如肺通气梗阻疾病（慢性支气管炎、肺气肿等）、糖尿病、脑血管疾病等也需在术前得到诊治。

另外注意纠正老年人营养不良及脱水、电解质紊乱、低蛋白血症、维生素缺乏、贫血等。注意出血病史，以前有拔牙或手术有无出血病史，术前常规检查凝血时间、血小板计数、凝血酶原时间。对于术前服用抗凝药物的患者，由于铥激光有良好的止血功能，有文献报道铥激光前列腺汽化或汽化剜除时，可以不停用抗凝药物；建议视病人具体情况、前列腺大小、预计手术时间长短而定，多数情况下可以考虑不停用抗凝药，但应做好预防出血准备。

BPH 病人部分合并慢性尿潴留，往往伴有肾功能损害。轻度肾功能损害，手术是安全的，术前不需导尿管引流。中度以上肾功能损害，术前需膀胱引流，最好留置导尿，待肾功能恢复后再手术。对引起膀胱出口梗阻的原因有疑问或需要对膀胱功能进行评估时行尿动力检查。有明确尿路感染者，应根据中段尿培养、药敏实验，给予相应抗菌药物治疗。约有 1/10 BPH 病人合并膀胱结石，可在行铥激光手术时，同时用铥激光或配合钬激光碎石取石。合并肾、输尿管结石，应在前列腺手术前处理。

二、麻醉

铥激光前列腺手术可以采用腰硬联合麻醉或气管插管全身麻醉，术中密切观察生命体征变化。

第七节　铥激光前列腺剜除术操作技巧及注意事项

铥激光剜除可以采取两种方式：（1）汽化与剜除相结合的手术方式，即铥激光前列腺汽化剜除术（ThuVEP）；（2）近年来，在铥激光前列腺汽化剜除术的基础上结合开放性前列腺手术中用手指剥离增生腺体的类似经验，又发明了一种纯剜除技术，即铥激光前列腺剜除术（ThuLEP）。铥激光前列腺剜除术可采取分叶剜除或整体剜除。

一、铥激光前列腺汽化剜除术（ThuVEP）（三叶法，不用组织粉碎器）

连续硬膜外麻醉或全身麻醉，取截石位。使用 26 Fr 回流式前列腺电切镜及激光手柄，1.9 μm 或 2 μm 铥激光，采用 600 μm 直射光纤，最大输出功率 120 W。应用生理盐水为灌注液，冲洗压力 40~60 cmH₂O。（1）在 5、7、12 点建立三条沟槽。前列腺激光切除镜置入膀胱，观察膀胱内部结构及输尿管口的位置，估计膀胱颈部至精阜的距离。先在 5、7、12 点处用激光分别切开一沟槽，内至膀胱颈，外不超过精阜，宽 0.5~1.0 cm，深达外科包膜。三条沟槽建立后，前列腺左侧叶、右侧叶和中叶被完全分隔（图 16-3，图 16-4）。（2）汽化剜除中叶。精阜上缘用激光横向切开，使 5、7 点两条沟相连，深度至包膜。然后再紧贴外科包膜弧形切割中叶，并向膀胱方向推进，使中叶整体向膀胱方向翻起，遇出血时用激光止血，当中叶切割至膀胱颈部，还有少量组织未完全离断时，用激光将中叶前列腺组织快速汽化切割成小块组织直至完全切除中叶。（3）汽化剜除左侧叶，从 5 点向 12 点处逆时针方向，用激光弧形切断左侧叶远端黏膜，直至包膜层面，然后再紧贴外科包膜弧形汽化切割，并膀胱方向推进，使左侧叶整体向膀胱方向翻起，当还有少量组织与膀胱颈部连接未完全离断时，用激光将左侧叶前列腺组织快速汽化切割成小块组织以便能经外鞘冲出膀胱，直至完全切除左侧叶。（4）汽化剜除右侧叶，从 7 点向 12 点处顺时针方向，用激光弧形切断右侧叶远端黏膜，直至包膜层面，然后再紧贴外科包膜弧形汽化切割，并膀胱方向推进，使右侧叶整体向膀胱方向翻起，当还有少量组织与膀胱颈部连接未完全离断时，用激光将右侧叶前列腺组织快速汽化切割成小块组织以便能经外鞘冲出膀胱，直至完全切除右侧叶。（5）修整创面。握住摄像头旋转激光手柄，用激光头在切割面修整，使创面变得光滑平整（图 16-5）。前列腺碎片组织采取冲洗 / 钳夹取出，置三腔导尿管。生理盐水冲洗或不冲洗。

铥激光前列腺汽化剜除术注意事项：（1）剜除顺序为先中叶，再左叶和右叶。中叶先剜除后，可以使用冲洗水循环更顺畅，视野清晰；同时通道扩大，更有利于两侧叶的剜除；另外，对于高龄高危患者，中叶先剜除后，如术中出现不能耐受手术的情况可随时终止手术。（2）汽化剜除各叶时，始终贴近包膜层面，既不能过深也不能过浅，过深会导致包膜穿孔，过浅会导致腺体残留。（3）出血的处理：遇到出血时可将光纤头端离开组织 1~2 mm，点射

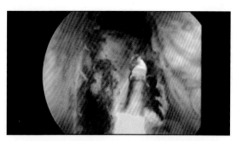

图 16-3　5、7 点处纵向切沟

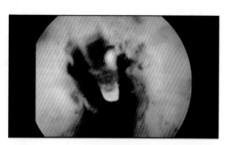

图 16-4　12 点处纵向切沟

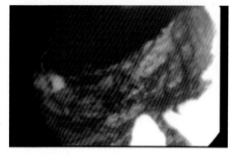

图 16-5　汽化剜除术后创面

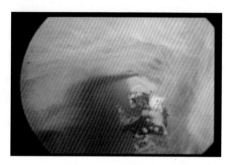

图 16-6　铥激光止血

式发射激光即可止血；应避免向出血点深部切割止血，可能导致止血困难或包膜切穿（图 3-7-6）。（4）尿失禁并发症的预防：前列腺尖部的尿道黏膜用激光切断直至包膜平面，中叶不超过精阜，两侧叶不超过外括约肌。避免用暴力撕裂或拉断远端黏膜，在 12 点位置适度保留远端少量黏膜。（5）尖部的处理：以精阜上缘为远端边界，在两相邻沟槽之间弧形切割，由浅入深，直至包膜平面，然后向膀胱颈部汽化剜除增生腺体，剜除完毕时尖部保持圆形，边缘整齐。（6）汽化切割腺体时，为提高效率，光纤头端伸出镜体不宜过长，以 0.5 cm 左右为宜，太长镜体摆动时伸出部分光纤可能会弯曲，切割的精度会下降，太短损害镜头的机会会增加。切割组织时光纤头端可"埋藏"于组织中摆动切割，这样可使激光发出的能量全部作用于组织，在切割同时使大量组织被汽化；在靠近包膜、尖部及膀胱颈部时则宜用点射式精确切割，以免切割太深损伤包膜或括约肌。

二、铥激光前列腺汽化剜除术（ThuVEP）（三叶法，用组织粉碎器）

此法与前面方法 1 的步骤基本相同，不同之处在于当各叶剜除至膀胱颈部时，继续切割使各叶与膀胱颈部完全离断，并推入膀胱内；当各叶全部剜除后，用组织粉碎器将组织块粉碎吸出膀胱（图 16-7），而不是用激光将各叶汽化成小块冲吸出膀胱，用组织粉碎器会缩短手术时间。

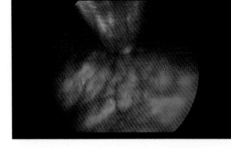

图 16-7　组织粉碎器粉碎组织

三、铥激光前列腺剜除术（ThuLEP）

其特点是应用钝性分离技术剜除腺体，用镜鞘前端逆向的将增生腺体从外科包膜上钝性剥离，而非使用激光能量剜除。在整个剥离过程中，随时准备用激光切断粘连不易剥离的组织，并对包膜上的出血电止血，以此来保持手术视野清晰。

（一）铥激光前列腺分叶剜除术（三叶法）

激光设备、麻醉方式和手术体位同前。第一步：剜除中叶。用激光在 5、7、12 点处纵向切开一沟槽，近端至膀胱颈，远端至前列腺尖部，不超过精阜水平，深达外科包膜，宽 0.5~1 cm。再在精阜上缘用激光横向切开（图 16-8），使 5、7 点两条沟相连，深度至包膜。将激光光

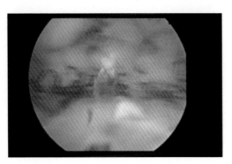

图 16-8　精阜上缘横向切开

纤退回至镜鞘内，用镜鞘在精阜上缘包膜与腺体之间向膀胱方向推剥中叶腺体，使中叶与包膜剥离（图 16-9）。遇纤维条索或结节增生不易剥离时，用激光切断；遇出血点时用激光止血，直至完全剜除中叶并推入膀胱（图 16-10）。第二步：剜除左侧叶（图 16-11）。沿左侧叶增生腺体远端边界弧形切割连接使 5 点、12 点两沟，深度至包膜。用镜鞘在包膜与腺体之间向膀胱方向推剥左侧叶腺体，使左侧叶与包膜剥离，遇纤维条索或结节增生不易剥离时，用激光切断；遇出血点时用激光止血，直至完全剜除左侧叶并推入膀胱（图 16-12）。第三步：剜除右侧叶（图 16-13）。沿右侧叶增生腺体远端边界顺时针方向弧形切割连接使 7 点、12 点两沟，深度至包膜。用镜鞘在包膜与腺体之间向膀胱方向推剥右侧叶腺体，使右侧叶与包膜剥离，遇纤维条索或结节增生不易剥离时，用激光切断；遇出血点时用激光止血，

直至完全剜除右侧叶并推入膀胱（图 16-14）。第四步：用组织粉碎器粉碎前列腺组织并吸出组织碎片。最后留置三腔导尿管，生理盐水冲洗或不冲洗。

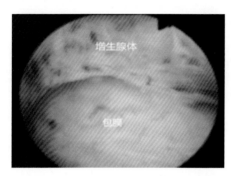

图 16-9　中叶剜除

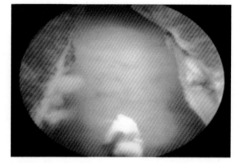

图 16-10　中叶剜除后

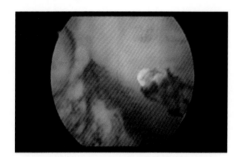

图 16-11　剜除左侧叶

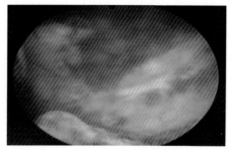

图 16-12　中叶及左侧叶剜除后

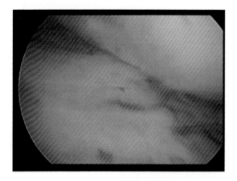

图 16-13　剜除右侧叶

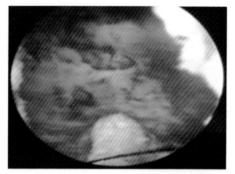

图 16-14　三叶完全剜除后

（二）铥激光前列腺整体剜除术

整体剜除术与分叶剜除的不同点在于不用先在5、7、12点切沟，而将中叶与左右侧叶整体剜除。第一步：剜除中叶。在精阜上缘用激光横向切开，深度至包膜。用镜鞘在精阜上缘包膜与腺体之间向膀胱方向推剥中叶腺体，使中叶与包膜剥离，在中叶腺体与包膜之间形成一"隧道"与膀胱贯通（图16-15）。遇纤维条索或结节增生不易剥离时，用激光切断；遇出血点时用激光止血。第二步：剜除左侧叶。以中叶剜除的包膜平面为基准，将中叶与包膜之间的"隧道"向左侧扩大，用镜鞘钝性剥离与激光切割相结合的方式，在包膜与增生腺体之间逆时针方向剜除左侧叶腺体，使左侧叶与包膜剥离，12点处紧靠增生腺体切断黏膜。第三步：剜除右侧叶，方法类似左叶侧剜除，只是方向相反。以中叶剜除的包膜平面为基准，用镜鞘钝性剥离与激光切割止血相结合的方式，在包膜与增生腺体之间顺时针方向剜除右侧叶腺体，使右侧叶与包膜剥离，12点处紧靠增生腺体切断黏膜，剜除平面在12点处与剜除后的左侧叶平面汇合。第四步：将整体剜除后的腺体推入膀胱，组织粉碎器粉碎吸出。最后留置三腔导尿管。生理盐水冲洗或不冲洗（图16-16）。

注意事项：（1）找准包膜平面：在前列腺尖部精阜上缘用激光横向弧形切割，当切割组织颜色由黄色变为白色时，即到包膜层面，此时用镜鞘在此层面轻轻逆向推剥中叶组织，即很容易将中叶从包膜上剥离，前列腺剥离后的包膜面呈白色光滑，血管纹理清晰。剜除两侧叶时，同样也是先在侧叶远端弧形切割达包膜层面，再用镜鞘逆向推剥腺体，将两侧叶从包膜上剥离剜除。（2）出血的处理：剜除腺体时是利用镜鞘钝性剥离，因此剥离时包膜 -

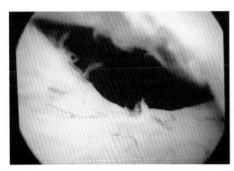

图16-15　中叶腺体与包膜之间剜除"隧道"与膀胱贯通

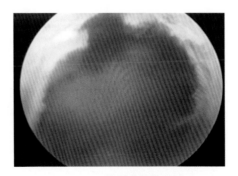

图16-16　前列腺整体剜除后

腺体的小穿通血管会断裂出血，此时可将光纤头离开组织 1~2 mm，点射式发射激光即可止血；应避免向出血点深部切割止血，可能导致止血困难或包膜切穿。（3）尿失禁并发症的预防：前列腺尖部的尿道黏膜用激光切断直至包膜平面，避免用暴力撕裂或拉断远端黏膜，在 12 点位置以切割为主，减少钝性剥离，并适度保留远端少量黏膜；镜鞘对腺体的推剥时动作要轻柔，减少对外括约肌的压迫。（4）尖部的处理：以精阜上缘为远端边界，由浅入深，直至包膜平面，然后向膀胱颈部钝性剥离增生腺体，剜除完毕时尖部保持圆形，边缘整齐。

第八节　铥激光前列腺剜除术围手术期护理

术前针对良性前列腺增生行经尿道铥激光前列腺切除术的患者做好入院护理全面评估，讲解术前、术中、术后注意事项等，术前不要吸烟饮酒；陪同患者做好各项检查，指导患者练习自主排痰、深呼吸；术前禁食 12 小时，禁水 4 小时；BPH 患者高龄，疾病相关知识缺乏，做好心理护理，针对患者的个体情况，主动交流沟通，了解患者的心理反应，细致耐心地给予安慰、疏导，消除患者焦虑、恐惧等不良心理反应；对患者内心的疑惑给予详细的解答，说明手术治疗的必要性和重要性，积极配合手术治疗。

术后第一时间给予患者心理安抚，告知其手术已顺利完成，取得护理配合。术后要防止呕吐物误吸，在患者未完全清醒时去枕平卧、头偏向一侧。严密监测患者生命体征、病情变化，从而及时发现问题并做出处理。如果患者术后出现寒战、发热，血氧饱和度明显降低，及烦躁、血压降低或升高明显等情况，应及时处理。肛门排气后给予患者饮食指导，从流质饮食逐渐过渡到普通饮食，给予水果、新鲜蔬菜及高营养、高热量、高蛋白饮食。

导尿管护理。留置尿管时应加强无菌操作，每天两次使用 0.5% 碘伏擦洗尿道口。为防止泌尿系统感染，应嘱患者多喝水。在固定尿管时，长度要留足，防止尿管在患者活动或翻身时脱落。防止尿管扭曲、受压，保持尿管通畅，注意观察尿液颜色及尿量。

膀胱冲洗护理。铥激光前列腺剜除术后较少出血，少数前列腺窝创面及膀胱内血块凝集会阻塞尿管，同时膀胱会因血块刺激产生痉挛，患者痛苦加剧，致使术后出血发生，术后可视情况行膀胱冲洗或不冲洗。冲洗速度视冲洗液的颜色而定，冲洗液颜色浅，应减慢速度，颜色鲜红，应加快冲洗，直到冲洗液颜色清亮时停止冲洗。冲洗过程中应确保引流管通畅，如果出现阻塞，可用 50 mL 注射器将阻塞的血块吸出。尿管可保留 1~4 天。

预防静脉血栓的形成。静脉血栓形成的高危因素有高龄、术中采用截石位、止血药的应用、手术继发高凝状态、术后制动。临床常见的静脉血栓多为下肢深静脉血栓，临床上常表现为突发下肢疼痛肿胀。为预防静脉血栓的形成，术后早期应用气压治疗泵为患者按摩双下肢，鼓励患者床上活动肢体做踝泵运动。膀胱冲洗在冲洗液清亮后停止，拔管后鼓励患者早下床活动。

健康指导。铥激光前列腺汽化剜除手术后前列腺窝的修复常需要 3~6 个月，出院前应告知患者其术后 3 个月尿中稍带血是正常情况。术后 3 个月内应避免跑步、骑自行车、性生活等剧烈活动，避免久坐，以免盆腔充血而引起前列腺窝创面再出血。多食粗纤维饮食、多饮水，饮食清淡，避免辛辣刺激食物，保持大便通畅，防止继发性出血。嘱患者如果出现尿线变细的情况，则有可能出现尿道狭窄，此时要及时就诊，定期复查。

第九节 铥激光前列腺剜除术并发症的预防和处理

一、铥激光剜除术后出血

由于铥激光具有良好的止血效果、清楚的视野，保证汽化切割或剜除能按层次和层面有序进行，所以术后较少发生再出血。少数出血的原因在于：（1）术前有严重高血压未能有效控制，或因心脑血管疾病口服阿司匹林等抗凝剂，或口服扩张血管药。Hauser 等研究了 39 例铥激光前列腺手术患者中，32 例长期使用抗凝药，3 例有出血性疾病，4 例同时患有两种疾病，所有患者术前均未停用抗凝药。术后只有 1 例需要输血治疗。因此，对于长期使用抗凝药或有出血性疾病的患者，铥激光手术是相对安全的，可以谨慎的选择不停用抗凝药物。（2）术前有凝血功能障碍者。（3）术前有糖尿病未能有效控制。（4）术中包膜穿孔，静脉窦出血未能有效止血，术后气囊未能有效压迫止血。（5）汽化剜除时创面不平整，出血点未能清晰显示，止血不彻底。（6）术后前列腺窝感染，尿管拔出过早。

预防措施：（1）术前有糖尿病、心脑血管病及高血压的患者，应控制后再手术。（2）术前控制泌尿系感染。（3）术中操作仔细，止血彻底。

处理措施：（1）解剖性剜除时包膜面有穿通血管出血时，用激光点射式对准出血点发射即可止血。汽化剜除时可采用同样方法进行止血，部分出血时看不到出血点，可采用周围包围中央的方式，先在出血周围止血，逐步使中央出血血管凝固止血。（2）一旦切破包膜出现静脉窦出血时，可加快冲洗速度，迅速止血后结束手术，置入 50 mL 三腔气囊尿管压迫止血。（3）对迟发性出血除采用冲洗膀胱积血外，置入三腔气囊尿管压迫止血或牵拉止血，应用止血药物，还应使用抗生素预防感染。（4）经上述处理仍然不能控制者，可再次经尿道激光止血或电凝止血。

二、铥激光剜除术后尿失禁

铥激光具有高效止血、精确切割的能力，术后并发症的发生率较低。Gross 等通过改良的 Clavien 评分系统对 1 080 例铥激光手术患者并发症进行分析统计，结果显示 Clavien1 20.8%、Claciven2 3.8%、Claciven3A 0.6%、Claciven3B 6%、Claciven4 0.09%。尿失禁曾是 TURP 术后并发症之一，铥激光前列腺术后发生尿失禁的概率较低（1%~3%）。其发生机制与 TURP 术后尿失禁类似。一是由于括约肌损伤导致的真性尿失禁，无论是肌原性还是神经原性，都对术后控尿产生严重影响，尿失禁表现为持续性；二是由于前列腺体积大，剜除后前列腺部尿道闭合压力低，术后短期出现的压力性尿失禁，铥激光前列腺剜除术尿失禁多数属于此类型，随时间延长配合功能锻炼和药物治疗多数能恢复；三是由于前列腺增生合并膀胱功能障碍，包括逼尿肌不稳定、顺应性下降等，术后出现急迫性尿失禁。

真性尿失禁的预防重点在于术中辨清解剖标志，仔细操作，中叶不超过精阜，两侧叶不超过外括约肌，12 点处适度保留少许远端黏膜。一旦出现真性尿失禁，则需要尿道黏膜下注射、人工括约肌置入、阴茎夹使用等治疗。术后出现压力性尿失禁，大多数随着时间延长会自然恢复，也可以采用盆底肌训练、生物反馈治疗等。急迫性尿失禁可口服托特罗定、索利那新等药物治疗，或骶神经调节治疗。

三、铥激光剜除术后尿道狭窄或膀胱颈狭窄

铥激光由于热穿透浅，只有 0.2 mm，切割精准，术后出现尿道狭窄和膀胱颈狭窄概率低。孙丰等报道一组 348 例铥激光切除术，尿道狭窄发生率为

2.3%，膀胱颈部狭窄发生为 2.6%。铥激光术后尿道狭窄的原因可能有：激光镜型号大，插入时损伤尿道、特别时尿道外口较窄的患者；手术时间长，镜鞘操作时摆动幅度大、尿道黏膜损伤；外科包膜损伤、穿孔，术后前列腺窝处瘢痕组织增生导致狭窄。对于狭窄段较短的狭窄（<2 cm），可行尿道扩张、内切刀等治疗，无效或闭锁性狭窄、较长段狭窄，则需要行开放性狭窄段切除加尿道吻合术。铥激光术后膀胱颈部狭窄原因为膀胱颈部切割过深，导致颈部纤维变性形成瘢痕，导致颈部挛缩。预防在于颈部切割时不能过深，尽可能保留膀胱颈部结构，不仅减少颈部狭窄概率，对于术后尿控和逆向射精也有帮助。铥激光剜除时采用钝性剥离操作时，多能保护膀胱颈部，对膀胱颈部的损伤较小。膀胱颈部狭窄的处理可采取内切开、注射曲安奈德、膀胱颈部成形术等治疗。

四、铥激光前列腺术后性功能障碍

随着社会发展、生活水平的提高，BPH 的发病进一步年轻化，BPH 的手术治疗过程中对性功能的保护也显得愈发重要，也对手术技巧和减少术中器械损伤提出了更高的要求。Walsh 等发现，支配阴茎勃起的血管神经丛紧贴前列腺及膜部尿道后外侧行走，其距离仅有数毫米，勃起神经在前列腺部集中于 5 点和 7 点，在膜部集中于 3 点和 9 点位，在阴茎部尿道出现于 11 点和 1 点位，海绵体神经在前列腺尖部距前列腺包膜仅几毫米。铥激光良好的止血效应和较浅的热损伤，对包膜外勃起神经的影响较小。洪锴等报道铥激光前列腺汽化剜除术后 12 个月时患者勃起功能专项评分有轻度提高；Tiburtius 等研究结果显示，患者术后 12 个月的勃起功能较术前有轻度改善，对术前勃起功能相对正常或异常的 BPH 患者均无负面影响。

第十节 铥激光前列腺术剜除术术后随访

铥激光前列腺手术后，应该安排患者在手术后 1 个月时进行第一次随访。第一次随访的内容主要是了解患者术后总体恢复情况，术后早期可能出现的并发症。术后 3 个月就基本可以评价治疗效果，术后随访期限为 1 年，随访内容主要包括 IPSS、尿流率检查和残余尿测定，必要时可进行尿液细菌培养、直肠指诊及血清 PSA 测定等。

参考文献

［1］Xia SJ, Zhang YN, Lu J, et al.Thulium laser resection of prostate-tangerine tecnique in the treatment of benign prostatic hyperlasia. Zhonghua Yi Xue Za Zhi, 2005, 85: 3225-3228.

［2］Bach T, Herrmann Trw, Ganzer R, et al.Revolix vaporesection of the prostate: initial results of 54 patients with a one-year follow-up.World J Urol, 2007, 25: 257-262.

［3］Bach TL, Xia SJ, Yang Y, et al.Thulium: YAG 2 μ m cw laser prostatectomy: where do we stand? World J Urol, 2010, 28(2): 163-168.

［4］Herrmann TR, Bach T, Imkamp F, et al.Thulium laser enucleation of the prostate (ThuLEP): transurethral anatomical prostatectomy with laser support .Introduction of a novel technique for the treatment of benign prostatic obstruction.World J Urol, 2010, 28: 45-51.

［5］Tiburtius C . A prospective, randomized comparison of a 1940 nm and a 2013 nm thulium: yttrium-aluminum-garnet laser device for Thulium VapoEnucleation of the prostate (ThuVEP): First results. Indian Journal of Urology Iju Journal of the Urological Society of India, 2015, 31(1): 47-51.

［6］杨登科, 陈书奎.实用泌尿生殖外科疾病诊疗学.北京: 人民军医出版社, 2015, 452-453.

［7］Mcneal JE . Anatomy of the prostate: An historical survey of divergent views. Prostate, 2010, 1(1): 3-13.

［8］Xia SJ.Two-micron (thulium) laser resection of the prostate–tangerine technique : a new method for BPH treatment. Asian J Androl, 2009, 11: 277-281.

［9］Dubey D, Muruganandham K . Thulium laser versus standard transurethral resection of the prostate: A randomized prospective trial. European Urology, 2008, 53(2): 382-390.

［10］Fried NM, Murray KE.High-power thulium fiber laser ablation of urinary tissues at 1.94 micronm. J Endourol, 2005, 19: 25-31.

［11］Gross A, Netsch C, Knipper S, et al. Complications and early postoperative outcome in 1080 patients after thulium vapoenucleation of the prostate: results at a single institution. Eur Urol, 2012, 63: 859-867.

[12] Hauser S, Rogenhofer S, Ellinger J, et al. Thulium Laser (Revolix) Vapoenucleation of the Prostate Is a Safe Procedure in Patients with an Increased Risk of Hemorrhage. Urologia Internationalis, 2012, 88(4): 390-394.

[13] 杨登科，王俊，焦湘，等 . 国产 1.94 μm 铥激光对前列腺组织生物学效应的实验研究 . 临床泌尿外科杂志，2018, 33(11): 59-63.

[14] Wang W, Liu H, Xia S. Thulium laser treatment for bladder cancer. Asian Journal of Urology, 2016, 3(3): 130-133.

[15] 孙丰，崔迪，魏海彬，等 . 铥激光剥橘式前列腺切除术治疗良性前列腺增生症的远期临床观察 . 中华医学杂志，2013, 93(48): 3857-3860.

[16] Walsh, Craig P . The Discovery of the Cavernous Nerves and Development of Nerve Sparing Radical Retropubic Prostatectomy. The Journal of Urology, 2007, 177(5): 1632-1635.

[17] 洪锴，刘余庆，卢剑，等 . 钬激光与铥激光前列腺剜除术的效果以及对勃起功能影响的比较研究 . 中华男科学杂志，2015, 21(3):

[18] Tiburtius C, Knipper S, Gross AJ, et al. Impact of thulium vapoenucleation of the prostate on erectile function: a prospective analysis of 72 patients at 12-month follow-up. Urology, 2014, 83(1): 175-180.

[19] 杨登科，焦湘，郭大勇，等 . 1.94 μm 铥激光"三叶五步剜除法"治疗良性前列腺增生 . 现代泌尿生殖肿瘤杂志，2016(5): 279-282

[20] 杨登科，胡伟，焦湘，等 . 组织粉碎器在 1.94 μm 铥激光剜除术治疗体积大于 80 mL 前列腺增生的应用研究 . 中国内镜杂志，2017(11): 47-51.

[21] 邵强，张峰波，尚东浩，等 . 钬激光和铥激光在经尿道前列腺剜除术中应用的对比性研究 . 中华男科学杂志，2009, 15(4): 346-349.

[22] Netsch C, Stoehrer M, Brü Ning M, et al. Safety and effectiveness of Thulium vapoenucleation of the prostate (ThuVEP) in patients on anticoagulant therapy. World Journal of Urology, 2014, 32(1): 165-172.

第十七章 良性前列腺增生的佰礼双波长激光剜除手术

乔庐东

第一节 腔内泌尿外科佰礼双波长激光手术发展简史

随着科学技术的发展，近几年越来越多的激光应用到泌尿外科的临床实践中来了，从原来的钬激光、绿激光、铥激光到现在的 1470 的半导体激光，激光也逐渐成为泌尿外科的热点之一。

传统的激光只有 5% 的电力输入被转换成激光，需要高耗能的冷却设备和发光体，故体积较大。佰礼双波长激光（国内也称龙激光）（图 17-1～图 17-3）是一种半导体激光，它采用掺铝单晶体纳米激光管，可以同时输出两种波长，而且采用陶瓷冷却加变频风冷的双冷却系统，散热快、高能效、高稳定度，是拥有全世界功率最高的医疗激光设备，而且首创一体化激光模块，高增益使其可以高效地利用业已产生的光子，大大缩小了激光器的体积，小巧便携。

不同的波长决定了激光的特性，佰礼双波长激光不同于目前其他激光的最大特点是独有的双波长技术，是 980 nm 加 1470 nm 的两种波长的组合，

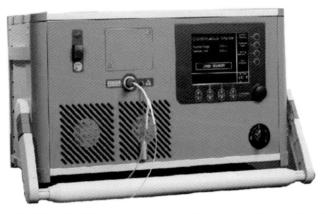

图 17-1　德国佰礼双波长激光 Ceralas HPD（980 nm+1470 nm）150 W/200 W

其中 980 nm 波长具有较高的被水和血红蛋白吸收性，允许安全精确的切割消融和确保优异的止血特性，1470 nm 波长的水吸收系数比 980 nm 高 40 倍，具有更高效的切割能力，同时可保持良好的收缩止血效应。这种配比完美地结合了有效性和安全性，发射激光的能量同时被水和血红蛋白吸收，从而提供了更快的组织切割速度和最佳的止血效果，可大大地缩短手术时间。目前被广泛用于 BPH 治疗（接触式汽化，切除，剜除），膀胱肿瘤，狭窄切开，疝，腹腔镜下治疗（部分肾切除，淋巴结清扫）。

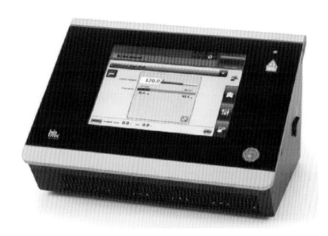

图 17-2　德国佰礼双波长激光 Leonardo Dual（980 nm+1470 nm）200 W

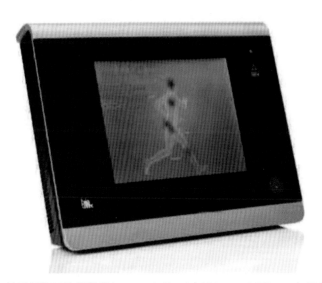

图 17-3　德国佰礼双波长激光 Leonardo Dual（980 nm+1470 nm）45 W/100 W

第二节　经尿道佰礼双波长激光手术器械设备发展简史

针对不同外科手术操作需要，佰礼双波长激光配备了球形刀头、锥形刀头、平头刀头等不同类型的激光光纤（图 17-4），多种工作模式及手具刀头配合各项专科临床手术，而且采用了光能刀头智能识别技术，一个脚踏，一根光纤，可同时输出双倍效率，双倍止血，大大增加了手术的速度和安全性。而且佰礼双波长激光的光纤为长效光纤，光纤头端不会有能量损失。

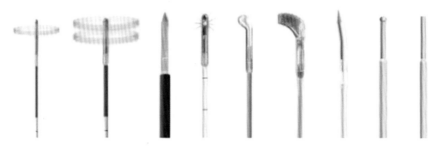

图 17-4　佰礼双波长激光不同类型的激光光纤

第三节　佰礼双波长激光研究基础及现状

佰礼双波长激光手术中采用激光接触模式，直接而高效的能量输出作用于组织，消融性高，组织表面的汽化、消融率达到 1~2 g/min，相比侧向光纤，治疗时间缩短最多一半，而且快速消融的同时可同步止血。临床测验表明 40~50 g 的前列腺切除手术时间短于 15 分钟。与其他激光系统相比（例如绿激光），980+1470 nm 激光系统的独特优势之一在于它可以汽化各种类型的前列腺增生组织，不管是富含血红蛋白还是高度纤维化（例如正在服用非那雄胺或度他雄胺的病人，这些药物会使前列腺组织高度纤维化）。佰礼双波长激光穿透深度为 0.2~0.8 mm，研究发现，980+1470 nm 激光在 100 W 功率下，仅表现出 0.5 mm 的凝结点，与铥激光相比组织结痂情况更好，组织层面更清楚。

第四节　经尿道佰礼双波长激光操作的解剖学特点

一、前列腺包膜和外科包膜的辨别

在良性前列腺增生（benign prostatic hyperplasia, BPH）的开放耻骨上的前列腺切除手术中，前列腺外科包膜是作为增生腺瘤剜除术的手术界限。而外科包膜的形成目前泌尿外科界与病理科界有一些共识。根据 McNeal 对前列腺的分区，BPH 常起源于尿道周围腺体和前列腺移行带。BPH 病变形成增生腺瘤结节压迫周围前列腺腺体组织形成外科包膜。在许多有关经尿道前列腺电切术（transurethral resection of prostate，TURP）的文献中把"外科包膜"这个手术界限描述为"交叉状的白色纤维"或"粗纤维结构"或所谓"粗网织样""蕾丝花边样（lace texture）"结构，但根据陈向东等人的研究发现，前列腺外科包膜并非传统教科书所说的白色纤维样外观，白色纤维样外观实际上是外科包膜更外层的前列腺包膜，真正的外科包膜外观平坦，质地均匀，呈平滑的白色蛋壳样结构（图 17-5），表面附有网状血管，外科包膜切开面缺乏典型腺瘤组织"面包渣样"外观，平均厚度（3.75 ± 1.41）mm。而前列腺包膜则外观呈粗网状、反光强的平滑肌肌束（图 17-6），平均厚度（1.17 ± 0.33）mm。并可见有细的肌束交织状进入外科包膜，但分界不明显。在一些位置前列腺包膜稀疏甚至不能与前列腺周围脂肪组织形成明确分隔。10-2 点水平连线前方的外科包膜较之后方更加薄而且前列腺包膜也稀疏，在有些病例中甚至不能与前列腺周围脂肪组织形成明确分隔。将前列腺包膜继续切开则可以见到前列腺包膜外的脂肪组织与静脉，而组成前列腺包膜的这些束状结构穿过并消失在前列腺周围结缔组织中（图 17-7）。

依据这一理论，经 TURP 时外科包膜和前列腺包膜无法分开，当 TURP 到达交叉网状纤维样包膜时，实际上就已经切除过深到达了前列腺包膜，但是在做经尿道前列腺剜除术时，外科包膜和前列腺包膜经常能够分离开

（图 17-8），这就会对术者产生误导。我们一定要注意，剜除平面是沿着增生的腺体和外科包膜之间的层面，而不是外科包膜和前列腺包膜之间的层面，沿着后一个层面进行剜除会很容易穿透前列腺包膜进入前列腺周围的脂肪组织中，同时由于术后前列腺部尿道黏膜的再生是通过剜除术后所暴露的许多前列腺导管的离心性增殖来实现的，如果剜除过深创面缺乏腺体或导管则可能导致创面瘢痕化形成。

二、建立 2 个剜除平面

迷失层面是导致前列腺剜除失败的最主要原因，我们发现很多时候层面

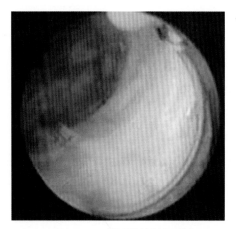

图 17-5　前列腺外科包膜

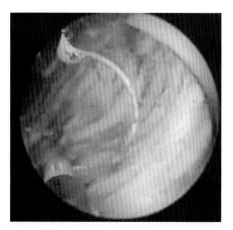

图 17-6　前列腺包膜

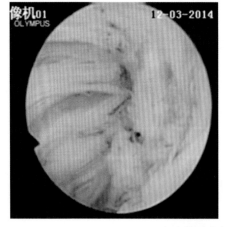

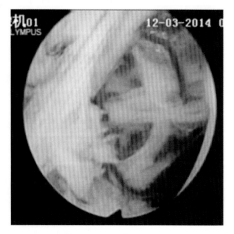

图 17-7　10-2 点处前列腺包膜外的脂肪、静脉及交织状肌束

迷失是由于缺少参考平面，尤其是在剜除侧叶时，沿着找到的层面一味地深入而忽略了整体观，最终导致正确层面的迷失。因此我们建议建立 2 个剜除平面：环状平面和纵行平面。环状平面即与尿道垂直的前列腺的横断平面，纵行平面及与前列腺部尿道平行的前列腺纵断面平面，而手术的第一步精阜两旁切开尿道黏膜后用镜鞘前端向两侧外上方将增生的 2 个侧叶翘起非常关键，因为这里是 2 个平面的交汇点和起始点，也是整个手术平面的参考点，纵行平面的建立类似我们传统 TURP 的标志沟，如果患者中叶增生不明显，可以直接沿 6 点位置自膀胱颈到精阜近端切开建立达外科包膜的标志沟，中叶结节状增生明显者可在 7 点处建立标志沟，如果担心切入过深穿透包膜，可以参照手术开始翘起的两侧叶的包膜平面。此平面的优势在于类似我们传统的 TURP，也便于我们处理膀胱颈，但是处理前列腺尖部必须通过环状平面的建立。我们建议 2 个平面都要建立，纵行平面是参考平面，环状平面是剜除平面，可以避免盲目的层面进入。

三、注意膀胱颈纤维环

在将腺体从膀胱颈分离时，我们需要注意膀胱颈缩窄的纤维环，环状平面接近膀胱颈位置时会向内收形成缩窄，如果忽略了膀胱颈的纤维环可能会出现穿孔，中叶、侧叶均容易发生，尤其容易发生在中叶（图 17-9），导致膀胱颈抬高，与前列腺窝离断，见到脂肪组织，甚至导致手术结束时

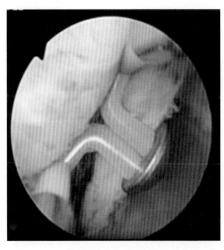

图 17-8 从前列腺包膜剥离的外科包膜

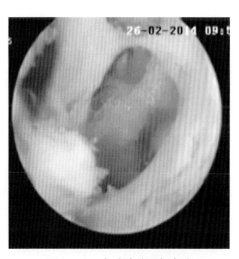

图 17-9 中叶膀胱颈部穿孔

导尿管置入的困难。

第五节　术前评估与筛查

前列腺增生患者基本上是老年人，多伴有高血压、糖尿病、肺部疾病及心脑血管疾病等，需要充分评估患者对麻醉与手术的耐受性以及术后可能出现的并发症，术前必须对患者的心脑血管、呼吸、内分泌及神经系统等全身情况进行仔细的评估。

一、常规检查

包括常规的实验室检查，如血尿常规、尿培养、血型、肝肾功能、凝血功能、电解质、血糖以及前列腺特异性抗原（PSA）等。胸片检查了解肺部情况，心电图异常者行超声心动图检查了解心脏功能，患者有肺部阻塞性疾病者术前应做血气分析和肺功能检查，并请相关科室会诊，协助诊疗并评估患者耐受手术的风险。糖尿病患者使其围手术期空腹血糖水平降至 8 mmol/L 以下较为理想。

二、泌尿专科检查

术前应对患者前列腺症状评分（IPSS）做出评估。行直肠指诊了解前列腺质地。行双肾膀胱前列腺残余尿 B 超了解前列腺体积、是否合并尿路其他疾病、残余尿情况等，尿流率检查，必要时行尿流动力学检查了解术前是否存在膀胱功能异常、是否存在梗阻并可以对手术效果及术后早期症状恢复情况进行初步判断，便于与患者沟通。

第六节　佰礼双波长激光剜除术术前准备及麻醉

1. 对于有尿路感染者，术前应给予抗菌药物治疗。

2. 长期留置导尿管，如合并附睾炎或尿道炎，应在术前一周拔出导尿管，改做耻骨上膀胱穿刺造瘘引流尿液，同时抗感染治疗。

3. 术前一天行会阴部及下腹部耻骨上备皮。

4. 术前健康宣教，让病人解除顾虑，配合手术治疗，有利于病人术后康复。

5. 一般多采用腰麻、连续硬膜外麻醉或全身麻醉。腰麻的优点是麻醉作用快，麻醉剂用量少，效果满意确切。连续硬膜外麻醉优点是对老年高血压患者可通过导管分次小剂量给药，易于对血压调整控制，术后头痛比腰麻发生率低；缺点是手术区域肌松差，作用较慢。也可采用全身麻醉。

第七节　佰礼双波长激光前列腺剜除术操作技巧及注意事项

取膀胱截石位，患者臀部尽量向下，腿部尽量向后屈曲，可以避免剜除时患者腿部和手术床下缘阻挡镜体活动。生理盐水低压持续灌洗，压力 70~100 cmH$_2$O（1 cmH$_2$O=0.098 kPa），术者操作激光镜，有顺序地观察膀胱前、顶、后、底和两侧壁及后尿道情况。注意膀胱有无小梁、憩室、炎症、结石、肿瘤或其他病变。观察膀胱出口形态，后唇有无抬高，前列腺有无突入膀胱，并注意三角区、双侧输尿管口的位置与腺体的关系。将激光镜缓慢后撤，观察中叶及侧叶形态及增生程度等。继续后撤观察精阜及其与侧叶远侧缘的关系，并注意精阜与膀胱颈的距离。然后按以下步骤进行：

1. 起始点：首先使用激光于精阜近端两旁、两侧叶的边缘切开尿道黏膜，然后使用激光镜镜鞘向外上方撬起两侧叶找到外科包膜和两侧叶的平面，如果能见到前列腺结石更能说明找对了层面。两侧叶尖部翘起后，沿着右侧叶腺体与外科包膜的层面，于精阜近端横向推开中叶的精阜近端的黏膜，将三叶的层面连成一个起始平面。充分止血。注意刚开始激光的能量不要设置的太高，否则可能切深。

2. 建立纵行平面：然后于中叶与右侧叶的相接之处、相当于膀胱颈的 7 点处，从膀胱颈到精阜切标志沟深达包膜与精阜近端的包膜层面汇合，然后用镜鞘沿这条纵行的标志沟向左侧推，将中叶从外科包膜层面侧向掀起并和左侧叶推到了一起，界限不清楚时参照精阜两旁的侧叶包膜平面很容易找到包膜层面。中叶增生不明显时直接用激光于膀胱颈 6 点处至精阜近端黏膜切开，左右推动镜鞘建立从膀胱颈到精阜的纵行参考平面。整个过程中随时止血。

3.环状平面层层推进剥离腺体：以前列腺右侧叶为例，在前列腺尖部沿着手术第一步建立起的平面沿外科包膜和腺瘤层面顺时针方向弧形向上掀起增生的腺体，注意模仿开放前列腺腺瘤剜除手指活动的模式，每次都回到纵行参考平面作为一个环状剜除层面的起始点，环形剥离腺体至 11 点位置，然后层层推进，遇有粘连时可以用激光锐性切割，直至膀胱颈，提前将膀胱颈黏膜切开有助于沿着环状平面进入膀胱。同理逆时针剜除连在一起的中叶和左侧叶腺体，沿环状平面层层逆行推切至膀胱颈，而沿环状平面分离至膀胱颈时一定小心膀胱颈缩窄内收的纤维环，不要一味地深入，否则很容易穿孔至膀胱颈外。

4.退至前列腺尖部，于顶部黏膜和腺体相接处逆行切割，找到腺体和顶部的连接组织，钝、锐性逆行将腺体从前列腺窝完全剥离推入膀胱。

5.修整创面形成平整的排尿通道，充分止血。

6.应用组织粉碎器粉碎吸出游离的腺体。

7.确认无腺体残留后，再次确定双侧输尿管开口、精阜及尿道外括约肌功能正常。留置 F22 三腔尿管持续膀胱冲洗。

第八节 佰礼双波长激光前列腺剜除术围手术期的治疗和护理

1.抗菌药物应用 术前应进行无症状菌尿的筛查和治疗。已有临床证据表明，术前存在菌尿的患者接受经尿道前列腺切除后菌血症发生率高达 60%，并有 6%~10% 的患者出现了脓毒症。而术前对存在菌尿的患者进行抗菌药物的治疗可以明确减少经尿道前列腺切除术后感染性并发症的发生。开始抗菌药物治疗的时间尚不明确，目前国际指南推荐的方法是在手术前的晚上或者当天手术开始前立即开始抗菌药物治疗。在不留置尿管的情况下，抗菌药物治疗可以在手术后立即停止，经尿道前列腺电切术后留置导管的患者，推荐持续进行抗菌药物治疗直到尿管拔除。对术前尿培养阴性患者，围手术期抗菌药物应用不超过 48 小时。

2.持续膀胱冲洗 病人在持续生理盐水冲洗下返回病房，持续冲洗的目的是防止手术创面渗血形成血块，堵塞尿管。冲洗要求保持水路通畅，根据冲洗液颜色调节冲洗速度，冲洗时限依出血情况而定。如果有明显的出血，可以牵拉导尿管 2~4 小时，通过尿管水囊对前列腺窝的压迫作用起到止血的目的。

3.术后监护 前列腺增生手术患者多高龄，若合并有心、肺等全身其他器官疾病，术后应严密观察患者的生命体征及神智等变化，必要时给予心电监护。

4.补液与饮食 手术后 6 小时即可根据患者情况进食水，注意进易消化的食物，保持大便通畅。

5.导尿管的处理 无耻骨上膀胱造瘘的患者一般术后 4~7 天拔除导尿管。如有膀胱造瘘管，停止膀胱冲洗后无明显出血即可拔除膀胱造瘘管，术后第4~7 天拔除导尿管排尿。

第九节 佰礼双波长激光前列腺剜除术并发症的预防和处理

1.尿道损伤 通常在镜体进入尿道遇阻时使用暴力造成。建议插入带有闭孔器的镜鞘时，应沿着尿道走行缓慢推进，遇有阻力时切勿使用暴力，试着调整推进方向或拔出闭孔器，置入内窥镜直视下将切除镜鞘置入膀胱。

2.出血

（1）术后当日出血。最主要的原因是术中止血不彻底。出血较多形成血凝块堵塞引流管，造成更为严重的出血。出血严重者，视情况及时补充血容量外，应及时去手术室重新在内镜下去除膀胱内血块，认真止血。为避免这种情况，建议在手术结束前仔细止血，通过调整入水量以发现小的出血点进行充分的止血。少数患者因凝血机制障碍致术后出血不止，术后除快速冲洗及时输血外，应适当给予止血药物，例如酚磺乙胺、维生素 K 等，对改善患者因凝血机制障碍引起的术后出血有一定帮助。

（2）继发性出血。术后 3 个月内均有可能发生，多发生在术后 1~4 周内。

出血原因可能系创面焦痂脱落出血，或术后不适宜的活动，如骑自行车、过早性生活等。处理方法：应用止血药物，留置三腔导尿管接生理盐水持续膀胱冲洗。如果保守治疗无效需要手术止血。

3. 穿孔与外渗　引起穿孔与外渗的原因，主要由于前列腺腺体与包膜粘连，层次辨认不清，造成被膜穿孔。术中可见到脂肪和静脉丛。小的穿孔不影响手术，较大的穿孔应尽快结束手术。手术结束时，应检查穿孔侧冲洗液外渗情况，渗出不明显则不用处理，若患者腹胀，有液体积聚在膀胱周围，可以在穿孔侧腹壁或耻骨上做一小切口，在膀胱腹膜间隙放置引流管，引流24~48 小时。

4. 附睾炎　少数患者术后 1~4 周之内会出现附睾肿胀、疼痛，严重者可有高热。主要是由于留置导尿管，尿道内细菌经射精管及输精管逆行感染附睾引起。遇到这种患者，应尽早拔除导尿管，应用合理的抗菌药物治疗。

5. 尿失禁　拔除导尿管早期患者可能出现尿频、尿急及轻度尿失禁，通常在数天至数周内症状逐渐缓解恢复。可能的原因包括前列腺窝创面炎性水肿刺激、术前存在膀胱顺应性降低或逼尿肌过度活动、增生腺体长期压迫致使外括约肌功能减退、激光热能对外括约肌造成轻度损伤等。通常无须特殊治疗，部分患者可以口服 M 受体阻滞剂以及括约肌功能锻炼等行为治疗以改善症状。如果有永久性尿失禁发生则治疗比较困难，姑息治疗方法常采用阴茎夹或外部集尿袋，永久方法需要人工尿道括约肌植入。

6. 深静脉血栓形成与肺栓塞　深静脉血栓可能形成的原因包括老年人血液黏稠度高、术后卧床活动少以及截石位手术小腿后部在支架上长时间受压等。深静脉血栓形成多发生在小腿或腘静脉等处，表现为患肢肿胀疼痛，站立与行走时加重，小腿后方、腘窝、腹股沟韧带下方有压痛等。术后血栓脱落引起肺栓塞是造成前列腺手术术后病人死亡的重要原因之一。预防深静脉血栓形成的措施包括术中、术后使用弹力袜、加强腿部活动、进行腿部按摩以及术后及早下地活动等。

7. 尿道狭窄　尿道狭窄是经尿道前列腺手术较为常见的晚期并发症，可发生于尿道各个部位，最常见于尿道外口及膀胱出口处狭窄。依据不同的狭窄部位，进行扩尿道治疗或者经尿道采用尿道镜冷刀切开。

8.其他 性功能障碍等。

第十节 佰礼双波长激光前列腺汽化术术后随访

1.注意预防继发性出血 嘱患者适当多饮水；保持大便通畅，防止排便过度用力；术后早期应避免饮酒及辛辣饮食，避免骑自行车活动以及性生活。一旦发生出血，造成排尿困难，应及时去医院急诊处理。

2.注意附睾炎发生 附睾炎常在术后 1~4 周内发生，若出现阴囊肿大、疼痛、发热等症状应及时去医院就诊。

3.注意尿道狭窄的发生 经尿道前列腺剜除术后有可能发生尿道狭窄。术后如果尿线逐渐变细，甚至出现排尿困难，应及时来院检查尿道外口及尿道情况。

参考文献

［1］Gilling PJ, Cass CB, Cresswell MD, et al. The use of the holmium laser in the treatment of benign prostatic hyperplasia. J Endourol, 1996, 10: 459.

［2］McNeal JE. Pathology of benign prostatic hyperplasia: Insight into etiology. Urol Clin North Am, 1990, 17: 477.

［3］陈向东，王忠，齐隽. 经尿道前列腺剜除术中对前列腺包膜和外科包膜性状的观察. 中国男科学杂志, 2009, 23(5): 43-52.

［4］郑少波，刘春晓，徐亚文. 腔内剜除法在经尿道前列腺汽化电切术中的应用. 中华泌尿外科杂志, 2005, 26(8): 558-561.

第十八章　良性前列腺增生的低功率钬激光剜除手术

马德青

第一节　腔内泌尿外科低功率（60 W 以下）钬激光手术发展简史

近几年来，随着内窥镜光学设备、各种能量平台性能不断优化提升，各波段的激光设备层出不穷，红激光、绿激光、各种功率大小的钬激光也逐渐的被广大泌尿外科医生接受。高功率钬激光逐渐成为良性前列腺增生治疗利器，钬激光前列腺剜除技术也风靡一时，成为泌尿外科医生追逐的主流，而低功率钬激光能否完成钬激光前列腺解剖性剜除，遭遇质疑。追看钬激光用于良性前列腺增生治疗的历史，同为泌尿外科光学、电子以及相关设备的发展，低功率钬激光由于低价格的优势，更多地进入各个级别医院，成为泌尿外科医生得心应手的有力武器。有更多的泌尿外科医生尝试和感受低功率钬激光在前列腺良性增生症剜除治疗。综合各文献资料腔内泌尿外科低功率钬激光手术发展简史如下：

1830 年首次应用末端藏有刀片的器械，经尿道插入切开膀胱颈部。

1847 年首例电切术。

1891 年首例经会阴前列腺摘除术。

1900 年耻骨上经膀胱前列腺摘除术。

1904 年首例经会阴根治性前列腺切除术。

1908 年首例经耻骨后前列腺切除术。

1931 年 McCarthy 改良 Sternm 前列腺切除器（真正意义上的经尿道前列腺切除 TURP）。

1970 年 TURP 成为国外主流术式。

1980 年后我国逐渐开展 TURP。

1995 年 Peter Gilling 首次应用钬激光进行前列腺切除术（HoLRP）。

1998 年 Peter Gilling 利用高功率（100 W）钬激光结合组织粉碎器行前列腺钬激光剜除术 HoLEP。

1998 年至今，对小功率钬激光前列腺剜除报道不多，但小功率钬激光用于良性前列腺增生的治疗手术应用逐渐增多。

2013 年我科室使用大族 75 W 钬激光进行前列腺解剖性剜除，实用功率 1.8J × 30 Hz=54 W 功率。

第二节　经尿道低功率钬激光手术器械设备发展简史

自 1931 年 McCarthy 改良的 Stern 前列腺切除器以来，经过多代改进，经尿道内镜系统及手术器械均逐步更新，从摄像清晰度、光源、进出水孔、操作空间、操作设备上逐步完善，根据报道，自 1995 年起钬激光开始应用于结石碎石治疗和经尿道前列腺切除手术，1998 年配合组织粉碎器开展 HoLEP，我科室自 2013 年开始尝试经尿道钬激光前列腺剜除，使用国产大族 75 W 钬激光，手术使用能量 1.8J × 30 Hz=54 W 功率，在使用过程中，利用钬激光爆破能量作用于前列腺腺体和外科被膜中间纤维组织，进行切割、止血，并辅助以镜鞘"微"力量进行剜除，首创接近组织间隙爆破切割，远离被膜组织止血的工作原理，得到满意的效果。有效地提高了设备利用率、减少和避免了腺体残留，减少手术并发症，为患者提供了满意疗效（图 18-1~图 18-3）。

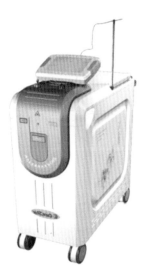

图 18-1　钬激光

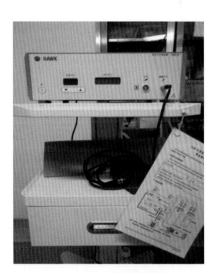

图 18-2　组织粉碎器

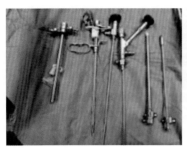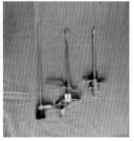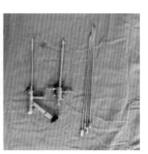

图 18-3　激光镜及组织粉碎器手件

第三节　经尿道低功率钬激光操作的解剖学

前列腺结构：表面由十分柔韧的 3 层结构构成的被膜覆盖包裹。外层由疏松的结缔组织和静脉构成，中层为纤维鞘，内层为肌层，前列腺的包膜形成了"屏障"对前列腺有保护意义。事物往往是两个方面的，包膜保护前列腺的同时，也使有治疗作用的药物难以进入腺体组织，成为治疗困难的原因。前列腺分为 5 叶，分别称作前叶、中叶、后叶和两侧叶。后叶位于中叶和两侧叶的后面，医生在直肠指检时摸到的即为此叶。

前列腺增生的病理及分析病理　前列腺分内外两层：内层为尿道周围的黏膜和黏膜下腺体；外层为前列腺体。后者构成前列腺的主体，两层之间有纤维膜隔开。前列腺增生主要发生在内层，在膀胱颈至精阜一段后尿道的腺体间质中，现称该部分为移行带，镜检可见。

第四节　低功率钬激光研究基础及现状

泌尿外科中钬激光的应用研究进展：钬激光属于一种固体激光，其通过脉冲方式可以发射出 2.1 μm 的波长，发射所用时间为 0.25 ms，脉冲的瞬时功率则可达至 10 kW。钬是稀有元素之一，也是完成这一过程的介质，在钇铝石榴石晶体中钬的含量很高。由于钬激光是利用非选择性组织吸收，可通过水介质大量吸收能量，因此可发挥均匀一致的效果。钬激光也是一种用于临床治疗的激光，也是现阶段组织精确切割、可碎石的功能全面、较为先进的激光技术。自我国引进应用来，对现代医学的发展起到了非常重要的作用。

钬激光在临床中用途比较广泛，也是一种相对较新的激光技术，目前在泌尿外科手术中的应用效果非常显著。这种激光有很多优点，其与钬结合后，可以将二氧化碳激光和 YAG 激光的切割能力和凝固能力相互融合，并且在内窥镜下采用钬激光的光波更适合治疗，因此其在泌尿外科的临床应用中发挥着重要的作用。根据钬激光波长、物理特性和专家讨论，60 瓦以下功率称为低功率钬激光。

一、在前列腺切除术中的应用

与经尿道前列腺电切术相比，钬激光前列腺剜除术具有很多优点，但也有不足之处。优点包括：在手术过程中视野清晰，有效凝固止血，一般情况下不会发生出血现象。通常在进行钬激光前列腺剜除术时，可以免除术后冲洗膀胱过程，也可缩短置留导尿管时间。针对术中输血情况，标准电切术的输血比例要达到 5/1 000，但钬激光剜除术可达到 1/1 000。术后恢复时间短，一般情况下患者在 2 天内就能下床活动，同时与标准电切术相比，发生迟发型出血的情况也明显降低。针对手术操作复杂的前列腺切除时，所耗用的时间较短，在手术过程中会有部分前列腺组织被汽化，然而依然会留有残留腺体，足够进行病理检查的需求。钬激光剜除术通过膀胱灌注生理盐水后，可避免患者出现电切综合征。针对比较大型的前列腺切除手术时，手术医师的耐心和技巧是完成手术的主要依靠，然而采用钬激光治疗超过 100 g 的前列腺在临床中是很常见的手术。缺点主要包括：在手术过程中必需要做一些变动；与标准前列腺电切的技巧要求有很大不同，主要要求是可以更好地理解外科包膜和腺体之间的曲线形态，而钬激光剜除术的曲线形态较长；由于钬激光设备相对较贵，因此其在基层医院的推广受到了一定的限制。目前，大多数专家对钬激光前列腺剜除术的看法是，其与标准前列腺电切术的效果差距不大，但安全性相对更高。

二、钬激光碎石术的应用

迄今为止，腔内碎石方法主要包括气压弹道碎石、激光碎石、超声碎石和液电碎石。体内碎石最理想的方法是将各种类型的结石块粉碎成能够排出体外的细小碎片。然而钬激光在这一方面可发挥很好的效果，属于一种理想的碎石方法，其方向性良好，并且 5 mm 范围内的水介质可以吸收 95% 以上的能量，安全可靠，不易造成输尿管或膀胱穿孔。伴随着内镜逐渐的改良，钬激光光纤能够到达泌尿系统的每一部分，从而显著提高治疗泌尿系统疾病的效果，减少了发生并发症情况，也缩短了住院时间，成为泌尿外科在近些年来重要技术的一大跨步。在钬激光碎石过程中，设置碎石速度和效率的参数可决定脉冲能量频率、大小以及总能量大小，结石成分和光纤直径等因素。通过相关文献报道，碎石最快的速度是通过高脉冲能量实现的，若增加脉冲能量也会导致增加超过 2 mm 的碎片数量和大小。虽然在进行碎石中利用高脉冲能量可加快粉碎速度，然而对光纤也会造成很大的损伤，这是由于碎片体积较大，不易排出导致。但是若在进行碎石中利用较低的脉冲能量则可减少光纤的损伤，相对而言增加了安全性，利于彻底粉碎结石，并对排出不会造成阻碍，同时对于碎石过程中出现的结石移位效应也减少了。因此在运用钬激光碎石过程中，设置较低的脉冲能量和较低的频率利于手术顺利完成。

三、泌尿系统的内切开应用

（一）输尿管狭窄

导致输尿管狭窄的原因可能是输尿管小肠吻合处狭窄，通常会采用在内镜下进行钬激光给予治疗。在切开狭窄部位之后，再用球囊扩张。术后 1 个月内必须留置输尿管支架，在 9 个月内要进行随访观察，避免发生并发症。这种内切开术是减少并发症的一种少见微创方法，狭窄的病因和长度是决定手术成功的关键因素。

（二）输尿管连接肾盂处狭窄

通常会使用开放成形术和内切开术治疗输尿管连接肾盂处狭窄，而内切开术以冷刀为常用工具，在进行操作中会很难控制切割的深度和长度。内镜下钬激光肾盂内切开术是一种比较安全的微创手术方式，如果通过腔内超声的配合，会提高手术的判断力。

（三）膀胱颈和尿道狭窄

在泌尿外科中，治疗复发性尿道狭窄仍然是一个难题。目前腔内治疗的主要方法就用冷刀切开狭窄部位之后，再用球囊扩张，钬激光与这种治疗方法相比其止血效果更加显著，可提高控制切开深度和长度的能力，可称为最佳的内切开工具。若内镜下采用钬激光治疗时再配合尿道腔超声测量，可增加手术的可控性，是一种更加理想的治疗方法。

四、结语

钬激光属于多用途的一种外科激光技术，在泌尿外科应用领域中比较广泛、安全，优点主要包括凝固特性良好、切割精确、能量易于被介质吸收、穿透性弱、方向性好。目前，伴随着内镜的改进和发展，钬激光光纤能够到达泌尿系统的每一部分，通常情况下，针对碎石、切除、切开等破坏性的手术操作都可达到满意的效果，但在应用于修复重建手术会有较大的难度。因为泌尿系统属于管道系统范围，手术操作的目的大部分都是保持管道通畅，因此钬激光在内镜的配合下治疗泌尿外科疾病具有非常重要的医学价值。

第五节　术前评估与筛查

1. 病史询问

（1）下尿路症状的特点、持续时间及其伴随症状。

（2）手术史、外伤史，尤其是盆腔手术史及外伤史。

（3）既往史：包括性传播疾病、糖尿病、神经系统疾病、可能与夜尿症有关的心脏疾病病史。

（4）药物史：可了解患者目前或近期是否服用了影响膀胱出口功能或导致 LUTS 的药物。

（5）患者的一般状况。

（6）国际前列腺症状评分（IPSS）。

（7）生活质量（QOL）评分。

2.体格检查

（1）外生殖器检查：除外尿道外口狭窄或其他可能影响排尿的疾病（如包茎、阴茎肿瘤）。

（2）直肠指诊：可以了解前列腺的大小、形态、质地、有无结节及压痛、中央沟是否变浅或消失，以及肛门括约肌张力情况。

（3）局部神经系统检查。

3.实验室检查

（1）术前常规检查：血、尿、粪便常规，肝肾功能，凝血，免疫，心电图，X线胸片，泌尿系彩超、残余尿量测定。

（2）术前特殊检查项目　包括PSA，尿培养，尿流率，膀胱镜。

（3）可选择性检查　包括心脏超声，肺功能，尿动力学检查，前列腺MRI。

第六节　低功率钬激光前列腺剜除术术前准备及麻醉

一、术前准备

1.术前口服非那雄胺 5 mg/d，一般服药 1 周，前列腺体积过大者可增加服药时间。

2.术前若存在泌尿系感染，积极控制感染。

3.高血压患者术前应控制好血压，对于口服利血平患者更换降压药物，推荐停用利血平一周左右。

4.糖尿病患者术前控制好血糖，空腹血糖 ≤ 9.0 mmol/L。

5.合并心肺疾病的患者，术前行心肺功能检查，评估心肺功能及耐受程度，必要时改善心肺功能以降低围手术期风险。

6.对疑有神经源性膀胱患者术前需行尿流动力学检查，明确膀胱功能状态。

7.术前一晚灌肠，术晨禁食水。

8.手术当日可以用少量水口服降压药物，但停服降糖药物。

9.尿潴留患者，手术开始前拔除尿管并用0.1%碘伏盐水100 mL冲洗尿道。

二、麻醉方法

1.连续硬膜外麻醉：连续硬膜外麻醉对手术时间的长短不受限制，特别对于老年高血压的患者可通过导管分次小量注药，因而避免了血压大幅度的波动，术后头痛比腰麻发病率低，且对于前列腺腺体较大，术中出血较多，手术时间较长的患者，可持续给药保证麻醉效果。

2.全身麻醉：不作为常规使用，适用于因腰椎疾病无法行腰椎穿刺及部分心脑血管疾病长期口服抗凝药物并且无法停药的患者。

第七节 低功率钬激光前列腺剜除术操作技巧及注意事项

1.手术操作在显示系统监视下进行，进镜后常规观察膀胱、膀胱颈部、前列腺、输尿管开口情况，确定精阜、尿道括约肌位置（图18-4）。

2.置入光纤，光纤进入视野后继续置入约0.5 cm，使光纤指示光置于视野中前方。激光功率调至（1.8 J×30 Hz=54 W）。

3.中叶剜除，内镜在5点及7点钟位，从膀胱颈向精阜方向汽化切割出两道沟，并在精阜环形平面结束，由精阜后方开始为剜除起始点，通过激光爆破的力量打开组织间隙，以精阜为界，形成"W"，通过镜鞘的力量将腺体向上推动，此时腺体与外科包膜显露眼前，使用镜鞘的力量将腺体沿外科包膜逐步推向膀胱，此过程中可使用激光将某些粘连组织破开，并适当加大距离照射出血点进行止血操作（图18-5）。

4.然后在精阜环形平面用激光环形破开组织，同样使用镜鞘的力量将腺体推向膀胱，在将腺叶由包膜分离的过程中充分使用激光切割及止血的功能（图18-6，图18-7）。

5.在处理尖部的时候，观察精阜所在的环形平面，不可超越此平面进行操作，尽量避免损伤尿道括约肌。

6.腺体组织完全推入膀胱后，创面充分止血（图18-8，图18-9）。

7.更换组织粉碎器，将腺体由组织粉碎器破碎吸出，其中有几点需要注意：（1）开始前，必须使膀胱充盈，可使用两路冲洗通路同时注入膀胱；（2）始终保持组织粉碎器刀口垂直向上并在视野中央；（3）轻踩脚踏开关吸水并将组织吸向刀口，组织吸入刀口后确认不是膀胱黏膜，重踩脚踏开关粉碎组织，粉碎即将完成时及时松开脚踏；（4）可以移动内镜探查膀胱寻找组织，但绝对禁止用粉碎器追逐碎片组织边移动边破碎（图 18-10，图 18-11）。

8. 留置 20# 三腔尿管，气囊注水 20 mL，如有创面渗血可注入 30 mL 并予以适度牵拉。

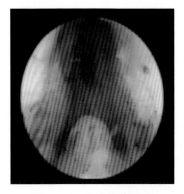

图 18-4　明确解剖标志

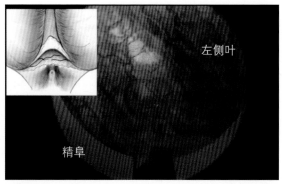

图 18-5　精阜前切开尖部

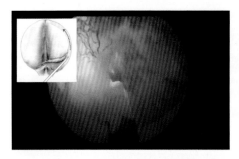

图 18-6　剜除左侧叶前列腺

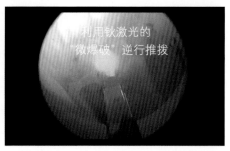

图 18-7　逆行推剥前列腺体

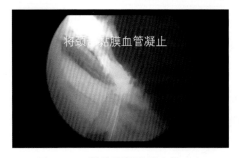

图 18-8　膀胱颈部黏膜血管止血

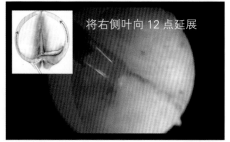

图 18-9　右侧叶向 12 点位置延伸

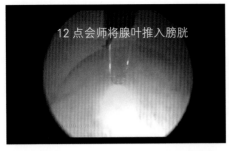

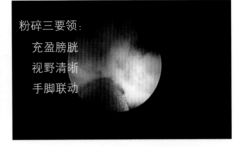

图 18-10　12 点位置会师切除腺体推入膀胱　　图 18-11　粉碎前列腺体组织

第八节　低功率钬激光前列腺剜除术围手术期的治疗和护理

一、术前护理

护理人员指导患者术前做好各项检查工作，掌握患者身体情况，了解患者基础病史，例如糖尿病、心血管疾病等及治疗情况，是否存在手术禁忌证，帮助患者制订手术治疗计划与护理方案。若患者有急性尿潴留则需即刻插管导尿，为患者留置尿管，注意在插管时要保持轻柔的操作，防止尿道受到损伤。

二、术后治疗及护理

1. 在手术完成后，护理人员要密切观察患者的生命体征，为患者连接各项监护设备后，每隔 2 小时观察并记录患者生命体征 1 次，包括患者的血压、心率、体温等指标，掌握患者术后各项体征变化，并记录 24 小时出入水量，并计算尿量。

2. 抗生素的应用　因留置尿管、术后患者抵抗力下降，有引起尿路感染危险，常规使用第二代头孢类抗生素至尿管拔除。

3. 对于手术时间长、术中出血多的患者，可在术后立即复查血常规、电解质。

4. 术后第一天常规复查血常规、肝肾功、电解质，根据化验结果及时调整治疗方案。

5. 针对高龄患者，尤其是既往有心脑血管疾病的患者，应高度警惕，时刻观察有无心脑血管意外发生的迹象。

6. 对糖尿病患者，术后恢复进食后方可规律应用降糖药物，但仍需注意血糖变化，根据血糖情况调整用量。

7. 膀胱冲洗，对于出血较少的患者，一般冲洗 24 小时以内均可转清，对于出血较多的患者，冲洗时间适当延长，冲洗时根据引流液颜色调整滴速，如有血凝块堵塞尿管，应及时用 20 mL 注射器取 15 mL 生理盐水低压反复冲洗抽出凝血块，也可夹闭引流管并反复挤压导尿管连接处，必要时更换导尿管，一般术后第一天停止冲洗。

8. 如无明显血尿，术后第二天间断夹闭尿管锻炼膀胱功能，但每次夹闭后排出的尿液不应超过 200 mL，术后第三天可拔除导尿管。

9. 拔除导尿管前需要告知患者拔管后排尿会有不适，并且拔除时动作要缓慢轻柔，拔管后鼓励患者自行排尿，并多饮水以起到自然冲洗膀胱的作用。

10. 指导患者多饮水，勤排尿，有尿意就排尿，不可过分憋尿，如果有溢尿现象，指导患者进行提肛训练。

11. 对于术后出现膀胱痉挛的患者，可给予 M 胆碱能受体阻滞剂。

三、健康教育

指导患者术后 2 个月内忌久坐、提重物、剧烈运动、性生活等行为，避免发生继发性出血，指导患者进行提肛训练，可以帮助尿道括约肌功能恢复。

第九节　低功率钬激光前列腺剜除术并发症的预防和处理

一、术中并发症及处理

1. 出血　相对于其他术式，剜除术是通过包膜面的分离为基础的操作，包膜面一般出血较少，且在分离的过程中，钬激光可以通过散焦的激光束来止血，但仍然会出现出血的情况，遇到此类情况通常还是需要在清晰的视野下找出出血点予以止血，有时视野不清时，可增加冲洗压力来保持视野清晰，同时止血时不要只对着出血点照射，对出血点周围组织进行止血处理，这样处理出血会更牢靠。

2. 输尿管开口损伤　较为少见，有些前列腺腺体过大，并突入膀胱，甚至腺体遮挡输尿管开口，在将腺叶从包膜上切断推入膀胱时可能会损伤，如果疑有输尿管开口损伤，可在手术结束时留置双"J"管4~6周。

3. 膀胱撕裂伤　在使用组织粉碎器时由于没有双孔进水导致膀胱不够充盈或组织粉碎器在膀胱中追逐组织所致，使用组织粉碎器一定要注意：（1）双路进水，保持膀胱足够的充盈程度；（2）镜子在膀胱中央，刀口在视野中央，且刀口向上，保持不动；（3）切记不可在移动时使用粉碎器，如果真的出现组织粉碎器将膀胱撕裂，根据情况，必要时行开放膀胱修补术。

二、术后并发症及处理

1. 出血　由于剜除手术特点及激光的应用，术后初期出血情况多为创面渗血，术后一般留置三腔尿管，予以生理盐水冲洗即可，术后远期出血情况较为少见，但曾出现术后2个月因骑车（平板座车）颠簸出现出血导致尿潴留的情况，给予留置三腔尿管行膀胱冲洗并给予抗生素及止血药物。为避免此类情况出现，术后嘱患者3个月内避免辛辣刺激饮食，忌酒，避免骑车，尽量避免长途颠簸，保持大便通畅。

2. 尿失禁　尿失禁的发生与尿道固有的括约肌损伤造成的尿道括约肌功能不足、膀胱逼尿肌不稳定和膀胱出口梗阻等因素有关。如果问题出在尿道括约肌损伤上面，对患者来说生活质量将明显下降，所以为减少术后尿失禁的发生，术中对前列腺尖部的处理要尽量靠近腺体，避免损伤外括约肌，若术中出血较多，视野不清，适当通过增加冲洗液压力来保证视野清晰，并仔细观察精阜的位置、形态，术中时刻牢记精阜标志，以精阜环形平面为界，不可超越此平面进行操作。

3. 膀胱颈挛缩　术后出现下尿路梗阻症状且留置尿管受阻时可考虑膀胱颈挛缩所致，膀胱镜检查可做出诊断，在镜下可见膀胱颈口瘢痕形成，并明显缩窄，有时仅见一细孔与膀胱相通，甚至闭锁。其主要原因为：膀胱颈环形纤维变性坏死，形成瘢痕，产生颈口挛缩；术后组织纤维化修复，愈合引起狭窄；术后留置尿管时间长、气囊注水过多、牵引过度等。为减少术后膀胱颈挛缩的发生，术中应尽量将膀胱颈后唇汽化平整，使后尿道与三角区处于同一平面，彻底消除膀胱出口处的门槛，以利于黏膜生长覆盖创面，术后留置尿管不牵拉应早拔除，留置尿管期间预防感染等。

4. 尿道狭窄　尿道狭窄通常在术后3~4周出现，临床表现为尿线变细或排尿困难，术后尿道狭窄常发生在尿道前列腺尖部和尿道外口，原因主要与进镜时粗暴，强行插入致尿道外口撕裂，术后出现瘢痕收缩，术中尿道润滑不够，镜鞘反复拉动导致尿道口黏膜损伤，术后留置尿管时间过长，尿道炎症以及局部瘢痕体质等因素有关，为预防此类情况，术中应适当使用润滑剂，轻柔操作尿道内器械，损伤过程中不断在镜鞘表面涂抹润滑剂减少镜鞘与尿道黏膜的摩擦；留置尿管不牵拉，应尽早拔除。

5.感染　因经尿道手术非清洁手术切口，易引起感染，因此降低术后感染发生的关键在于术前感染的有效控制，严格的术中无菌操作，有效的术后护理，尤其术前一直保留尿管的患者，在手术开始前，拔除尿管后应用碘伏、盐水冲洗尿道，可以明显降低这一部分患者术后感染的发生率。

第十节　低功率钬激光前列腺剜除术术后随访

1.手术后1个月进行第一次随访，主要是了解术后总体恢复情况，术后早期可能出现的相关症状。Kevin C认为术后有20%~30%的患者会有尿路刺激症状，但多会自愈。Malek等报道术后有6%的患者存在轻度尿痛，多数不需要口服止痛药物，2~3周可自愈。约有2%有患者术后发现膀胱颈挛缩，须行尿道扩张。此外，3%的患者发生持续性血尿（术后6周内）。因此，需了解患者术后症状，以利于进一步处理。

2.术后3个月再次随访,主要评价治疗效果。复查项目包括: IPSS,尿流率、残余尿量测定。

3.此后每6个月复查一次，包括 IPSS，尿流率、残余尿量测定。必要时尿常规、尿培养、DRE 及 PSA。

参考文献

［1］朱智能，李智，庞自力,等.输尿管镜钬激光碎石术继发肾脏出血原因分析.临床泌尿外科杂志，2011, 26(2): 103-105.

［2］杨泽松，叶烈夫，庄惠强，等.钬激光与气压弹道碎石治疗输尿管上段

结石的对比研究 . 临床泌尿外科杂志，2010, 25(1): 16-18.

［3］陆剑君 . 钬激光在泌尿外科中的应用研究进展 . 婚育与健康实用诊疗，2013, (7): 37-38,42.

［4］刘齐贵，麻伟青，邝丽新，等 . 钬激光在腔内泌尿外科的临床应用 . 西南国防医药，2008, 18(6): 852-854.

［5］周正兴，马成民，马克，等 . 钬激光在泌尿外科的初步应用探讨（附496 例报告）. 安徽医学，2009, 30(1): 31-35.

［6］任晓磊 . NTrap 网篮在输尿管镜钬激光碎石术治疗输尿管上段结石中的应用研究 . 武汉：华中科技大学，2012.

［7］范波，王竟，范志江，等 . 钬激光在输尿管结石治疗中的应用研究 . 实用临床医药杂志，2011, 15(21): 187-188.

［8］刘东山，陈季松，张先林，等 . 钬激光在 14 例完全腹腔镜保胆手术中的应用研究 . 实用医技杂志，2012, 19(11): 1191-1192.

［9］周树军，马利民，沈维东，等 . 钬激光治疗输尿管结石合并息肉或狭窄 . 江苏医药，2010, 36(17): 1999-2001.

［10］孙颖浩，杨波 . 钬激光在泌尿外科中的应用 . 中华泌尿外科杂志，2005, 26(1): 62-64.

［11］郭和清，周高标，李建业，等 . 输尿管镜下 NTrap 网篮配合钬激光碎石术治疗输尿管结石 . 临床泌尿外科杂志，2011, 26(7): 504-505,509.

［12］周逢海，王养民，迟强，等 . 钬激光在泌尿外科的应用——附 226 例报告 . 中国激光医学杂志，2009, 18(5): 290-293.

［13］窦孝康 . 钬激光在泌尿外科中的应用 . 现代诊断与治疗，2009, 20(3): 190-191.

［14］周玉梅，周舰，郑直夫，等 . 钬激光碎石术与体外冲击波碎石术治疗输尿管不同部位结石的疗效分析 . 临床泌尿外科杂志，2011, 26(1): 73-74.

［15］盛畅，王大伟，鲁军，等 . 输尿管镜钬激光碎石治疗嵌顿输尿管结石临床分析 . 临床泌尿外科杂志，2008, 23(11): 846-848.

［16］吕国强 . 输尿管镜下钬激光碎石术治疗输尿管结石 . 郑州：郑州大学，2007.

［17］张才忠，曹国灿，李晓刚，等.微创经皮肾钬激光碎石取石术治疗复杂性肾结石（附218例报告）.临床泌尿外科杂志，2010, 25(8): 581-582.

［18］赵永斌，张利朝，邓志雄，等.腔内钬激光治疗输尿管结石并发息肉115例分析.临床泌尿外科杂志，2010, 25(1): 14-15，18.

［19］何辉，李翔，龙清志，等.经皮肾钬激光内切开治疗输尿管上段狭窄13例分析.现代泌尿外科杂志，2013, 18(3): 298-299.

［20］邬凌峰.钬激光在泌尿外科的应用.医学综述，2010, 16(14): 2195-2197.

第十九章 经尿道保留尿道前列腺部前壁前列腺剜切术

李云龙

第一节 经尿道保留尿道前列腺部前壁前列腺剜切术概述

前列腺增生症是老年男性的常见病和多发病，随着我国老龄化社会的来临以及近年来由于生活方式的改变而导致的发病率增高，需要进行经尿道微创手术治疗的前列腺增生症患者越来越多。近年来，随着手术器械与手术方式的改进，使得经尿道前列腺电切术的地位得到进一步的巩固。其中具有代表性意义的事件是双极等离子汽化电切镜的出现和普及以及经尿道前列腺剜除术在国内外的推广与认同。

经尿道前列腺剜除术是结合传统的经尿道电切术和开放性前列腺摘除术的优点而发展起来的一种手术方式与操作技术，该术式具有微创、腔内手术创伤小、恢复快的特点，又能达到开放手术的彻底性、不复发的效果。相较于传统手术方式，是一种革命性的进步。手术中并不计较于一点一面的止血，而是采用大迂回、大包干的方式，将被切割的前列腺组织在解剖层面上将血供阻断。这是在研究腺体血液供应的情况下，按血管分布设计手术步骤的一种良好的探索。先切断腺体的动脉供应，是提高腺体的切割效果的一种最合理的方法。实践证明增生腺体和外科包膜间有明显的解剖界面，这也即是经尿道剜除的理论基础。经尿道前列腺剜除术可以在切除增生腺体组织之前将增生腺体的动脉和静脉血管阻断，可大大减少出血和冲洗液的吸收。同时，由于将增生组织和外科包膜剥离，使被切除组织轮廓边界分明，不易造成穿孔和括约肌的损伤，并使增生组织的切除变得更加彻底，和开放性前列腺的摘除具有相同甚至更佳的疗效。

双极等离子电切镜的特点是在电切环上增加了一个中位电极，使高频电流经介质（生理盐水）与工作电极产生回路，在工作电极电切环上产生等离子体，而具有高能量的等离子体成为切割组织的有效工具。和单极电切相比，双极等离子电切镜不需要贴负极板。其工作原理不需要经人体组织产生电流回路，这样就不需使用绝缘性的冲洗液，而改用含电解质的生理盐水冲洗液，这大大减少了经尿道电切前列腺综合征的发生率；单极电切则由电极经人体组织再到电极的电流回路。在工作电极和组织的接触点，大量的电流通过产生的热效应是切割的主要动力。双极等离子电切通过电极、介质到电极的回路，在电切环局部周围产生等离子体产生切割，变被动地切割为主动地切割，而具有较高的切割效率。不受被切割组织导电性的影响，电切环不会被组织粘连，热损伤效应降低，无电流通过全身，且细微部飘动的组织也能切割。在电凝止血方面，因采用纯频电流，减少杂波的影响，使电凝不含有热效应，进而减少对血管组织的进一步破坏，达到一种干燥止血的效果，大大提高了对血管壁较薄、含弹力纤维及平滑肌较少的静脉血管的止血效率，并且由于被电凝血管中的弹力纤维融合，使血管再次开放出血的可能性降低，止血变得更加可靠。

　　然而，前列腺剜除术的最大缺点就是术后漏尿，即使是术后短暂地漏尿，也会给病人造成巨大的压力。为此，我们进行了4年多的基础临床探索以及国内外不断交流学习（如图实体前列腺解剖剜除研究），经尿道保留尿道前列腺部前壁前列腺剜切是一种行之有效的术式，可有效避免术后短期漏尿，且术后小便通畅，至今未出现一例术后复发病例。

　　经尿道保留尿道前列腺部前壁前列腺剜切术和前列腺剜除术手术基本原理相同，经过尿道用内鞘的尖端钝形分离前列腺包膜，将腺体组织沿外科包膜向膀胱颈方向逆推钝性剥离，保留尿道前列腺部前壁及其上部的前列腺前叶腺体，同时切除已剜除的中叶和两侧叶腺体。

　　经尿道前列腺剜除术的优点TUERP的优点包括：（1）有准确的解剖层面，解剖性手术操作，手术中可见明确界限；（2）止血彻底，提供良好的手术视野；（3）切除增生前列腺腺体较彻底；（4）腺体与重要结构分离，减少误损伤（外括约肌等）。但术后漏尿的发生明显高于TURP手术。因为，在尿道外因素正常的条件下，功能性尿道的长度和功能（弹性、压力和黏膜垫的塞子作用）是尿道控制尿液最重要的因素。动态分析，正常人贮尿期尿道前列腺部是闭合的，控尿主要依靠内括约肌和外括约肌，同时前列腺部尿道闭合也起到了一定的控尿作用。而对于前列腺增生病人术后，当将前列腺增生的移行部剜除后，贮尿期的尿道前列腺部成为一个空腔，即由原来的膀胱一个腔，术后变成了"葫芦"状的两个腔（如图19-1MRI术前和术后）。前列腺增生术后控尿，此时完全是靠尿道外括约肌，大大增加了外括约肌的负担。当前的前列腺剜除术有较高的术后漏尿率发生，很多医生已经考虑到保留部分移行带组织以增加尿液经过尿道前列腺部的阻力，最大限度控制术后漏尿的发生。广州医科大学附属第五医院泌尿男科卞军教授等经过临床不断实践，亦得到同样的共识。经尿道保留尿道前列腺部前壁前列腺剜切术最大限度保留部分前列腺移行组织的方法是一种新思路。重庆西南医院的张家华教授首先提出的保留前列腺前壁的前列腺剜除手术，取得了良好的术后效果。笔者经过 4 年的国内外学习，解剖前列腺切除病人的前列腺结构，不断总结经验，并经过临床实践验证，经尿道保留尿道前列腺部前壁前列腺剜切术是基层泌尿男科较理想的手术方式（图 19-2，图 19-3）。

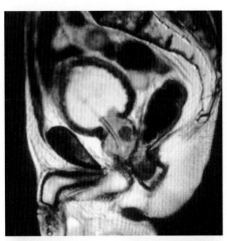
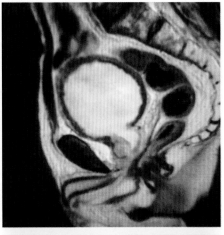
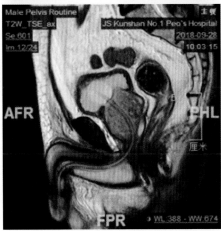
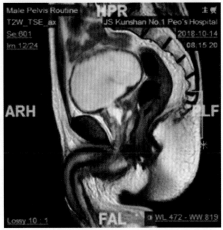

图 19-1　经尿道保留尿道前列腺部前壁前列腺剜切术前及术后 MRI 检查

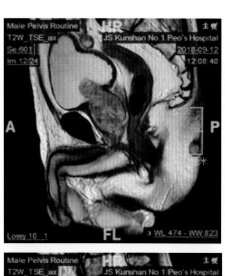
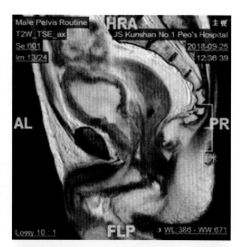
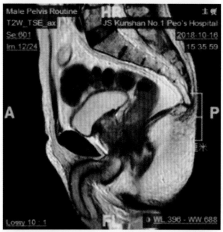
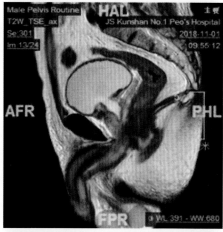
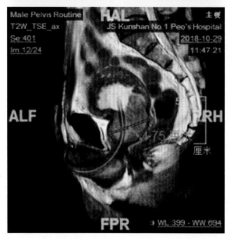
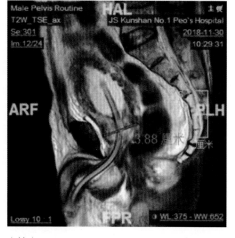

图 19-1（续）

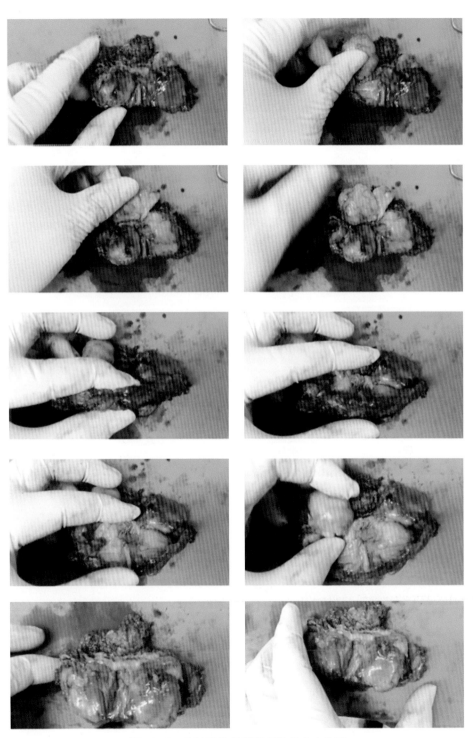

图 19-2　实体增生前列腺剜除的全方位观

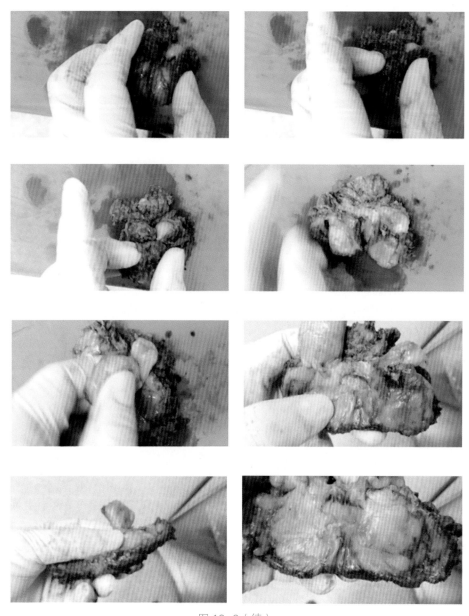

图 19-2（续）

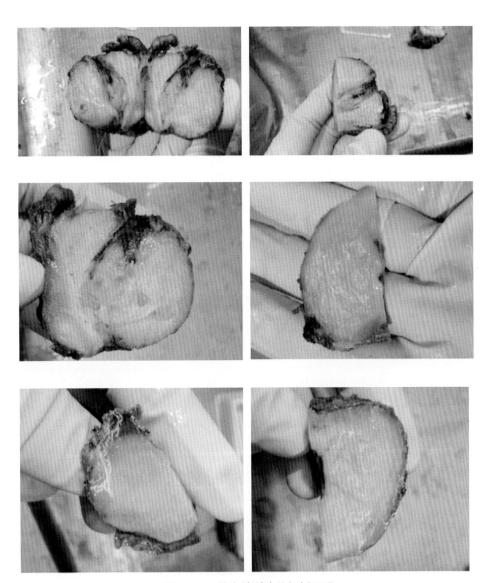

图 19-3 增生前列腺的切剖面观

　　我们前期尝试制作的石膏模铸型，如图 19-4 为尿道前列腺部，图 19-5 为经尿道保留尿道前列腺部前壁前列腺剜切后石膏铸型。

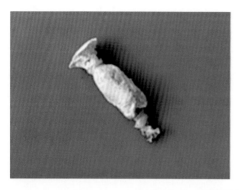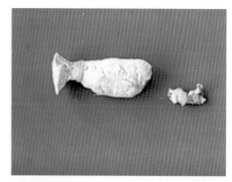

图 19-4　尿道前列腺部石膏模铸型

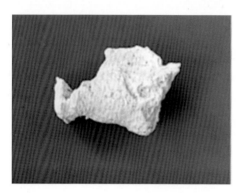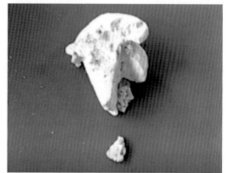

图 19-5　经尿道保留尿道前列腺部前壁前列腺剜切后石膏铸型

第二节　经尿道保留尿道前列腺部前壁前列腺剜切术手术技巧

一、体位

患者采取超截石位，大腿和床垂直，轻度外展即可，臀部应与床边平齐，以便于手术中镜鞘的 360° 旋转。

二、操作技巧及注意事项

1. 安装等离子电切系统　将光源、摄像头、冲洗液胶管、电切环（杆状、环状或者铲状）与主机连接好，对焦并白平衡。

2. 手术步骤术中的截图如图 19-6～图 19-26 所示。

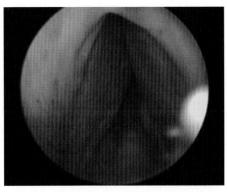

图 19-6　术中确定外括约肌和增生腺体的交界处

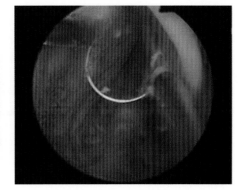

图 19-7　先切开右侧黏膜层

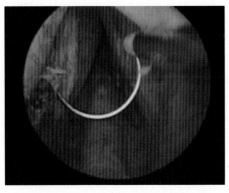

图 19-8　再切开左侧黏膜层

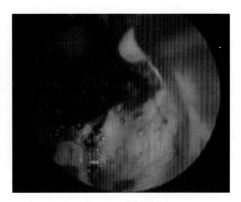

图 19-9　打左侧沟

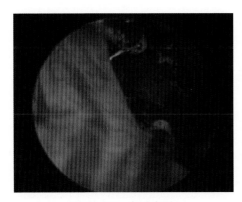

图 19-10　打右侧沟

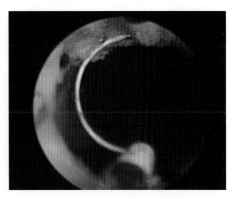

图 19-11　沟已经打好

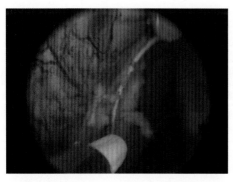
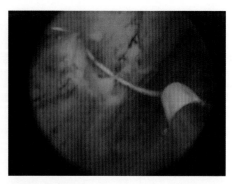

图 19-12　再次修整右交界沟

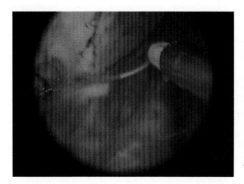
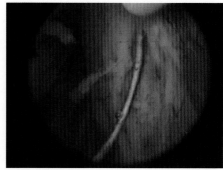

图 19-13　前列腺尖部交界黏膜切开

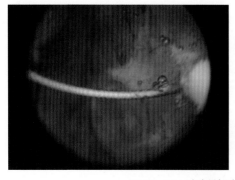
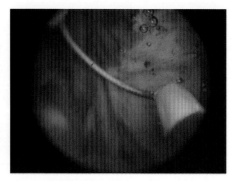

图 19-14　左侧前列腺尖部交界黏膜切开

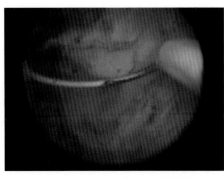

图 19-15　修整至深部交界处

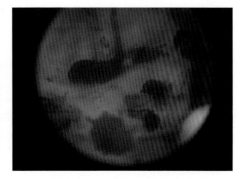

图 19-16　向左挤压露出包膜

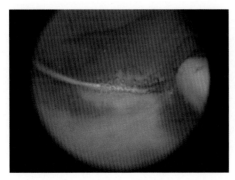

图 19-17　止血后见清晰腺体与包膜界限

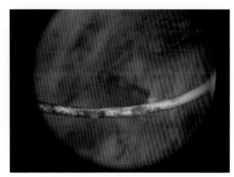

图 19-18　可见前列腺结石示界限正确

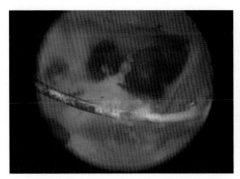

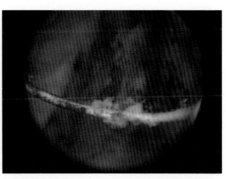

图 19-19　切断中央脊

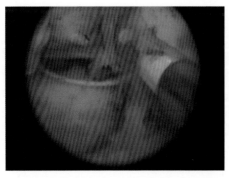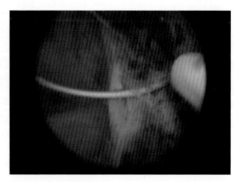

图 19-20　分离至包膜见到前列腺结石

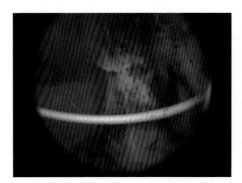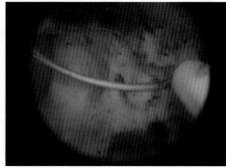

图 19-21　切断脊后两侧会师

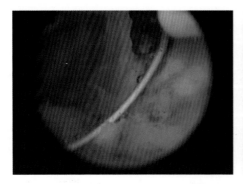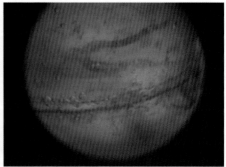

图 19-22　预止血

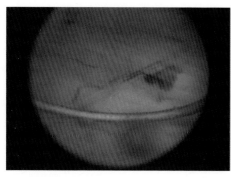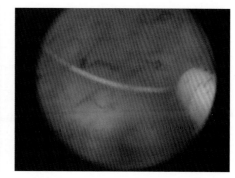

图 19-23　止血确切

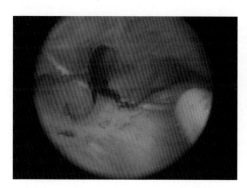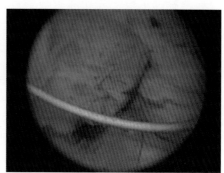

图 19-24　动脉止血

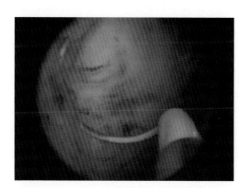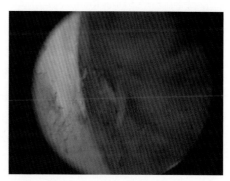

图 19-25　切除增生的腺瘤

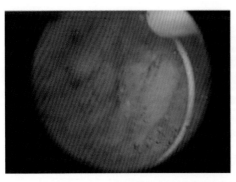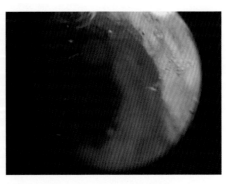

图 19-26　经尿道保留尿道前列腺部前壁前列腺剜切后的尿道前列腺部

3. 我们可将术中的欲切除尿道前列腺部分为三个部分：近、中、远段，精阜头部位尿道前列腺部中段，将其远近端定义为尿道前列腺部近段、尿道前列腺部远段。先切除近段移行区增生的腺体，逆推中段及远段移行部增生的腺体，最后切除前列腺中叶及两侧叶的腺体，保留前叶腺体。步骤如下：（1）插好闭孔插入前尿道，拔出闭孔器，插入电切镜后直视下入镜；也可以带闭孔器直接置入膀胱，尿道狭窄的要行尿道扩张术后再置镜。观察相关的重要解剖学标志，规划保留尿道前壁：在膀胱颈 11 点位和 1 点位，应用电切环切除尿道前列腺部尿道黏膜和部分腺体，绘出两条斜行标记线，远端分别抵达前列腺尖部 10 点位和 2 点位。（2）电切标识深度的 3 条纵沟，再以两条标记线为前缘，电切两条纵沟，深度接近外科包膜。将电切镜外鞘的头部先置于精阜的左侧或者右侧沟，向左 / 右侧摆动镜鞘，产生螺旋性推力，前列腺尖部的外科包膜即可裂开，不断沿增生的前列腺组织和外科包膜的间隙向两侧适度用力撬动旋转镜鞘，即可势如破竹般的继续推进，不断剜除前列腺组织。（3）钝性剜除前列腺左侧叶、中叶及右侧叶并止血；（4）沿着标记线切除已经剜下的前列腺左侧叶、中叶及右侧叶腺体，保留尿道前列腺部尿道黏膜及前叶腺体；（5）修整并止血：修整创面、止血如遇到较大的增生结节可以继续剜除或者电切后冲洗，12 点处的中叶和尿道黏膜在无准确把握的情况下不建议修整，即使要修整的话，应注意动作要敏锐快捷，不要损伤外括约肌，也不要过多损伤括约肌周围的尿道黏膜，减低其作为垫的密封效果。止血的重点是看膀胱颈部是否有活动性出血，因为此次很容易漏掉，导致术后大出血。（6）有粉碎器条件的，可粉碎吸出已剜除的前列腺组织；没有粉碎器的可循序切成条状，再用负压瓶吸出送检标本。

4. 排尿试验。膀胱充盈后退出电切镜，按压膀胱区有尿液畅通流出，停止后尿流立即变细或者滴沥状，提示正常，反之则提示外括约肌的功能较弱。

5. 术后处理。术后即留置 F20~22 三腔导尿管，依据膀胱颈部的粗细情况气囊注水 40~60 mL，导尿管尿道外口处扎小纱布适当固定导尿管，吸附术后尿道流出的渗血。一般第二天早晨即可将气囊的水抽掉保留至 20 mL 左右，可以明显减轻膀胱刺激，降低患者的不适。冲洗液完全转清后即可拔出导尿管，一般需要 1~3 天不等。70 岁以上的不建议使用止血药物，建议早期床上或者下床活动，以最大限度降低血栓的发生。

参考文献

［1］Marszalek M, Ponholzer A, Pusman M, et al. Transurethral resection of the prostate. Eur Urol Suppl, 2009, 8(6): 504-512.

［2］Ruszat R, Seitz M, Wyler SF, et al. Green Light laser vaporization of the prostate: single-center experience and long-term results after 500 procedures. Eur Urol, 2008, 54 (4): 893-901.

［3］柯昌兴，杨德林，王剑松，等. 经尿道等离子顺行电切与逆行剜除电切前列腺的安全性及疗效比较. 中国内镜杂志，2009, 15(9): 937-939.

［4］Barry MJ, Fowler FJ Jr, O'Leary MP, et al. The American Urological Association symptom index for benign prostatic hyperplasia. J Urol, 1992, 148(5): 1549-1557.

［5］Kaplan SA, Olsson CA, Te AE. The American Urological Association symptom score in the evaluation of men with lower urinary tract symptoms: at 2 years of followup，does it work? J Urol, 1996, 155(6): 1971-1974.

［6］张家华，季惠翔，金锡御，等. 功能性尿道重建术治疗前列腺术后真性尿失禁初探. 第三军医大学学报，2004, 26(18): 1680-1683.

［7］田志军，付卫华，张家华. 雄犬功能尿道长度变化对尿动力学指标的影响. 第三军医大学学报，2008, 30(4): 307-309.

［8］陈光耀，梁健峰，周如铁，等. 经尿道等离子体双极电切剜除法治疗良性前列腺增生 280 例. 现代医院，2009, 9(1): 39-41.

［9］Krambeck AE, Handa SE, Lingeman JE. Experience with more than 1, 000 holmium laser prostate enucleations for benign prostatic hyperplasia. J Urol, 2010, 19(1): 39-41.

第四篇

良性前列腺增生其他治疗

第二十章 经尿道柱状水囊前列腺扩开术

李 虎 曾颖科

第一节 经尿道柱状水囊前列腺扩开术发展简史

1987年美国 Castaneda 报道，应用球囊扩张治疗 BPH 5 例，由于操作简单，创伤小，在国内外曾一度开展，但又由于该扩张法效果不确定，出血多、又被逐渐放弃。

自20世纪80年代起，中国山东省平度市人民医院泌尿外科姜汉胜主任经过多年的探索、实践，从改变导管球囊大小到变换球囊的形状、数目，以经尿道柱状水囊前列腺扩开术经数千例前列腺增生，取得了较好的效果，总有效率超过80%。

姜汉胜主任为了更好地推广经尿道柱状水囊前列腺扩开术这一创新术式，辗转多地找到北京大学第一医院泌尿外科郭应禄院士。郭应禄院士凭借丰富的临床经验第一时间发现了该技术的优势，并亲自安排多位博士研究生前往平度市人民医院进行调研学习。经过3个多月数十例扩开术的实施，确定了扩开术的短期效果、有开展研究的价值。之后郭应禄院士集合多位泌尿外科及扩开术专家进行动物实验、漏尿点实验等对扩开术的有效性和尿道括约肌安全性进行研究，并给予扩开术手术机制及疗效的科学解释。

第二节 经尿道柱状水囊前列腺扩开术器械设备发展简史

这些年来，扩开术的手术步骤逐步完善，使用器械不断更新（图20-1）。

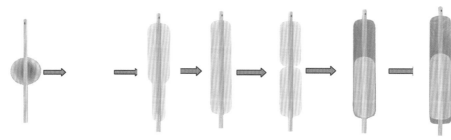

单囊球形　单囊水滴型　　单囊酒瓶型　　单囊柱状　前后双囊柱状　内外双囊柱状　　最新

图 20-1

这些更新和改进使得扩开术和以往的球囊扩张有了本质的区别（表 20-1）。

表 20-1　传统球囊扩张术与 TUCBDP 的区别

	传统球囊扩张术	TUCBDP
水囊形状	圆形球囊	柱状水囊
水囊数量	单囊	双囊
水囊位置	在尿道中易滑动，不稳定	内囊起支点和定位作用
扩张压力	低	高
扩张理念	仅对腺体进行扩张	强调将前列腺包膜扩开，扩裂
远期效果	无法保证	良好

　　最关键的是扩开术扩开前列腺包膜，改变了近百年内包膜内治疗 BPH 的理念，保证了手术效果。这也是美国的球囊扩开术逐渐销声匿迹而我们中国的扩开术越来越被广大医生和患者所认可的原因。

　　经尿道柱状水囊前列腺扩开术是转化医学的典范，协同创新的成果。随着临床的大规模应用，材质、操作方式都在不断完善，必将成为治疗前列腺增生的一种重要手段。

第三节　经尿道柱状水囊前列腺扩开术研究基础及现状

　　经尿道柱状水囊前列腺扩开术主要用来治疗良性前列腺增生所引起的排

尿梗阻。

传统的前列腺增生外科治疗，以切除增生的前列腺组织为主。郭应禄院士研究团队经过多年的潜心研究和改良，发明了柱状水囊前列腺扩开技术，柱状水囊由内外囊组成，利用 3 个大气压的高压，内囊扩开前列腺尖部，并起到固定和支点的作用，防止外囊扩张时导管滑动。外囊增加了长度和直径，保证了前列腺部全尿道的包膜扩开。包膜扩开技术，为前列腺增生的外科治疗提供了新思路（图 20-2）。

对于前列腺增生有手术适应证，尤其有明确保留性功能需求、年老体弱不能耐受长时间麻醉无法进行前列腺电切术者、惧怕手术者，均可选择行柱状水囊前列腺扩开术。

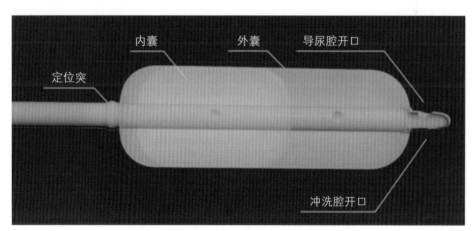

图 20-2

第四节 经尿道柱状水囊前列腺扩开术操作的解剖学特点

1. 首先内囊在前列腺尖部 12 点位扩开包膜。
2. 随后外囊延续扩开整个背侧包膜。
3. 前列腺腺体向外膨出。
4. 形成向 12 点位延伸的宽大尿道。

释放压力

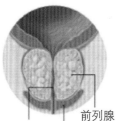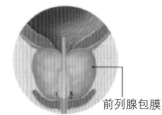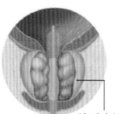

尿道　括约肌　前列腺

柱状水囊　前列腺包膜

前列腺包膜

1. 男性尿道被前列腺包围，而前列腺体被包裹在坚韧的包膜内，前更腺体不断增大，会挤压尿道，引起许多泌尿问题。

2. 手术过程中，用柱状水囊扩张尿道。

3. 扩张尿道会使前列腺周围的包膜破裂，从而减少包膜内的压力，降低对尿道的压迫。

图 20-3

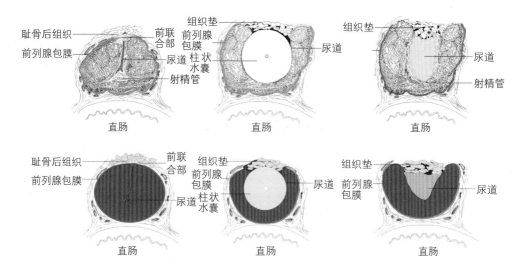

耻骨后组织　前联合部　前列腺包膜　尿道　柱状水囊　射精管　直肠

组织垫　前列腺包膜　尿道　直肠

组织垫　尿道　射精管　直肠

耻骨后组织　前联合部　前列腺包膜　尿道　柱状水囊　直肠

组织垫　前列腺包膜　尿道　直肠

组织垫　前列腺包膜　尿道　直肠

图 20-4　前列腺扩开术图解

第五节　术前准备及导管选择

一、术前准备

1. 对所有患者的全身状况进行系统评估。结合患者及其家属信息采集病史，包括现病史、既往慢性病史及重大手术史，对所有入组患者进行前列腺国际症状表和生活质量评分表评分。

2. 完善术前检查：血液常规、尿液常规、中段尿培养、肝肾脂功能、凝血功能、前列腺特异性抗原、胸片、心电图等；特殊检查包括经腹部前列腺超声检查、残余尿量测定、尿流率检测，部分患者行 24 小时动态心电图、肺通气功能检测等；对 PSA 升高者常规行核磁共振检查或（和）经直肠前列腺穿刺活检以排除前列腺癌。

3. 尿路感染患者常规应用敏感抗生素至相关指标恢复正常。

4. 高血压患者请相关科室会诊调整血压，并控制血压160/100 mmHg以下。

5. 长期服用阿司匹林等抗凝药物者予以停药 1~2 周。

6. 双肾积水、肾功能不全者予以导尿、护肾等对症治疗，待肌酐降至基本正常。

7. 糖尿病患者请相关科室协助治疗，予以胰岛素或降糖药物，术前将血糖控制稳定，将空腹血糖控制在 <8 mmol/L，餐后两小时血糖控制在 <14 mmol/L。

8. 术前禁食 12 小时、禁饮 4 小时，术前一天当晚与术日早晨各清洁灌肠一次，并请麻醉科医师对患者的手术耐受度进行评估，指导患者完善术前准备以减少术中术后并发症的发生，避免手术风险和意外。

相对前列腺治疗的金标准经尿道前列腺电切术，经尿道柱状水囊前列腺扩开术手术时间更短（平均 15 分钟），填补了解决尿道梗阻问题不用开刀的空白。这种技术创伤小，手术时间短，而且安全系数高。是身体虚弱、耐受力差或不适合做切除腺体治疗患者的理想选择。

二、导管选择

依据前列腺大小，特别是前列腺上下径长短选择柱状水囊导管，前列腺

体积 <40 g，一般选择 38B 号导管；前列腺体积 40~80 g，一般选择 39~40B 号导管；前列腺体积 80~120 g，一般选择 41~42B 号导管；大于 120 g 一般选择 41C、42C 号导管。选择导管的原则：与前列腺体积、膀胱残余尿量、年龄、排尿困难时间、急性尿潴留发作次数成正相关。

第六节 经尿道柱状水囊前列腺扩开术操作技巧及注意事项

一、手术操作技巧

1. 尿道用 F24–26 探子扩张后膀胱（电切）镜经尿道插入检查（图 20–5）。

2. 插入导管　导管外涂水性润滑剂后插入膀胱（见有尿液从管口溢出证实已插入膀胱）

插入导管时应用食指在直肠内前列腺尖部向上轻轻抬送辅助插入（图 20–6）。

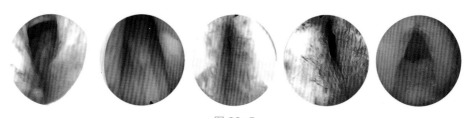

图 20–5

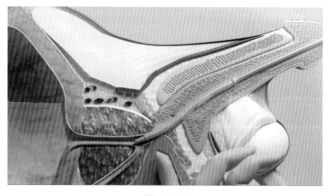

图 20–6

3.定位导管　术者左手扶持导管，右手示指直肠指诊，在前列腺尖部触到水囊尾端的定位突后，将导管向外拉 1.0 ~1.5 cm（大部分会感觉到定位突跨过外括约肌时的落空感），暂固定导管不动。

4.内囊牵拉二次定位（图 20-7）。

5.内囊注水　助手连接压力泵到内囊冲压接头，然后向内囊注入固定单位的生理盐水（根据型号不同注入不同单位的生理盐水），使压力达到 0.15 MPa（这时术者应该在前列腺尖部摸到初始囊型，如触摸不到则需向内或向外调整导管，直至前列腺尖部可触膨胀水囊），此时术者应轻轻向外牵拉扩裂导管（目的是让内囊尽量靠近外括约肌，注意不要用力过大，防止把内囊拉到尿道球部），助手继续向内囊注入生理盐水至压力持续维持在 0.3 MPa，关闭内囊充水压接头（图 20-8）。

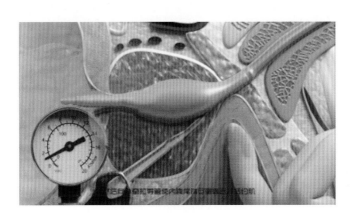

图 20-7

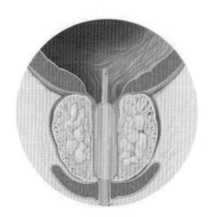

图 20-8

6. 内囊注水（图 20-9）。

7. 外囊注水　助手把压力泵接入外囊充压接头并向外囊注水，向外囊注水时注意一定要牵住扩裂导管，防止扩裂导管向膀胱滑入（整个注水过程一定都要始终向外牵拉扩裂导管，而且一定要保证在前列腺尖部一直能摸到囊尾隆起），当外囊压力稳定在 0.3 MPa 后，停止注水，维持压力 5 分钟（期间压力下降需补压到 0.3 MPa）（图 20-10）。

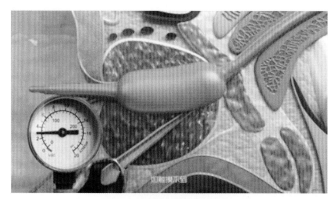

图 20-9

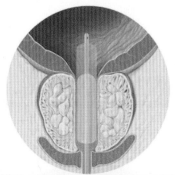

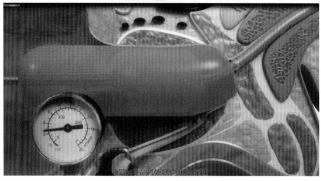

图 20-10

8. 双囊放水　将内外囊水全部放掉，拔出扩裂导管后做压腹排尿实验（图 20-11）。

9. 术后电切镜检查　初学者术后可插入电切镜观察扩开后腺体情况，扩开效果明显可直接到第八步，若扩开效果不明显可重复 2~6 步骤，如有出血明显的患者可用电切镜电凝止血（图 20-12）。

10. 置入尿管　插入 F-20 或 F-22 普通三腔气囊导尿管，持续膀胱冲洗。系扎纱布条在尿道外口结扎于尿管上（术后 6 小时解除），手术结束。术后根据情况可 5~10 天拔除尿管。

二、术中注意事项

1. 扩开术手术插管的技巧和注意事项

（1）插管常规操作：导管外涂水性润滑剂后插入膀胱（见有尿液从管口溢出证实已插入膀胱）。

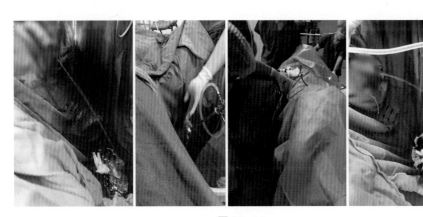

图 20-11

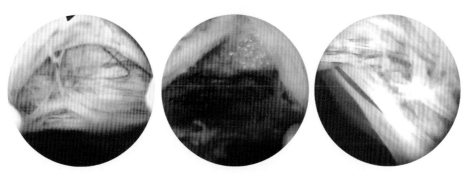

图 20-12

（2）注意事项：食指要提前放在直肠内前列腺尖部，等导管头端碰到食指后再向上轻轻抬送辅助插入。切勿先插导管等插不动了才往上抬。

2. 扩裂导管定位：导管定位过程中，右手示指直肠指诊，在前列腺尖部触到水囊尾端的定位突后，将导管向外拉 1.0~1.5 cm（大部分会感觉到定位突跨过外括约肌时的落空感），暂固定导管不动。助手向内囊注入 5~10 mL 生理盐水，这时右手示指可在前列腺尖部摸到初始囊型，如触摸不到则需向内或向外调整导管，直至前列腺尖部可触膨胀水囊，应轻轻向外牵拉扩裂导管让内囊尽量靠近外括约肌，这样定位就非常准确了。

第七节　经尿道柱状水囊前列腺扩开术围手术期的治疗和护理

1. 术后一般不用止血药，以防老年血栓形成。

2. 适当活动下肢，改善下肢血液循环，防止下肢深静脉血栓形成。

3. 术后保持冲洗与引流通畅，适当应用抗生素。

4. 术后 24 小时将尿道外口处系扎的纱布条解除，以防尿道口处黏膜缺血坏死。

5. 术后 5~7 天拔除导管，一般可正常排尿，如不能正常排尿，继续带管 5~10 天水肿消除后拔除。

6. 术后注意外阴卫生，定时用碘伏消毒尿道外口及附近导管。

7. 术后预防老年便秘，防止排便时心、肺、脑等意外情况发生。

8. 如有需要，术后可使用镇痛泵止痛，防止膀胱痉挛引起出血。

第八节　经尿道柱状水囊前列腺扩开术并发症的预防和处理

1. 拔管后排尿困难，无需紧张，可能是尿道水肿所致，少数病人因为排尿时疼痛致后尿道痉挛所致，另外合并下尿路感染、膀胱严重老化也是拔管后不能正常排尿的原因，可继续保留导尿，定时放尿，5~10 天拔出。口服 5-α

还原酶抑制剂，口服坦洛新，抗生素溶液冲洗膀胱和尿道。

2.尿失禁，一般是暂时性的，要指导患者进行提肛运动、会阴按摩，并采用超声检测有无残余尿，如残余尿多，建议导尿并口服溴吡斯的明早晚各1片；如果残余尿少，α 受体阻滞剂每晚睡前 2 片；如果没有残余尿，口服索利那新每日 1 片。

第九节 经尿道柱状水囊前列腺扩开术术后随访

该手术是近年来新开展的泌尿外科微创新技术，是一种应用复合棒（柱）状水囊扩裂导管经尿道扩开前列腺及其包膜，以达到扩张尿道、解除梗阻、通畅排尿目的微创介入治疗方法。其原理是利用柱状水囊的高压张力将前列腺组织裂开至包膜，使得尿道增粗，解除梗阻。在远期效果上，从理论上而言术中前列腺组织受到高压张力，腺体内的血管、神经受损，使得形成血管栓塞，神经无营养而萎缩，丧失功能。前列腺组织失去血管、神经的营养而萎缩，腺体缩小，防止了前列腺增生的复发，保证了远期临床疗效。但其在临床开展时间尚短，远期疗效有待进一步验证。

第二十一章 经典经尿道前列腺电切术（TURP）

李云龙

一、引言

要切除大量的腺体组织，有多种不同的方法，主要是为了在切除腺瘤的主体前，先阻断供应前列腺的全部血管，以期减少手术中的血液丢失。

所有的方法一般都是分三期进行，首先是切除一块锥体形的组织，其底部在内括约肌，尖部在精阜附近；第二阶段将此漏斗区向远侧扩展；第三阶段，亦即最后阶段，清除尖部组织。

二、Nesbit法

1943年，Nesbit在他的《经尿道前列腺切除术》一书中首次详细介绍他的方法。

此法系先在前列腺包膜与增生组织之间切除一条沟，使腺体的主体断绝血运；第二阶段即可将大部分组织迅速切除，失血较少。这种方法的先决条件是腺瘤要够大，能容下这样一条沟。如侧叶不太大或明显突出的中叶增生，此法即不适用。

（一）第一步 在腹侧切出一平顶

手术从12点位置开始，将切除镜旋转180°，以便操作。在正式开始切割前，先仔细看一下，情况会和从6点开始切不一样。侧叶之间的前联合可以不对称而偏于某一侧，因侧叶的发展可能不均衡。前后移动切除镜，看清远侧与近侧的界限。如术者对腹侧前列腺部尿道与膜部尿道的连接处辨认不清，可用某种括约肌测验的方法来确定。在12点处切第一刀，侧叶不对称者在二者联合处切第一刀。此处仅有少量组织连接两侧叶，切一两下在近侧即可显露内括约肌。其纤维即为切除区近侧缘的标志。继续做几下延伸切割，使其达腺瘤的远侧界限。为安全计，一般在远侧保留一些组织，以保护外括约肌。第一下切割完成后，即开始做平顶。方法是向左右扩展，以后的切割要以最初切除的沟的终点为准。最初的沟的重要界限是：（1）内括约肌；（2）切割区的远侧终点；（3）切的深度要到包膜。内侧方切割要参照第一下切割。在做沟分离侧方前，在腹侧平顶继续切，直至两侧叶尖端被消除。至此视野即有改善，有切除镜活动的余地，便于灌洗液引流，可以进行止血。有时，在这里可以碰到相当大的血管。

（二）第二步　挖沟

切出平顶为第一步结束。现在开始在两侧做沟。Nesbit 介绍的方法是先进行一侧，直至 7 点处，然后开始对侧。也可以左右交替，两侧对称，一齐进行。这样定向较方便。近侧的标志是内括约肌，周围为前列腺包膜。每次切割的远侧终点与邻近的前一次切割终点平齐。开始挖沟不久就会碰到第一条血管。切断后立即在包膜一侧予以凝固。此沟在两侧应切至 8 点或 4 点处。在开始进行下一步前要仔细止血。

（三）第三步　清除腺瘤组织

下一步要切除所有增生组织，直至侧沟底部水平。因此很少出血，这一步可以切得快一些。向直肠内伸入一手指协助，对这一步很有帮助，因已失去侧方固定，组织活动度增大。在进行切除时应一层一层地左右来回切。保持清洁、规则的平顶，以免迷失方向。两侧叶的切除可同时进行。至两侧沟底部平面时，手术这一步即结束。

（四）第四步　切除至前列腺的底部

像前一步一样，从技术上这一步也不难。组织的切除也是按水平方向一层一层地切，直至背侧内括约肌完全暴露。现在还不需要一直挖到包膜。此时要挖到包膜并不难。圆锥下部切除完成后，切除大腺瘤手术的这一步即告结束。只有完成这一步，并妥善止血后，才能开始清除包膜内其他部分。各种不同的手术方法，开始时都要先切除围绕前列腺部尿道的这一块圆锥形组织，各种方法均相同。挖出腺窝内剩余组织。有很多人对这一步的认识还不够明确，技术上还有一定困难。

1.从几何学的观点看，以下两种方法可选用一种。

（1）小块切割：初学者愿用的方法，一小块一小块地将腺瘤组织切除。

切除镜基本不需要移动。

（2）长条切割：开始切得薄，中部较厚，这样进展即较快。切除的组织块两端薄、中间厚。

2.控制切除镜与切割环：在包膜内这一部位操作，可能需要术者整个身体都做相应的移动。对这些配合动作，初学者常感到困难。手术技巧包括三部分：（1）线性切割：在进行切割时将切割环伸出，然后缩回镜鞘，其切割过程可称之为线形切割；（2）穿透组织的深度：在整个手术过程中，术者的头部和切除镜的目镜部分，要向切除部位相反的方向移动。切除镜向患者右侧外展，切割环即穿入左侧组织更深；（3）延伸切割及三种技巧联合应用：大腺瘤需要做延伸切割，这是第三种手术技巧。要将整个切除镜一齐外撤。

这三种技巧相互配合似乎很难掌握。还有一种几何学因素值得注意：切除镜的支点在膜部尿道处，杠杆的短臂在前列腺部尿道内，长臂在阴茎部尿道内即在患者体外部分。术者必须按照长短臂的比例，增加外翻部的活动范围，才能满足内部移动距离的要求。

在前列腺底部做切除时，术者头部要做上下方向的移动，情况与上述者相仿。镜鞘滑向远侧时，切割环切入组织，在终点处才缩回镜鞘。

3.决定切的深度：虽然对切割的厚度并没有可靠的固定标志，有两种方法可帮助我们估计需要切除组织的多少，这样可以达到将腺瘤完全切除，又不发生穿孔。

（1）挖沟的方法（分段的方法）：这种方法是先在某处很谨慎地一层一层地切，直到包膜，一般是7点与5点处。在前面手术的第2阶段，在尿道内口周围已经暴露了内括约肌。切割即从此处腺瘤的内缘开始，根据腺瘤的大小，切除相应的一条组织。如又暴露一些包膜，切割环就再向前移，由包膜–腺瘤连接处开始，很谨慎地再切一薄层。如此反复进行，直至沟的全程均暴露出包膜。按腺瘤的大小，此沟深浅可有不同，止于尖部区。为安全计，尖部精阜旁保留少量组织，至手术最后阶段。双侧如在9点与3点处挖沟，能够说明需要切除的组织厚度。然后将此沟向两侧扩展，直至又暴露一部分包膜。这样一段一段地暴露包膜，所以也可以叫分段的方法。此法可用于有大量腺瘤组织需要切除者。

（2）切线法：腺瘤较小者可用此法。前面的方法是将整个剩余腺瘤组织放射状的分为若干段，一直切到包膜；此法与前述者不同，手术是依照切线位置分期进行。先环形地清理出一部分，以后逐步向远侧扩展，直至四周包膜内组织均被清除，仅剩尖部一些组织。在手术的这一阶段，无论采用哪种方法，标志都是一样的：内括约肌、包膜、腺瘤的近侧缘。尖部组织切除后手术即结束，具体操作技术在各种手术方法都是一样的。

三、切除突入膀胱内的侧叶

（一）外科解剖

在讨论切除技术的解剖基础时曾提到，腺瘤的发展可以是包膜内（三角区下）或膀胱内。后者（膀胱内型）在有经验的术者也可能会碰到一定困难，完全切除膀胱内部分常会出现一些问题。内括约肌可将腺瘤勒成哑铃形，在膀胱前列腺连接处穿破的危险即增加。

（二）切除技术

术前检查可以确定是否属于这一类型，包括 B 超、内镜检查及应用逆视窥镜进行检查。内镜检查能了解何处增生的组织最少，可能在两侧叶相连处或侧叶与中叶连接处。

一般从两侧叶腹侧的连接处开始切，最合适。可用前面介绍的挖沟的方法，在膀胱与包膜腺瘤的移行区，连续向深处切，直至暴露内括约肌。此时可能会看到在内括约肌的近侧还有腺瘤组织，可能为一薄层组织与内括约肌的连接已不多。如用先定始点的方法，在膀胱几乎排空的情况下，从这块组织的顶部再切一下，即可完全切下来。

最好切的这一下可使局面大为改观。切除的近侧界限为内括约肌，通过远侧的沟，可以看出与包膜的关系。如继续切除膀胱内组织至内括约肌，事情并不难。但必须注意，一直按切线的方向切下去，最后容易剩一薄层组织，再切常有困难。在靠近腹侧的部分如发生这种情况则更为不便，因要切到这一部分悬垂组织需要极力压低目镜。如从基部切断，一大块组织可脱落至膀胱内，排出就会有困难。

四、切除突入膀胱内中叶

（一）外科解剖

这种情况和侧叶向膀胱内突出有相似之处。中叶突出膀胱内甚至可超过输尿管间嵴。这样就有损伤输尿管口的危险。如前列腺后隐窝深，中叶在膀胱内可不解除膀胱底部。内括约肌也可以将腺瘤起始部勒住。

（二）切除方法

也可采用挖沟的方法。在侧叶连接处，需切除的组织少，向包膜方向切几下就能暴露内括约肌。像切除突入膀胱腔内的侧叶一样，在内括约肌近侧不要遗留组织。在对侧相对应的部位同样操作，目的不仅是为了找出内括约肌的标志，同时也断绝中叶一部分血运。将切断的较大血管予凝固，然后即可开始切除中叶。注意要避免一层一层地沿着切线方向做切割，否则就会出现前面切除侧叶时所遇到的问题。

由中叶两侧的沟开始切，很快就能见到内括约肌，这样亦便于定向。用先定始点的方法切，可以避免输尿管口损伤。如按切线方向切割，最好中叶即坠落在膀胱基底部，压在输尿管口处。如果切除方法不当，也可使大块组织脱落在膀胱腔内，致排出困难。

五、Barnes 的方法

（一）引言

1943 年，Barnes 在一本专著中介绍了他的手术方法。与 Nesbit 的著作同年出版，他的方法与 Nesbit 不同之处在于：它是按照腺瘤的形状采取对策。Nesbit 法是早期在周围暴露内括约肌；而 Barnes 法是先完全清除一侧，再切另一侧。但手术大致也是按照近侧部、中部与尖部三个阶段来完成。

（二）切除前列腺底部

首先清除前列腺窝底部，连中叶一并切除。Barnes 的方法不挖沟，而是一层一层地切。

（三）切除侧叶

先从一侧叶切除一块圆锥形的组织，也是逐层切，但系上下方向进行。从前列腺窝底部开始，此处中叶切除后已有一些标志，有背侧向腹侧推移。首先在狭长的尿道腔一侧，侧叶的内面开始。向侧叶腹侧部分进展时需倒转切除镜。这种方法是先切除近侧圆锥部分的一半及一个侧叶的膀胱内部分与包膜内的内侧部分，再继续扩展切除同侧尿道内的部分。整个侧叶被切除后，开始做对侧。

六、Alcock 和 Flocks 的方法

（一）引言

此法和本书前面所介绍的方法有相似之处。在切除侧叶时，先在侧叶中部 3 点与 9 点处做沟，腺瘤大时可在数处做沟，分段将腺瘤切除。

（二）切除中叶

具体方法与 Barnes 相似，但系由侧方开始。在下部侧叶与中叶之间切一条沟，使深及内括约肌纤维，切断供给中叶的主要血管。然后即可将中叶一直切到内括约肌纤维。实际上，此时已切除侧叶下部一些组织，然后继续进行下一步。

（三）切除侧叶

先在侧叶 3 点与 9 点处切出一条放射状的沟，将侧叶分成两半。此沟由尿道腔向包膜，直到内括约肌纤维。这样需要切除的部位已明确，手术的界限也已经明确。是按照 Barnes 的方法由内向外侧切，还是按照 Nesbit 的方法水平方向切，可按局部情况而定。侧叶体积大，突入尿道腔明显者，可用水平方向切法。较小的腺瘤可用由内向外逐层切除的方法。像其他方法一样，每个人的操作可有些差别。此法的优点为使操作简单化，在侧叶挖出标志沟后，就可以向前列腺窝底部逐步推移。所有工作均可在正常体位，一排排地在水平方向进行切割。不需要扭着身子操作。

（四）切除腹侧组织

切除腹侧组织时，腺瘤大时需要切除的组织多，可能会有一些困难。可先切除 9 点至 11 点与 3 点至 1 点处组织，最后腹侧中线处残留组织切除即较容易。

（五）切除前列腺尖部组织

直肠内伸入手指协助并使切除镜喙部斜向前列腺窝对操作有一定帮助。有的腺瘤组织已越过精阜，应确定外括约肌的部位，前后移动切除镜可有助于辨认。

第二十二章 良性前列腺增生药物治疗

李云龙

良性前列腺增生（BPH）是老年男性常见疾病，也是导致老年男性下尿路症状（LUTS）最常见的原因。随着疾病进展，可能会逐渐出现膀胱储尿和排尿功能障碍。BPH 的排尿症状和并发症的出现与下面三个方面的病变有关：（1）逼尿肌病变；（2）前列腺动力因素，包括前列腺、前列腺包膜及膀胱颈部的平滑肌，平滑肌的肌肉张力增加，将引起不同程度的下尿路梗阻症状；（3）增大的物理学或称前列腺静力因素。目前，所有前列腺增生症的治疗针对的是前列腺动力和静力因素。随着药物治疗的进步，相当一部分患者通过药物治疗能够有效缓解 BPH 引起的 LUTS，控制疾病进展，减少并发症的发生，显著改善生活质量，使得近年来在临床上需要进行手术治疗的患者的数量逐年下降。

第一节 良性前列腺增生的药物作用机制

当前，用于治疗 BPH 相关症状的药物主要有两大类：$\alpha 1$ 肾上腺素能受体拮抗剂和 5α - 还原酶抑制剂。$\alpha 1$ 肾上腺素能受体拮抗剂主要作用于尿路系统的平滑肌，使其张力降低；而 5α - 还原酶抑制剂能够使前列腺体积缩小。此外，植物制剂在 BPH 的处方中也占据一定比重，其可能的作用机制有抗炎作用、5α - 还原酶抑制剂作用等。但是，关于植物制剂作用机制的研究主要基于体外实验的结果，而这无法反映其在活体内真实的药理学作用。

一、$\alpha 1$ 肾上腺素能受体拮抗剂

肾上腺素能受体可分为 α 受体和 β 受体，二者结构、分布与功能均存在差异。β 受体主要分布于血管平滑肌、气道和子宫等器官，而 α 受体则分布于血管平滑肌、尿路和中枢神经系统。α 受体可进一步分为 $\alpha 1$ 和 $\alpha 2$

受体。α2受体属于突触前受体，当其与去甲肾上腺素结合后，通过反馈作用机制减少受刺激神经元对去甲肾上腺素的进一步释放。α1受体位于靶器官的细胞膜上，而结合位点则位于细胞膜的深部，其属于G蛋白耦联受体的一个亚型。根据放射配体结合实验结果，α1受体又可以进一步分为α1A、α1B和α1D受体，其中前列腺α1受体中约70%为α1A受体。α1D受体主要分布于膀胱和骶髓，α1A和α1B受体还分布于血管平滑肌。当α1受体与去甲肾上腺素结合后会影响G蛋白与受体的结合，导致G蛋白α亚基解离。G蛋白亚基通过磷酸化作用得到激活，而后与磷脂酶C结合并进一步使其激活，磷脂酶C水解膜磷脂产生第二信使。第二信使中的肌醇三磷酸使肌浆网中的钙离子释放，从而导致平滑肌收缩。

在尿路系统，α腺素能受体主要分布于前列腺和尿道，而膀胱的受体密度相对较低。α受体与作为神经递质的去甲肾上腺素结合后，最终导致尿路系统的平滑肌产生收缩。而平滑肌张力的增高，则会导致尿液排出受阻和排尿症状加重。尿流动力学结果证实，α受体兴奋能够导致尿流阻力增加。随着尿流阻力增加，膀胱逼尿肌会产生继发性改变，而与LUTS症状相关的脊髓反射也逐渐形成。

与正常前列腺相比，BPH的腺体组织中间质/上皮比值增高；而平滑肌主要分布于前列腺的间质中，所以，BPH患者对于α肾上腺素能受体的刺激处于高度敏感状态。α受体拮抗剂主要通过阻断去甲肾上腺素与突触后α1受体结合而实现其治疗作用，细胞内钙离子释放的减少导致前列腺和尿道平滑肌张力降低，从而降低尿流阻力，缓解排尿症状。但是，α受体拮抗剂对于LUTS和生活质量的显著改善并不能通过这种机制得到圆满解释，由α1D受体所介导的膀胱逼尿肌张力降低可能也在症状的缓解中起到一定作用。

除泌尿系统外，α受体还广泛分布于血管平滑肌、大脑和脊髓，α受体拮抗剂的副作用大多与这些部位的受体被阻断有关，如体位性低血压、乏力、头晕等。

二、5α–还原酶抑制剂

前列腺的正常发育及正常结构和功能的维持都依赖于雄激素；而睾丸维持睾酮分泌的功能需要持续接受垂体所产生的黄体生成素（LH）来刺激。睾酮（T）受到前列腺内5α–还原酶的作用而转化为双氢睾酮（DHT），T和

DHT 都能够与雄激素受体结合并使其激活而产生一系列分子事件，最终使前列腺上皮和间质生长，并维持其分泌功能。DHT 与雄激素受体的亲和力要远高于 T，是前列腺主要的生长刺激因子。当前，主要通过影响垂体 – 睾丸 – 前列腺轴来尝试阻断和改变外源性因子对于前列腺生长的刺激作用。一种方法是通过改变垂体功能或去除睾丸来影响睾酮的产生和分泌；另一种方法是阻断前列腺内 T 向更高生物活性的 DHT 转变而降低前列腺生长的效应；最后一种方法是干扰 DHT/T 与雄激素受体的结合。

雄激素剥夺治疗会导致前列腺解剖和功能发生显著变化。氟他胺是一种非类固醇类雄激素受体拮抗剂，与 T 及 DHT 竞争雄激素结合位点，这将导致前列腺发生显著的组织学改变，包括：鳞状上皮化生、纤维化、基底细胞肥大和淋巴细胞浸润。使用氟他胺进行抗雄激素治疗患者的精液质量改变，反映了前列腺分泌功能的改变。通过切除睾丸进行手术去势同样会对前列腺解剖和生理产生深远影响。吴阶平等对 26 名曾经为清朝太监的老人体检发现，21 人的前列腺已无法触及，或显著萎缩。研究发现，去势同样会导致前列腺内 DNA 合成和基因表达的改变，使前列腺细胞发生凋亡。

睾丸分泌的雄激素主要为睾酮，其对依赖于雄激素的活动有直接激活作用，主要效应器官为骨骼肌、大脑和睾丸曲细精管。但是，前列腺内雄激素的主要形式为 DHT，由 T 经 5α – 还原酶作用转化而成。5α – 还原酶包含两种同工酶：Ⅰ型和Ⅱ型。Ⅰ型 5α – 还原酶主要分布于肝脏和皮肤（皮脂腺），前列腺内含量非常少。Ⅱ型 5α – 还原酶主要分布于前列腺、肝脏、胸部皮肤、胡须和头皮（毛囊）。在前列腺内，90% 的雄激素以 DHT 形式存在。虽然 T 和 DHT 都能够与雄激素受体结合，但是 DHT 与雄激素受体亲和力更高，形成的复合物更加稳定；此外，在 DHT– 受体复合物的刺激下，雄激素受体密度会显著增加。DHT– 受体复合物与 DNA 结合能够启动一系列雄激素依赖基因的转录与蛋白合成。

第二节 良性前列腺增生药物治疗

虽然 TURP 能够有效缓解 BPH 所致的 LUTS，但除复杂的膀胱出口梗阻

（BOO）外，药物治疗仍然是 BPH 的一线治疗，并且在临床广泛应用。临床所应用的药物主要有 α1 肾上腺素能受体拮抗剂和 5α-还原酶抑制剂，此外还有一些植物制剂和中医药制剂。对于大多数希望接受药物治疗的，合并 LUTS 的 BPH 患者而言，以 α1 受体拮抗剂进行初始治疗可以有效缓解下尿路症状，是一个恰当的选择。而 5α-还原酶抑制剂在 PSA 水平较高、前列腺体积较大的患者中疗效更显著。

一、α1 肾上腺素能受体拮抗剂

当前，用于治疗 BPH 相关 LUTS 的 α 受体拮抗剂类药物共分为三代，药物的选择性和特异性越来越强。最早用于 BPH 治疗的是酚苄明，是一种非选择性 α 受体拮抗剂，能够同时阻断 α1 和 α2 受体，所以它会导致严重的心血管副作用。哌唑嗪是一种短效选择性 α1 受体拮抗剂，当前主要用于高血压的治疗，较少用于 LUTS。第二代 α 受体拮抗剂包括：多沙唑嗪、阿夫唑嗪、特拉唑嗪和吲哚拉明，这些药物均选择性作用于 α1 受体，与此前药物相比，副作用显著减少。随着 α1 受体新亚型的发现，第三代更高选择性的药物也得以产生。坦索罗辛和萘哌地尔选择性作用于 α1A/α1D 受体，心血管和中枢神经系统副作用较第二代药物更少。多中心、随机分组、双盲、安慰剂对照的研究已经对长效的 α 受体阻滞剂特拉唑嗪、多沙唑嗪和坦索罗辛以及阿夫唑嗪进行了安全性及有效性的评价。通过对多中心、安慰剂对照的 II 期或 III 期临床试验进行 meta 分析发现，α 受体拮抗剂的症状缓解作用显著优于安慰剂，但不同 α 受体拮抗剂之间的效果并无显著差异，选择性 α1 受体拮抗剂与非选择性 α 受体拮抗剂相比，心血管的不良反应发生率显著降低。

二、5α-还原酶抑制剂

非那雄胺是一种 II 型 5α-还原酶抑制剂，主要作用于前列腺上皮细胞，改变前列腺组织构成并抑制细胞增殖。口服 5 mg 单剂量非那雄胺吸收迅速，在给药 1~2 小时后血浆药物浓度达到峰值。在循环中，90% 的非那雄胺与血浆蛋白结合，生物利用度约为 63%。非那雄胺能够导致血浆 DHT 浓度迅速下降，在 8 小时内达到最低，而后保持稳定持续 24 小时。非那雄胺-5α-还原酶复合物极其稳定，其半衰期达 30 天左右。该药半衰期约为 6 小时，主要通过肝脏的细胞色素酶 P450 代谢，并主要通过胆汁排出。非那雄胺能够使血浆 DHT 下降约 70%，使前列腺内 DHT 下降 85%~90%。由于 5α–还原酶受到抑制，血浆睾酮的平均浓度会增加 10%~20%，尽管如此，其睾酮水平通常仍处于正常生理范围内。由于 Ⅰ 型 5α–还原酶并未受到抑制，所以血浆和前列腺内的 T 仍可通过该途径进行转化。非那雄胺并非一种即刻见效的药物，其治疗效果常发生在数月之后。

三、药物联合治疗

5α–还原酶抑制剂的症状缓解作用可能在 6 个月后才会出现，而 α1 肾上腺素能受体拮抗剂短期内就会出现疗效；此外，α1 肾上腺素能受体拮抗剂能够使膀胱颈和前列腺处的平滑肌张力降低，而 5α–还原酶抑制剂作用于前列腺上皮，控制前列腺的自然病程，减少并发症，所以将两类药物联合应用似乎是治疗 BPH 的一个理想方案，尚有待进一步研究。

四、其他联合治疗的研究

α 受体阻滞剂起效快，改善 LUTS 更显著，5α–还原酶抑制剂起效较慢，但能延缓疾病进程，因此有作者考虑对 BPH 进展危险较高的患者先采用联合治疗，待 5α–还原酶抑制剂起效后再停用 α 受体阻滞剂，以便既能较快缓解症状又能延缓疾病进程，且治疗费用较全程联合治疗低。先联合治疗然后再单用 5α–还原酶抑制剂，既能较快缓解症状又能延缓疾病进程。

第五篇

良性前列腺增生护理特点

第二十三章 术前护理

李云龙 赵 勇

前列腺增生症是老年男性一种常见病，80岁以上的男性发病率为80%~90%，其中10%的患者需手术治疗。高龄患者常年饱受夜尿增多、排尿不畅、尿潴留等症状折磨，严重影响其生活质量，希望通过手术解除痛苦。但由于患者多脏器已经出现衰老与退化，尤其是高龄且合并其他脏器的慢性疾病的患者，麻醉和手术的风险增加，属于手术高危人群。经尿道前列腺剜除术是近年来开展的微创手术，与开放手术和其他经尿道前列腺微创手术相比，手术创伤小，术中及术后并发症相对较少，术中不会引起稀释性低钠血症，可有效地防止电切综合征的发生，安全性更高。但是，好的手术只是成功了一半，良性前列腺增生手术的护理尤为重要，术前对术中危险因素进行充分的评估，并实施相应的防范与护理措施，可有效地降低术中及术后并发症的发生，取得较为满意的治疗效果。

一、术前准备

前列腺增生患者多为老年人，术前应做好心、肺等重要器官的检查，以及血常规、凝血、B超等辅助检查，发现异常及时处理。了解患者服药情况，对于长期服用抗血小板聚集类药物，术前应停药1周。告知患者戒烟禁酒，指导患者掌握有效咳痰方法，以防术后肺不张的发生。术前备皮操作时注意保护患者隐私，动作轻柔。术前晚给予清洁灌肠，了解灌肠后排便情况。对于有习惯性便秘的患者，术前给予缓泻剂。告知患者充分休息，对于情绪紧张、入睡困难者，可给予镇静安眠类药物。采取综合保温措施，有效预防术中低体温：将体温监测探头放入患者肛门内10~20 cm，以持续监测术中体温的变化。

指导患者练习有效的咳嗽和咳痰的方法，深呼吸以利于主动排痰，减少咳嗽次数，减轻腹压及术后创面出血；术前指导病人多饮水、勤排尿，每日饮水2 500~3 000 mL，以增加尿量冲洗尿路，并应用抗生素预防感染；术前晚清洁灌肠，叮嘱病人术前12小时禁食，6小时禁水。手术室巡回护士对患者进行访视，对患者情况进行评估，向患者介绍手术室环境，消除患者恐惧心理。告知患者由于手术中要使用电器类设备，不要携带金属饰物。

控制血糖。术前对患者全面查体，监测三餐前及睡前血糖，遵医嘱应用口服降糖药或皮下注射普通胰岛素或诺和锐。指导患者低糖饮食，进食粗粮、豆类、绿色蔬菜，三餐配比各占 1/3，水果以西红柿、黄瓜代替。根据血糖值随时调整药物的用量，待空腹血糖控制在 5.6~11.1 mmol/L 时再行手术治疗。

提高机体抵抗力，治疗基础疾病。高危前列腺增生患者大部分合并其他内科疾病，术前做好全面检查，评估身体状况，纠正水电解质酸碱平衡，加强营养。有高血压者控制血压，使术前血压维持在 150/90 mmHg 以下；对心肺功能减退者，术前应戒烟 1 周以上，练习深呼吸，有效咳嗽、咳痰；尿路感染者，留取尿培养，使用抗生素；肾功能不全者，留置导尿管或膀胱造瘘，保持引流通畅，关注肾功能变化。术前各种手术物品准备齐全、到位，与手术医生密切配合，尽量缩短手术时间。

二、术前优质护理

患者入院以后，护理人员应为其提供一个舒适、优质的病房环境，保证病房环境内的干净、整洁，定期通风，并调节室内温度与湿度。术前护理人员应指导患者做好各项临床指标检查，并对其进行相关疾病知识、治疗方法的讲解，以提升患者对疾病的认知度。

三、术前心理护理

BPH 患者由于生理功能的衰退，生活单调枯燥易出现孤独、失落、隔绝、忧虑等不良的心理反应，夜尿增多、排尿困难等症状，时时困扰着病人。同时，因不熟悉医院环境、担心手术费用、手术风险和预后等，患者多伴有焦虑、恐惧等情绪，患者往往表现为焦虑、悲观、失望。护士及时发现患者的心理变化，向患者介绍本院的医疗护理水平及以往同种手术成功病例，耐心细致地向患者讲解手术的目的、手术方式、术后注意事项，以消除其紧张情绪，使其树立信心、平稳心态。应针对患者大多为老年人的特点，以尊重、关心、体贴的态度向患者讲解手术的必要性及手术相关知识，消除患者及家属对手术风险的顾虑。进行心理干预以减轻患者手术应激反应。调整患者心理状态，使其能在较好的状态下安全度过手术和手术后的治疗过程。护理人员应了解每个患者的不同心理，针对性地给予心理疏导。介绍病区环境、设施，介绍手术的方式及成功的病例，让病人说出焦虑的根源，倾听病人的主诉，交谈中注意语速及语调，态度温和亲切，语言通俗易懂，鼓励病人树立战胜疾病的信心，以积极的心态接受手术。

四、术前准备充分

术前协助做好心肺、血等检查，备好一次性"Y"型冲洗管路、三腔导尿管、尿袋等一次性物品，根据患者情况适当备血或输血，注意保暖，预防感冒，戒除烟酒，训练床上大小便。做好术前配血、备皮、皮试等工作，术前晚清洁灌肠，术前禁食 10 小时，禁水 6 小时，为手术成功创造有利条件。

五、术前完善各项检查，积极治疗慢性疾病

（1）全面了解患者心脑血管情况及肝肾功能状态，对其手术耐受力进行综合评价，6 个月内发生脑血管意外、心肌梗死、心功能Ⅲ级及以上的患者，不宜手术；（2）原发性高血压病患者，应用药物将血压控制在 150/90 mmHg 以下；（3）有较严重的心肌缺血及心律失常者给予对症治疗，以改善心肌缺血，纠正心律失常，Ⅱ度以上房室传导阻滞者，要先安装临时或永久性心脏起搏器；（4）糖尿病患者应用降血糖药物，将血糖控制在 11 mmol/L 以下；（5）合并慢性支气管炎患者，给予抗生素预防性治疗，进行动脉血气和肺功能测定，严重肺功能不全者手术要慎重；（6）肾功能不全的患者，要积极给予治疗，改善肾功能，当血尿素氮及肌酐恢复正常后再考虑手术；（7）对于长期吸烟者，术前禁烟 2 周；（8）服用抗凝药物者，术前停服 1 周以上。经过充分的术前准备，将心、脑、肾等重要器官功能调节到较好状态，选择好手术时机，以提高手术的安全性。

六、其他

术前充分做好手术的各项准备工作，备齐手术所需器械和物品。护士要提前熟悉各种手术仪器的性能和使用方法，熟悉手术的过程和配合要点。加强手术间的管理，监督手术无菌操作，积极主动配合手术。

第二十四章　术中护理

李云龙　赵　勇

一、术中风险因素分析

1.高龄高危　患者年龄 >70 岁且合并一种或多种心、脑、肺等重要脏器疾病，统称为高龄高危 BPH。这些患者不仅有重要脏器的功能减退，还存在循环、呼吸、消化、内分泌等系统的功能紊乱，麻醉和手术的耐受力差，可引起慢性疾病、隐匿性疾病的急性发作或造成主要器官、系统的功能衰竭，危及患者生命。

2.心律失常　随着年龄的增长，老年人窦房结的起搏点细胞逐渐减少，心脏储备功能下降。如术中并发低体温、寒战、血压波动、疼痛、缺氧以及水、电解质紊乱等，均可诱发原有或潜在心血管异常的患者出现心律失常。如不及时处理，可引起患者更严重的损害或突然死亡。

3.循环不稳定　前列腺剜除术中，大量的灌洗液持续膀胱冲洗，可通过膀胱黏膜吸收进入血液循环，使循环血量增多，加重心脏负担；硬膜外麻醉阻滞区域血管扩张，造成体液相对不足，引起器官灌注下降，有效循环血量减少；手术体位变化及术中出血均可引起有效循环血量减少。循环不稳定，引起血压波动，可造成心脑血管意外发生。如患者在麻醉后出现胸闷不适、恶心、面色苍白、血压下降，应加大吸氧流量，快速静脉输入 500 mL 羟乙基淀粉，血压逐渐回升，症状好转。如手术后期，血压升高，通过应用降压药，静脉注射呋塞米 10~20 mg，并减慢静脉输液速度等处理后，血压逐渐降至正常。

4.低体温　手术患者的体温低于 36℃即称为低体温，是前列腺增生术中常见的高危风险。老年人因基础代谢率低，对冷的耐受力差，体温调节功能下降，极易发生低体温；对于手术需要 10 000~30 000 mL 的灌洗液，这些低于人体温度的液体在持续冲洗的过程中，会带走人体大量的热量；手术中静脉输入低于人体温度的液体，对患者机体中的体液造成"冷稀释"作用，会使患者的体温下降；硬膜外麻醉阻滞区域血管扩张造成散热增加，肌肉松弛后产热减少。另外，手术部位的消毒、手术间室温低、保暖措施不到位等均可造成体温下降。低体温可抑制心肌收缩力，使心排血量下降，引起心肌缺血和心律失常，还可抑制凝血功能，增加手术出血量。

5.寒战　低体温时机体常以寒战的方式进行体温调节，患者紧张及硬膜外麻醉常引起患者寒战。寒战时全身肌肉不能控制地持续颤动使机体的耗氧量增加；寒战还可导致血浆中儿茶酚胺浓度增加，引起心率加快、血压升高，加重心肺负荷；寒战会影响手术医生的操作，造成膀胱穿孔等意外发生。同时，还会干扰心电监护，影响医生对病情的正确判断。

6.膀胱痉挛　患者精神紧张、手术刺激及灌洗液的温度过低等会造成膀胱平滑肌无抑制性收缩，导致术中膀胱痉挛。膀胱痉挛时患者出现肛门坠胀感及强烈的尿意，增加患者的不适；膀胱痉挛还可引起灌洗液冲洗不畅甚至逆流，造成手术无法正常进行，使手术时间延长，甚至引起大出血，增加手术的危险性。对于术中出现的膀胱痉挛，立即停止手术操作，膀胱内注入盐酸利多卡因100 mg，给予心理疏导等处理，10 min后膀胱痉挛消失。

7.感染　高龄高危患者机体抵抗力下降，加之合并慢性支气管炎，部分患者术前因尿潴留留置导尿管或膀胱造瘘，手术时电切镜反复插入，引起尿道黏膜损伤，易造成术后肺部感染和尿道感染。

二、术中护理实施

1.术中优质护理　高危前列腺增生患者因病程长，并发症多，对手术期望值高或因经济困难无人照顾、术后血尿等原因，会引起焦虑、恐惧心理。面对以上心理问题，我们应关心、安慰患者，加强巡视病房，多与患者及家属沟通，使其了解手术的必要性、手术优点，列举手术成功病例，解释血尿的原因，消除患者及家属的心理顾虑，取得患者的合作与信任。患者送入手术室后，护理人员应再次强化对患者的心理干预，与患者进行交流，进而分散患者的注意力，使其能够保持轻松的心态接受手术；护理人员还应适当调整室内的温度，并做好对患者的保暖护理；同时，护理人员应注意遮盖患者的隐私，以免伤害患者自尊心。

2.人性化护理　热情接待患者入室，帮助患者脱去衣服，将患者扶到手术床上，协助其摆好麻醉体位，注意动作要轻柔，带有保护性，向其说明正确体位对麻醉、手术及预防术后并发症的重要性。同时，尽量将患者暴露在外的躯体加以遮盖。建立一条上肢静脉通路，调节好输液滴速。待硬膜外麻醉起效后，协助患者取膀胱截石位，两腿高度以患者腘窝的自然弯曲下垂为准，膝关节摆正，不要压迫腓骨小头，以免引起腓骨神经损伤，并用绷带将膝部轻轻固定于腿架上，臀下垫一胶单，以防冲洗浸湿手术床。用 0.5% 的碘伏进行阴茎、会阴、双侧大腿消毒，范围从里到外，每个部位使用一个消毒液棉球，各消毒两遍，待干后再铺无菌手术巾。将电极片负极置于患者肌肉丰满处与皮肤完全接触，防止烧伤。用电切灌洗液冲洗经戊二醛浸泡的电切镜等器械，放置手术器械台上。

3. 注意术中保温　手术床上铺保温毯，温度设置为38℃，将棉被和棉腿套平铺在手术床上预热，让患者进入手术间后即置身于温暖舒适的环境中；在实施麻醉及做各项操作时，尽量减少患者身体暴露的面积和时间；摆好手术体位后，双下肢穿上棉腿套，上身盖棉被，注意肩部和上肢的保暖。术中体温保持正常，可减少心肌缺血、心律失常、寒战及其他并发症的发生。

4. 加强术中观察与护理，维持循环稳定　（1）术中密切观察中心静脉压（CVP）、血压和心率的变化，根据其变化及时调整输液量并应用药物，保持循环系统稳定；（2）硬膜外麻醉可使血管扩张，有效循环血量减少，麻醉前，静脉输入羟乙基淀粉 500 mL，并适当加快输液速度，控制患者的收缩压在 110~140 mmHg，CVP 在 5~12 cmH$_2$O（1 cmH$_2$O=0.098 kPa），手术开始后应减慢输液速度；（3）随着手术时间的延长，灌洗液通过膀胱黏膜吸收入血循环的量会不断增加，若 CVP>12 cmH$_2$O，应静脉注射呋塞米 10~20 mg，严格控制输液速度，防止心衰及肺水肿的发生；（4）手术体位取头抬高 10° 截石位，这种体位既可增加老年患者的舒适度，又有利于放松颈部肌肉和静脉回流，增加回心血量，并能减少体位改变对患者的影响。手术结束后，由截石位变为平卧位时，如果同时放平患者的双下肢，大量血液会瞬间流向双下肢引起低血压。因此应先将左下肢缓慢放平，轻轻拍打小腿肌肉，并做被动屈膝运动 5 次，1 分钟后再将右下肢缓慢平放，以防体位变化造成血流动力学的剧变，甚至引起严重的心脑血管意外。

5. 严密观察病情变化　密切监测生命体征、瞳孔，了解血常规、电解质、血气分析检验结果。高血压、肺心病者应根据血压和心功能情况控制输液速度，30~40滴／分，避免补液过多过快导致心脏负荷过重。观察电切综合征的先兆征象，纠正水电解质酸碱平衡紊乱，避免诱发和加重精神异常。（2）灌洗液和静脉输入的液体提前放入恒温箱预热至36℃，使两种液体温度接近人体正常体温；（3）手术前30分钟开启层流和空调系统，将手术间的温度设置为26℃，湿度为50%~60%，保持室内适宜的温湿度，手术开始后，将室温调到23℃，以减少医护人员的不适，手术结束前再将室温调高至26℃。

6. 选择合适的麻醉和实施个体化手术方案　（1）选择连续硬膜外麻醉或腰硬联合麻醉，保持患者术中神志清醒，有利于对病情的判断。此麻醉方法操作简单、安全平稳、可控性强，麻醉效果好，对高龄患者生理影响小。另外，由于麻醉平面下交感神经被阻滞，使血管扩张，血流阻力下降，微循环得到改善，可减少术中渗血及下肢深静脉栓塞的发生概率。同时还可术后镇痛，减少膀胱痉挛和出血的发生率。（2）手术方式根据患者前列腺增生部位、大小、术中生命体征变化及心肺功能耐受情况而定。

7. 加强术中监护，做好急救准备　进行锁骨下静脉或颈内静脉穿刺置管，监测中心静脉压，常规监测心电图、心率、无创血压、体温及血氧饱和度，间断监测电解质、血糖及血气分析等。手术间备好抢救器材与药物，如除颤器、吸痰器、麻醉机和气管插管用物等，抢救车内备胺碘酮、肾上腺素、多巴胺、硝酸甘油、盐酸利多卡因、阿托品、去乙酰毛花苷、硫酸镁等药物。持续面罩低流量吸氧，记录出入量，严密观察生命体征及病情变化，发现异常及时报告医生进行处理。

8. 巡回护士配合　患者取膀胱截石位，腘窝下垫棉垫，腓骨小头处不要受压，以免损伤腓总神经。手术过程中，注意采取各种保暖措施，手术区之外部位要盖好，冲洗液温度用电恒温箱加热，达25~30℃，注意膀胱冲洗液的压力和高频电刀的参数。手术过程中防止电刀灼伤患者，术中经常检查负极板，观察是否有松脱，患者身体的任何部位不得接触金属物。认真核对冲洗液并及时更换，以免气泡进入内窥镜影响视野。手术过程中严密观察生命体征变化，及时补充术中所需的物品，严格执行查对制度，认真填写护理记录单。护士应注意配合，连接好各种管道、仪器导线部件，连接好输入水管和输出水管，调节好流量大小，及时准确地提供手术所需物品和药品。术中随时注意心电监护，密切注意患者的意识、心率、血压、呼吸及血氧饱和度，发现异常及时报告麻醉师和手术医师。注意灌注液的流量及温度，保持静脉输液的通畅。电切下来的前列腺组织碎片送病理检查。手术完毕后，放置三腔导尿管，气囊内注入生理盐水 20 mL，轻轻牵拉以达到压迫止血的目的，保留导尿管，持续膀胱冲洗。

第二十五章　术后护理

李云龙　赵　勇

一、病情观察

患者回房后应严密观察病人意识状态及生命体征，充分吸氧，给予心电监护及无创血氧饱和度监测。接通各种引流管，严密观察各引流管引流液的颜色、性质、量。妥善固定引流管，勿牵拉、扭曲，位置应低于耻骨联合，防止逆行感染，量多时及时通知医生，及时处置。给予心电监测及氧气吸入，密切观察生命体征及病情的变化。因血压升高时血管过度收缩，可增加心脑血管疾病的发生率，也可加重术后出血，因此血压控制在90~140/60~90 mmHg，当血压升高时，及时报告医生给予降压药物治疗。待患者清醒，血压、心率稳定后，每2~3小时协助患者翻身、叩背，指导其有效咳痰，以促进肺部扩张，并可防止局部受压过久发生压疮。

二、基础护理

严密观察病情变化，对于老年患者及有心血管并发症患者术后给以心电监护，严密观察生命体征变化。术后均给予氧气吸入，按硬膜外麻醉后护理，去枕平卧6小时，生命体征正常后改成半卧位，以利于膀胱引流。术后早期协助患者进行四肢活动，防止静脉血栓形成。卧床期间，指导患者侧身活动、屈腿运动。停止膀胱冲洗后，协助患者离床活动。协助患者翻身拍背，防止肺部感染及压疮的发生，对食欲差的老人要做好口腔护理。

由于术后卧床时间长，所以要做好皮肤护理，协助和鼓励患者多翻身，经常按摩受压部位。每天清洁口腔2次，防止口腔感染，指导和鼓励患者多做有效的咳嗽、咳痰，对原有呼吸系统疾病的患者，定期给予叩背，协助咳痰，防止肺部感染。保持床单及内衣的清洁，每隔2小时翻身1次，按摩受压部位，防止皮肤压痕，严格无菌操作，保持敷料的清洁干燥，每天擦洗尿道口2次，每天更换引流袋。注意保暖。纠正低氧血症，改善脑缺氧术后预防脑缺氧，常规鼻塞 2~4 L/min 吸氧，有慢性阻塞性肺部疾病，间断低流量给氧。监测血气分析、血氧饱和度变化，保持呼吸通畅，及时消除呼吸道分泌物，术后6 小时予翻身拍背，抬高床头 30°，改善呼吸功能。

三、膀胱冲洗的护理

患者术后都留置气囊导尿管，无菌引流袋引流，应用无菌生理盐水持续膀胱冲洗，一般速度维持在每分钟 80~100 滴，灌洗液高于膀胱位置约60 cm。应密切观察尿管引流液的颜色，冲洗速度依尿管的颜色而调节，颜色变浅红，冲洗速度可调慢；变为尿色，可遵医嘱停止冲洗；如为鲜红色，提示有手术创面大量渗血的可能，立即通知医生，重新固定尿管，拉紧尿管紧贴于股根侧，用宽胶布粘牢，患者该侧下肢尽量平伸，达到牵拉止血作用，同时调快冲洗速度，保持尿管通畅，避免血块堵塞。冲洗时保持冲洗管和引流管通畅，尿袋不能高于膀胱，冲洗液瓶内液面距床面 60 cm。准确记录冲洗量和排出量，尿量 = 排出量 − 冲洗量。严格无菌操作，防止医源性感染。冲洗液温度控制在25~30℃之间，以免温度过高引起出血，过低引起膀胱痉挛。术后一般冲洗 2~3 天，引流液清亮后，可根据医嘱拔除导尿管。

四、并发症的观察及护理

电切综合征：是因术中灌注液的压力过高，静水压力大于毛细血管压力，使灌注液进入体循环，血容量急剧增加形成。患者出现烦躁不安、恶心呕吐、痉挛、抽搐、昏迷等症状。应保持引流通畅，减轻膀胱压力，减少冲洗液的吸收，严密观察病情变化，发现问题及时处理。临床表现前列腺电切综合征多由于手术时间过长、切穿前列腺包膜、静脉窦开放，导致冲洗液大量吸收，引起以稀释性低钠血症为主要表现的一组临床症候群，其主要表现为脑水肿、循环负荷过大、肺水肿等。若对此并发症早期症状认识不足，常可贻误治疗而致患者死亡。前列腺电切综合征的初期表现为鼻塞、胸闷、气促、频繁咳嗽、烦躁、血压上升、颈静脉充盈，继而出现血压下降，呼吸加深加快，咳粉红色泡沫痰，意识障碍甚至昏迷，严重者出现呼吸、心搏骤停。预防与护理：（1）严密观察病情：患者术毕返回病房后护士应及时向手术医师了解术中情况，包括前列腺大小、手术时间、出血量、前列腺被膜有无切破等，对发生前列腺电切综合征可能性大的患者要加强巡视，密切观察病情，必要时在其床旁看护。（2）及时纠正低钠血症：术后注意识别前列腺电切综合征的先兆，常规监测血电解质，若患者出现胸闷、气急、呼吸困难、心率加快、血钠在 125 mmol/L 以下可诊断为前列腺电切综合征。立即予氧气吸入，迅速静脉推注呋塞米、地塞米松，减轻脑水肿、肺水肿。静脉滴注 3% 氯化钠注射液 200~400 mL，纠正低钠血症，静脉滴注 20% 甘露醇 250 mL，必要时重复使用。注意监测电解质变化，直至恢复正常。

五、疼痛护理

手术的应激性极易增加患者的疼痛，因此，护理人员应做好对患者的疼痛护理，通过给予患者音乐疗法、放松疗法、深呼吸等方式转移患者的注意力，进而缓解患者疼痛；对于疼痛剧烈的患者，护理人员可遵医嘱给予患者止痛药。

六、管道护理

（1）术后常规留置三腔气囊导尿管，气囊内注入 20~25 mL 盐水固定尿管。（2）持续膀胱冲洗，保持尿管通畅并严密观察尿液颜色。若尿色深红，且有陈旧性血块冲出，即加快冲洗速度；若尿液转为淡红或淡黄，适当减慢冲洗速度。冲洗液的温度以接近体温为宜，若冲洗液温度过高，易加快毛细血管内血液循环而加重血尿症状；若冲洗液温度过低，可增加患者膀胱痉挛发生率。（3）指导患者翻身时避免尿管滑脱、扭曲、打折。（4）术后会阴护理每日 2 次，每日更换引流袋，操作时应严格遵循无菌操作原则，防止因操作不当引起泌尿系感染。

七、输液护理

术后患者因禁食水，需输入营养液以维持机体的正常代谢，但因患者年龄较大，且多伴有慢性心肺疾病甚至心肺功能不全，输液时应注意输液量及输液速度，合理调整，防止短时间内液体输入过快过多，导致急性心衰。

八、血栓形成预防护理

因术后患者卧床休息，肢体活动减少，致血流缓慢、血液淤积，加之术后应用止血药，血液处于高凝状态，易诱发血栓形成；术中失血、失液、饮水少等致循环量不足，血液淤滞和血液黏稠，也可诱发血栓形成。高龄患者常合并有心血管疾病，加上老年人血脂高、血黏度增高及血管粥样硬化，极易并发下肢深静脉血栓。预防与护理：（1）早期活动与体位：术后当日，应挤捏双下肢；术后1~2天鼓励患者床上活动，做踝、膝关节的早期主动及被动屈伸运动；尽早下地活动；穿弹力袜；鼓励深呼吸及咳嗽，促进血液回流；必要时可抬高床脚30°。（2）保护静脉：避免在同一处反复做静脉穿刺，输注对血管有刺激性的药物时予稀释和缓慢静脉滴注，如局部出现炎性反应，立即停止输液，重建静脉通路，避免在下肢建立静脉通路。

患者年龄较大，术后卧床时间长，静脉回流减慢，原发和继发的血液高凝状态，均是形成深静脉血栓的高危因素，因此术后早期即指导家属按摩下肢以改善下肢血液循环，鼓励患者在床上进行主动或被动活动，也可给予气压治疗。

九、饮食指导及营养护理

术后患者禁食水，排气后可进食少量清淡、易消化的流质或半流质饮食，少量多餐，宜食用高维生素、低脂肪的食物，如韭菜、芹菜等，菠菜中草酸钙含量较高，应避免食用；蛋白质以优质蛋白为主，如蛋、肉等。禁食含胆固醇高的动物肝脏、肾脏、脑、海虾、蛤、蟹等。

老年患者经手术创伤，更需要营养的支持治疗，如果术后早期未及时提供外源性热量。就会使机体增加自身蛋白的分解而加重营养不良，增加并发症的发生。术后禁食期间，合理配比营养液，监测血糖，静脉滴注胰岛素，防止低血糖或高血糖。胃肠功能恢复后，可进粗纤维的流食。鼓励多饮水，1~2天后无腹胀，进普食。避免便秘。护理人员为患者制订合理的饮食方案，告知其多食用易消化、高纤维、营养丰富的食物，嘱咐其不要用力排便。

十、保持大便通畅

对习惯性便秘者，可于术前口服缓泻药物，防止术后因排便用力导致腹压增高，加重出血。术后早期避免灌肠或肛管排气，以免造成前列腺窝出血。

十一、做好安全护理

对躁动者，应床边留陪护，专人守护，加用床栏。在取得家属理解的情况下，适当使用约束带，妥善固定各导管，防止导管拔除、拉脱。对出现幻听、幻视的患者，不可完全否定他们的幻听、幻视，用亲切的语言讲解目前的真实情况，阻止幻觉的延伸，减轻症状。对抑郁患者，应密切观察，予劝导、启发、理解、同情、支持等方法帮助患者消除顾虑，树立信心，并防止自残和自杀。做好危险物品的保管。

十二、加强麻醉管理和硬膜外镇痛泵护理

患者术后返回病房，应与麻醉医生交接，了解术中麻醉情况及所用麻醉药物。使用镇痛泵者，应了解所加药物的作用及副作用。故考虑到镇痛泵内药物对患者精神的影响，应慎用麻醉药物并与麻醉师反馈，共同探讨镇痛泵新用药的配制问题。腰麻患者去枕平卧 6 小时，全麻患者去枕平卧 2 小时，头偏一侧，防止发生呕吐误吸。控制室温维持在 22~26℃，注意患者保暖。

十三、膀胱痉挛的预防及护理

前列腺电切术后膀胱痉挛性疼痛的发生率为 40%~100%，有发生时间不可预知、间断、持续时间短暂的特点。膀胱逼尿肌为平滑肌，对化学、牵拉刺激敏感，血块、尿管刺激、手术创伤及前列腺窝压迫均可引起膀胱痉挛。膀胱痉挛患者出现强烈尿意、肛门坠胀、下腹部痉挛性疼痛，膀胱冲洗速度减慢，甚至发生逆流，冲洗液血色加重，尿道及膀胱区疼痛难忍，容易诱发心脑血管意外，甚至引起术后大出血。有报道认为压迫膀胱顶部的力量与膀胱痉挛发生呈正相关，压力越大，膀胱痉挛发生率越高。可通过调整牵引位置、气囊压力，必要时给予异丙嗪、哌替啶等肌注，解痉止痛。引流液颜色变浅时减慢冲洗，加快镇痛泵镇痛剂流速，口服解除痉挛药物，患者疼痛很快缓解。（1）保持引流管通畅：选择粗细适宜的 Foley 尿管；当出现膀胱痉挛时，首先应排除管道有无受压、阻塞，确保引流管通畅。（2）冲洗液温度：因冲洗液温度的不当引起膀胱痉挛不仅易导致疼痛加重，且易继发出血、漏尿、泌尿系感染等并发症。（3）药物疗法：可于前列腺增生手术当日给予患者口服酒石酸托特罗定 2 mg，2 次 / 日，吲哚美辛直肠栓剂 25 mg 入肛门

使用，3次/日，至拔除尿管为止。认为早期预防性口服酒石酸托特罗定联合吲哚美辛栓剂直肠给药，明显减少了术后膀胱痉挛的发作次数，缩短了膀胱痉挛持续时间，同时患者尿道疼痛及精神紧张症状明显减轻。(4)穴位疗法：可根据中医经络学说关于足部反射区中的"反射"理论，采用足部反射区按摩疗法缓解前列腺切除术后痉挛性疼痛，患者回病房1小时内（麻醉作用未消失前）即予膀胱穴按摩，每4~6小时按摩1次，从而达到解除膀胱痉挛痛的目的。（5）分散注意力：因焦虑能诱发膀胱痉挛，故前列腺切除术后要密切观察，一旦有先兆，嘱患者全身放松、深呼吸，也可让家属讲一些患者感兴趣的事情，转移和分散患者的注意力。另外，术前积极预防尿路感染亦是减少前列腺增生术后膀胱痉挛的有效方法。

十四、泌尿系感染

严密观察体温和白细胞的变化，保持尿道口清洁，用碘伏棉球消毒尿道口2次/日。每日更换引流袋，更换冲洗液及尿袋时严格无菌操作，观察尿道口渗液情况，发现问题及时报告，及时处理。预防感染：由于手术创伤、留置导尿管、合并糖尿病、老年机体免疫功能下降等易发生肺部、泌尿系统感染或使原有症状加重，因此加强基础护理，防止受凉，协助翻身拍背是尤为重要的护理工作，痰多时雾化吸入，使用化痰平喘解痉药物。加强引流管护理，尿袋不高于膀胱平面，以免尿液逆流，尿道口每日用0.25%碘伏消毒2次，鼓励患者多饮水以达到内冲洗目的。观察阴囊有无肿痛、尿道口有无红肿、疼痛，有无分泌物异味、尿液有无浑浊，监测体温、血常规、尿常规，遵医嘱使用抗生素。对肝肾功能减退的患者，注意药物的毒副作用及药物的蓄积中毒。

十五、尿失禁

多因术后尿道括约肌松弛所致。采取拔管前1~2天进行提肛训练，指导患者收缩腹肌、臀肌、肛门括约肌的运动，2次/日，每次10分钟。术后重视对尿管的护理，选择相溶性较好的硅胶管，粗细合适。尿道口周围常规消毒，避免逆行感染。高龄患者术后发生暂时性尿失禁的危险性相对较高，分析原因如下：（1）留置导尿时间长：术后由于留置导尿管时间长，或尿管气囊在尿道内过分牵引压迫，致术后感染，是造成暂时性尿失禁的常见原因。

（2）电切镜使用不当：较粗的电切镜反复长时间扩张及电切镜摆动幅度过大，压迫止血的气囊导尿管牵拉力大或牵拉时间过长，造成外括约肌暂时性损伤。

十六、血尿原因分析

血尿多发生于术后早期（<24小时）或术后1~4周，表现为导尿管内引流液颜色突然加深，引流见全血及血凝块或导尿管被血凝块阻塞。因出血常引起引流管堵塞，如果处理不及时，患者将面临二次手术的危险。（1）近期出血：多发生在术后返回病房后24小时内，出现鲜红色肉眼血尿，伴有血块，可出现引流管堵塞。分析原因为前列腺血管丰富，术中止血不彻底；三腔导尿管水囊破裂或压力与牵引力太小，未起到压迫止血的作用。（2）远期出血：多发生于拔除导尿管后或术后1周，甚至1~3个月，出现血尿或严重血尿。主要是由于坏死组织、焦痂脱落感染所致。预防与护理包括：（1）近期出血预防护理：应注意保持引流管通畅，及时清除血块；保持导尿管持续牵引有效，并用0.9%氯化钠注射液持续膀胱冲洗，根据引流液的颜色随时调整冲洗速度。（2）远期出血预防护理：嘱患者大量饮水，至少2 500 mL/d；多吃粗纤维蔬菜、水果，防止便秘；避免剧烈活动、提重物、咳嗽等腹压增高的各种因素；防止泌尿系感染，多饮水，注意会阴部清洁，留置导尿期间会阴护理2次/d，注意无菌操作。

十七、后尿道狭窄

前列腺增生术后出血、术后置管时间过长、尿路感染、拔管后排尿困难均被认为是造成前列腺增生术后后尿道狭窄的主要原因。

预防与护理。（1）正确的留置导尿管：插、拔导尿管时用力适当，防止牵拉用力不当造成尿道黏膜水肿、出血。或在无菌操作下向尿道内注入消毒液状石蜡10~20 mL后缓慢插入尿管，也可借助导丝导尿。（2）拔管后用药：每周1次经尿道逆行灌注庆大霉素、地塞米松、透明质酸酶、1%利多卡因，以减少瘢痕形成，防止尿道狭窄。导尿管护理：术后妥善固定尿管，防止尿管受压、扭曲，定时挤捏，保持引流通畅。每日用0.1%新洁尔灭棉球擦洗尿道外口2次，尿道口周围不应有尿迹及血迹，防止逆行感染。定时更换尿袋并保持封闭式导尿回路。尿管不慎脱出或拔尿管后，选择型号合适的优质尿管重插，防止拔尿管后大出血出现。如发现尿管堵塞，用注射器抽取 50 mL 生理盐水冲洗尿管，可一边冲洗一边转动尿管，另外可以在尿道外端尿管与阴茎相对固定的情况下将尿道气囊内水放干净，再行抽吸，直到通畅后，再灌满尿道气囊并固定。嘱患者勿自行拔尿管，以免造成尿道损伤。严格掌握拔尿管指征，加强拔尿管后的护理。对早期拔尿管患者，护士应密切观察患者排尿情况，嘱患者继续卧床 2 天，多饮水，保持大便通畅。

十八、体位及按摩指导

术后生命体征平稳后，协助患者翻身，但切忌频繁翻身。侧卧时保持导尿管通畅，病情允许的情况下鼓励患者离床活动，做小活动量的短暂步行。取患者的足三里和三阴交穴采用大拇指进行按摩，每分钟按压 15~20 次，每次按压 5 分钟，每天 6 次，力度以有酸麻、胀痛感觉，患者不出现痛苦表情为宜。除此之外，在保持病房安静、患者体位舒适度前提下，还可轻轻按摩患者的头部、四肢，膀胱痉挛发作时，轻轻抚摸患者的前额发际或膀胱区。

十九、脑缺氧

前列腺电切手术过程中灌注液通过切断及开放的静脉吸收，血液稀释和低血钠致血浆细胞外渗透压降低，使液体向细胞内转移，使细胞发生肿胀，导致细胞功能障碍，尤其脑细胞功能发生异常，直接影响了神经系统功能。术中、术后出血，使血红蛋白下降，红细胞携氧能力下降，加重了组织和细胞缺氧，使脑细胞功能减退，代谢紊乱，引起定向力障碍、幻觉及烦躁等症状。水电解质和酸碱平衡紊乱，低钾可以造成神经—肌肉的应激性降低，酸中毒时 ATP 生成减少，脑组织能量供应不足，均可表现出中枢神经系统症状，如精神抑郁、淡漠、乏力、嗜睡、神志不清，甚至昏迷。

1.严密观察病情变化　密切监测生命体征、瞳孔、尿量，了解血常规、电解质、血气分析检验结果。高血压、肺心病者应根据血压和心功能情况控制输液速度，30~40 滴 / 分，避免补液过多过快导致心脏负荷过重。观察电切综合征的先兆征象，纠正水电解质酸碱平衡紊乱，避免诱发和加重精神异常。

2.纠正低氧血症，改善脑缺氧　术后预防脑缺氧，常规鼻塞 2~4 L/min 吸氧，有慢性阻塞性肺部疾病的患者间断低流量给氧。监测血气分析、血氧饱和度变化，保持呼吸通畅，及时清除呼吸道分泌物，术后 6 小时予翻身拍背，抬高床头 30°，改善呼吸功能。

3. 谵妄发作时的护理　加强病房巡视，观察患者的意识状态并做好记录，提前采取有效的防护措施，当患者出现幻觉、妄想、激越或极度安静、嗜睡等精神异常时，要警惕谵妄的发生。告知患者及家属其目的及注意事项，取得家属及患者的理解与合作；在床旁加护栏，必要时对四肢采用保护性约束，防止患者坠床跌伤；为患者修剪指甲，防止抓伤皮肤。有针对性地护理：对于有摸索行为的患者，应在患者手中放置一件熟悉而耐摔的物品，减少因摸索动作而导致的碰掉物品、跌倒和骚扰其他患者情况；对言语紊乱甚至大声谩骂者，应向病房内其他患者及家属解释这是疾病的一种表现，不要在意或辩解其谩骂的内容；对于行为紊乱、脱衣露体的患者，应及时为患者穿上衣服，保护患者的隐私，必要时给予保护性约束；对于出现错觉、幻觉者，不必与之争论，强行矫正其认识，应握持患者双手，平静地呼唤患者的名字，转移患者的注意力；对于情绪波动或易激惹的患者，应尽量讲述令患者愉快的事情，避免激惹其情绪的内容，必要时请示医师给予药物干预；对于出现攻击行为者，应及时采取适当的保护性约束，以防止其伤害自己或他人。

4. 预防低氧血症　低氧血症与术后谵妄显著相关，它是术后早期大脑功能失调的一种促发因子，给氧后症状即好转。因此，在护理工作中我们要重视氧疗，避免谵妄的诱因。对伴有慢性支气管炎、肺气肿患者，术前检查肺功能情况，遵医嘱予低流量氧气吸入。术后，常规予吸氧，严密监测生命体征、氧饱和度的变化，并认真做好记录。当血氧饱和度低于 95% 时，根据病情，加大氧流量或改用面罩吸氧等措施纠正低氧状态，遵医嘱行动脉血气分析，必要时予呼吸机辅助通气。

5. 有效镇痛，提高患者舒适度　前列腺术后患者因膀胱手术刺激，术后留置尿管气囊注水压迫膀胱颈口，术后 3 天内静卧制动，膀胱冲洗、管道阻塞或引流不畅等原因，均易诱发阵发性膀胱痉挛，增加患者痛苦。术后应加强导尿管的护理，妥善固定尿管，将尿管固定于一侧大腿内部，避免牵拉刺激；指导患者每 2 小时轻轻变换体位 1 次，提高其舒适度；保持膀胱冲洗通畅，根据引流液颜色合理调节冲洗速度，避免过冷刺激诱发膀胱痉挛；对下腹部胀痛剧烈者予吲哚美辛栓 1 片纳肛，每 6~8 小时重复用药 1 次；若症状仍不得缓解者予盐酸哌替啶 50 mg 肌肉注射。另外，可采取交谈、听音乐、聊天等方法转移分散患者注意力，减轻患者疼痛和不适。

6.安全防护　谵妄发作时患者情绪激动，烦躁不安，思维混乱，胡言乱语，不配合治疗护理，甚至会产生过激行为，如意外拔管、自伤或伤人等。对患者进行预见性护理，对防止意外发生尤为重要。首先，责任护士正确评估患者病情，出现谵妄症状时及时采取有效的防护措施，如专人陪护，患者双手戴防护手套，四肢予适当约束，使用床栏等，防患于未然。其次，要做好患者家属思想工作，告之各项防护措施的重要性、必要性，以取得理解和配合。再次，各班护士要严格落实交接班制度、分级护理制度，定时巡视，班班交接，确保护理安全。

7.关注拔管后的护理　待尿液转清后，于术后5天左右可拔除尿管，拔管后注意观察患者排尿情况。注意尿液颜色，尿线粗细，是否有血块排出。发现病情变化及时通知医生处理。

二十、高危前列腺增生经尿道前列腺电切术后并发精神障碍原因分析与护理

谵妄一般发生于术后3天内。50%以上的谵妄出现于24小时内，症状持续24~72小时。主要表现为意识模糊、注意涣散、定向力障碍、言行紊乱、烦躁不安甚至躁狂，部分患者伴有不同程度的幻视，谵妄呈阵发性，昼轻夜重。谵妄发生时常合并有血压升高、心律失常、贫血、低氯血症、低钠血症、代谢性酸中毒、空腹血糖升高、低蛋白血症等症状，以及常合并泌尿系统症状，包括暂时性尿失禁、膀胱颈痉挛、术后出血、尿道狭窄、尿路感染等。

研究表明，年龄≥80岁老年人围手术期中枢神经系统并发症发生率明显高于70岁以下的老年人，年龄≥65岁老年人的发生率是年轻人的2~10倍。这可能与老年人中枢神经系统功能减退及血流动力学调控能力降低有关。老年人随着年龄增长，脑组织发生退行性改变加快，中枢神经递质如乙酰胆碱的含量也有所变化，边缘系统、蓝斑等处的神经核衰老等一系列因素均使大脑中枢神经系统功能降低。内科疾病的影响包括：患者存在的基础疾病，如糖尿病、高血压、冠心病、脑梗死与术后精神障碍有关。手术本身对机体功能是一个重大打击，内科疾病的存在，使机体不能很好应对，如：水电解质平衡紊乱，糖及蛋白质代谢异常，内分泌改变。术后机体状况改变，如疲劳、衰竭、术中失血、缺氧，脑血流减慢，形成脑内小血栓。上述失常使脑内环境改变而发生脑功能损害，增加了术后精神障碍发生的危险性。应激因素包

括：有报道认为外科手术打击是导致老年病人精神状态失代偿的重要原因，手术创伤使机体处于一种应激的状态，而应激时交感神经兴奋，血浆内儿茶酚胺、肾上腺素、去甲肾上腺素和多巴胺浓度升高，使患者处于兴奋状态。易发生谵妄、大脑活动紊乱等现象。患者术前通常会有不同程度的焦虑情绪，老年患者对手术恐惧感较年轻人强烈，同时，老年人是社会弱势群体，认为自身价值已下降，手术会增加家庭的经济负担，思想包袱过重，术前不能得到充分的休息，可诱发或加重术后精神功能异常。术中长时间过度通气、低血压、低血红蛋白水平（或过度血液稀释），或麻醉过浅、过深等，可影响精神障碍的发生。许多麻醉药物的运用本身可以有精神方面的不良反应，如异丙芬可以减弱定向力、自控力和理解力，氯氨酮对中枢神经系统有特异的抑制和兴奋双重选择性效应，可致术后反复出现噩梦、幻觉、谵妄等精神性不良反应。镇痛泵内加入吗啡、芬太尼等，吗啡为阿片类受体完全激动剂，可以降低呼吸中枢对二氧化碳的敏感性，产生中枢性呼吸抑制，引起头痛、头昏、嗜睡等；芬太尼为短效镇痛药，不良反应有眩晕、恶心呕吐、肌肉抽搐或肌强直现象。膀胱连续性收缩痛是患者术后最强烈的痛苦，同时易继发性出血及冲洗管堵塞。疼痛是机体对伤害性刺激的反应，可引起焦虑、紧张、恐惧等情绪反应，直接影响睡眠时间和质量，是术后发生精神障碍的危险因素之一。

二十一、其他并发症

高龄高危患者由于其身体素质差，环境适应能力、机体抵抗力均下降，大部分有并存疾病，加上术后卧床活动少，置管时间长，易出现呼吸道、泌尿系感染。高血压、糖尿病患者应密切观察血压、血糖变化。糖尿病患者术后第 1 天需监测血糖，防止应激性高血糖。对术后平卧持续膀胱冲洗者应定时帮助其变动体位、叩背，鼓励咳嗽、咳痰，清洁口腔，必要时雾化吸入，防止发生肺部感染。停止膀胱冲洗后鼓励患者床上活动，此时须保持引流管及引流袋位置低于体位，避免液体逆流而引起尿道感染，鼓励患者每天饮水 ≥ 2 500 mL，以达到生理性冲洗尿道的目的。

二十二、出院指导

术后保持大便通畅，术后 3 个月内避免提重物、性生活、长途步行，禁烟酒，不骑自行车，免久坐，术后 3~4 周尽量避免活血药物应用；保持心情舒畅，注意休息，保持良好的睡眠；平时多饮水以利尿，做好个人卫生，注意保暖，预防感冒；注意会阴部清洁，预防感染。具体包括：（1）多数患者因尿频、排尿困难而害怕喝水，要向患者讲明饮水的意义，鼓励患者多饮水，保持每天 2 000~3 000 mL；（2）养成良好的生活习惯，定时排便，习惯性便秘的患者可口服缓泻药物，保持大便通畅，禁烟酒，忌辛辣、生冷食物，多食高热量、高蛋白、高维生素、易消化的食物；（3）为尽快恢复尿道括约肌的功能，患者每日温水坐浴 1 次，2 次 / 日做提肛运动，每次10 分钟；（4）术后注意休息，1 个月内不能骑自行车，3 个月内禁止提重物，避免过度运动，如跑步等；（5）如有血尿、尿线变细、排尿费力等情况及时就诊。

第二十六章　健康教育

李云龙

应避免受凉、劳累、饮酒、便秘而引起急性尿潴留。前列腺增生术后进易消化、含纤维多的食物，以防便秘；术后 1~2 个月内避免剧烈活动，如跑步、骑自行车、性生活等，以防继发出血。术后前列腺窝的修复需 3~6 个月，因此术后可能仍会有排尿异常现象。应多饮水，规律排尿，定期化验尿、复查尿流率及残余尿量。如有溢尿现象，应有意识的指导病人锻炼提肛肌，以尽快恢复尿道括约肌的功能。教育患者保持心情舒畅。加强糖尿病知识的宣教，告知病人低血糖的反应及应急措施，教会自测血糖及注射胰岛素的方法，控制饮食，合理饮食。

鼓励患者适当增加饮水量，勤排尿，不憋尿，注意会阴部卫生。多吃粗纤维食物，少吃含草酸钙较高的食物，如菠菜。保持大便通畅，因患者均为老年人，便秘时用力排便可引起血压增高，易诱发心脑血管疾病。注意避免受凉、过度劳累，防止引起急性尿潴留。术后 3 个月内避免性生活、久坐以及骑跨动作，防止继发性出血。定时进行尿流动力学、B 超等检查，如发现尿线变细、排尿困难、血尿等异常情况，及时就诊。

参考文献

［1］杨力敏，季敏莉，郑斯文，等 .40 例微创手术治疗前列腺增生合并膀胱结石患者的围手术期护理 .实用临床医药杂志，2017, 21(6): 196.

［2］高生慧 .对接受前列腺增生电切术的患者实施优质护理的效果研究 .当代医药论丛，2017, 15(23): 256.

［3］张瑞丽，魏素芳，刘建梅 .高龄高危前列腺增生患者经尿道前列腺等离子双极电切术的术中风险评估及护理对策 .中华现代护理杂志，2013, 19 (34): 4281-4283.

［4］李建娟，朱秀凤.妊娠期糖尿病的危害及管理.河北联合大学学报：医学版，2012, 14(4): 546-547.

［5］陈丽萍.综合营养干预对妊娠期糖尿病产妇糖脂代谢水平影响的临床研究.中国医药科学，2015, 5(14): 69-71.

［6］秀萍，宋传明，刘少青，等.不同方法处理膀胱术后膀胱痉挛的疗效观察.护士进修杂志，2000, 15(5): 335-336.